JN299428

やさしく読める
脳・神経の基礎知識

著 浦崎永一郎 長崎川棚医療センター・西九州脳神経センター 脳神経外科部長

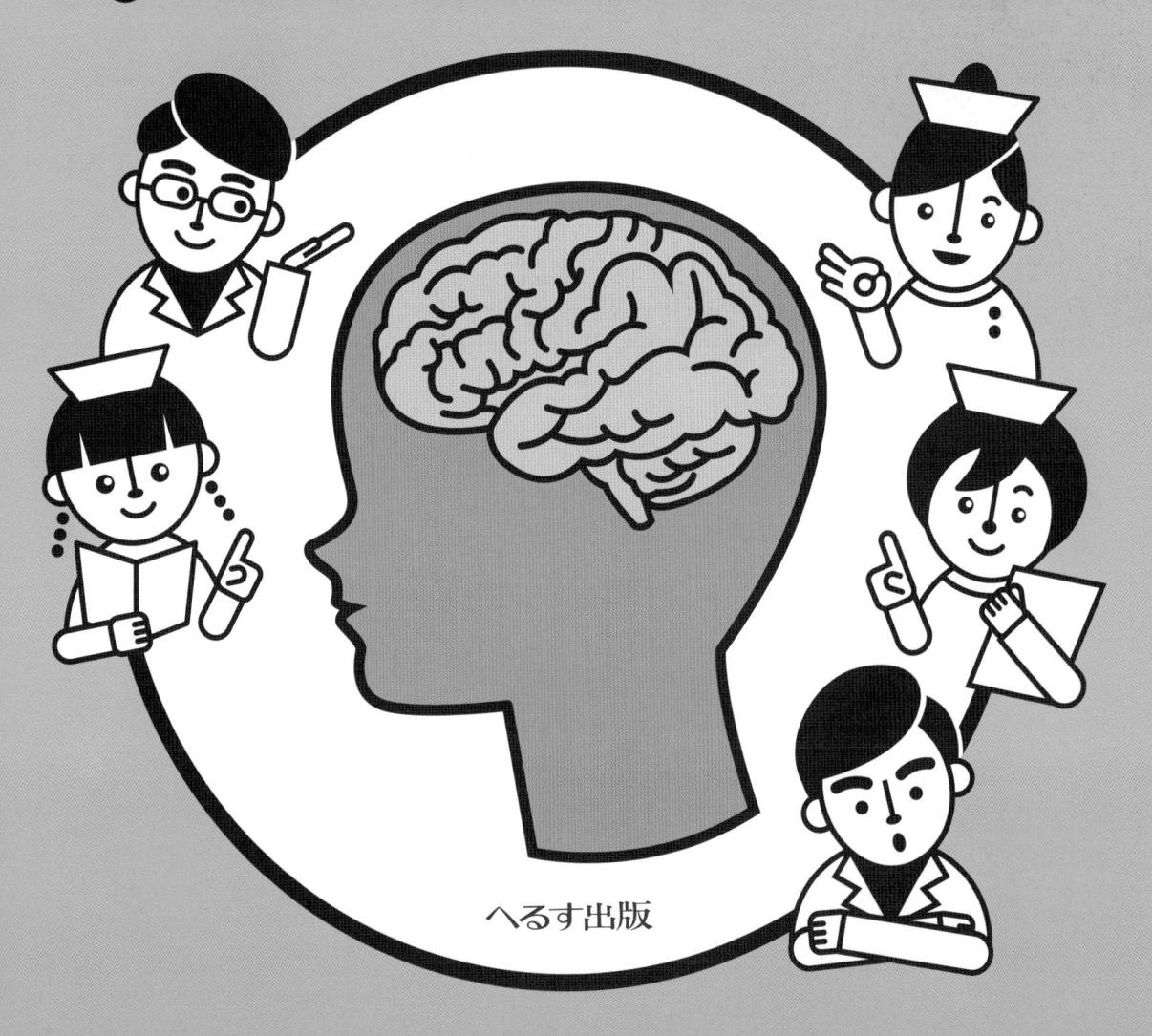

へるす出版

はじめに

　この本では脳と脊髄という神経の'はたらきと理解のしかた'についてお話します．その内容は脳神経外科医として，実際に経験した患者さんから得られたものばかりです．そのほかに，院内の勉強会で寄せられた質問，外来が終わった後や当直のときに尋ねられたことなども盛り込みました．

　基礎の基礎だけど間違いやすいところをはっきりさせ，少しややこしいところをすっきりさせる．そうした基礎知識を理解することが，患者さんの症状のみならず心の理解の窓口になることを願い，一部踏み込んで紹介しました．

　「わかっているつもりだったことが，本当はよくわかっていなくて，ああ，そうだったのか，って思えることがいくつもありました」…．何編か原稿段階で読んでもらったときに伺った感想です．医学専門用語自体はやさしくできませんが，それ以外のところはできるだけやさしく，平易にまとめよう，という方針で書いたつもりです．

　コーヒーでも飲みながら，あるいはお菓子でも摘みながら，リラックスして読んでいただければと思います．

長崎川棚医療センター・西九州脳神経センター
脳神経外科部長
浦崎永一郎

やさしく読める 脳・神経の基礎知識 目次

第1回目は，脳の病変部位と特徴的な症状についての話ではじまります。
 1 脳の症状について ………………………………………………………………… 1

しばらくは，'身体の運動を司る場所' 前頭葉の話がつづきます。
 2 前頭葉の話 ………………………………………………………………………… 6
 3 脳病変による眼球の向き ………………………………………………………… 11
 4 中心前回の可塑性 ………………………………………………………………… 15
 5 失語について ……………………………………………………………………… 19
 6 前頭前野について ………………………………………………………………… 22
 7 補足運動野について ……………………………………………………………… 26

'失語' について，'記憶' について，最後に '情動' について…側頭葉の知識です。
 8 側頭葉の話 ………………………………………………………………………… 30
 9 さまざまな失語 …………………………………………………………………… 35
 10 内言語 ……………………………………………………………………………… 39
 11 失語理解のポイント ……………………………………………………………… 43
 12 側頭葉と記憶 ……………………………………………………………………… 46
 13 コルサコフ症候群 ………………………………………………………………… 52
 14 扁桃体 ……………………………………………………………………………… 55
 15 扁桃体の働き，顔の認識 ………………………………………………………… 60

'自分のからだと空間を知る' 頭頂葉の話です。
 16 頭頂葉についての話 ──1回目 ………………………………………………… 65
 17 頭頂葉についての話 ──2回目 ………………………………………………… 71
 18 頭頂葉についての話 ──3回目 ………………………………………………… 75
 19 右頭頂葉の話 ……………………………………………………………………… 79
 20 病態失認，身体失認 ……………………………………………………………… 88

'視覚情報を司る' 後頭葉の話です。
 21 後頭葉 ……………………………………………………………………………… 91
 22 「なに」と「どこ」 ………………………………………………………………… 96

'主に運動の制御を司る' 小脳の話に入ります。
 23 小　脳 ……………………………………………………………………………… 103
 24 小脳失調 …………………………………………………………………………… 108
 25 小脳のまとめ ……………………………………………………………………… 111

ややこしくてできれば飛ばしてしまいたいでしょうけど…。
 26 大脳基底核の働き ………………………………………………………………… 115
 27 基底核疾患 ………………………………………………………………………… 119
 28 ＤＢＳについて …………………………………………………………………… 123

「脳神経」って，いっぱいあるから覚えるのがたいへん！　なんて，言わずに…。
- 29　脳神経 について，嗅神経（第Ⅰ脳神経） ……………………………………………… 129
- 30　視神経（第Ⅱ脳神経） ………………………………………………………………… 133
- 31　動眼神経（第Ⅲ脳神経），滑車神経（第Ⅳ脳神経），外転神経（第Ⅵ脳神経） … 138
- 32　三叉神経（第Ⅴ脳神経） ……………………………………………………………… 145
- 33　顔面神経（第Ⅶ脳神経） ……………………………………………………………… 150
- 34　聴神経（＝内耳神経）（第Ⅷ脳神経） ……………………………………………… 154
- 35　聴神経の脳外科関連疾患 ……………………………………………………………… 157
- 36　舌咽神経（第Ⅸ脳神経），迷走神経（第Ⅹ脳神経） ………………………………… 163
- 37　副神経（第Ⅺ脳神経）と舌下神経（第Ⅻ脳神経），有名な症候群 ……………… 167

いよいよ佳境。脳の中心部の話がはじまります。
- 38　間脳と脳幹部 …………………………………………………………………………… 173
- 39　視床下部，下垂体 ……………………………………………………………………… 176
- 40　脳幹部 …………………………………………………………………………………… 181

'意識''意識障害''脳死''せん妄''認知症'…興味深いテーマがつづきます。
- 41　意　識 …………………………………………………………………………………… 183
- 42　意識を捉える …………………………………………………………………………… 186
- 43　意識障害 ………………………………………………………………………………… 191
- 44　脳　死 …………………………………………………………………………………… 196
- 45　せん妄と認知症 ………………………………………………………………………… 200

'脊髄''脊椎'…脳外科でももちろん重要なテーマです。
- 46　脊髄・脊椎 ……………………………………………………………………………… 203
- 47　脊椎の仕組み …………………………………………………………………………… 207
- 48　脊髄・脊椎疾患のみかた ……………………………………………………………… 211
- 49　脊髄高位診断 …………………………………………………………………………… 217
- 50　脊髄と脊椎の関係 ……………………………………………………………………… 222
- 51　脊髄と呼吸 ……………………………………………………………………………… 226
- 52　脊髄高位診断の整理 …………………………………………………………………… 232

'痛み一般の話'から'脊髄・脊椎疾患に伴う痛み'まで。
- 53　痛みのこと ……………………………………………………………………………… 237
- 54　痛みの理解に必要な知識 ……………………………………………………………… 243
- 55　痛みの外科治療 ………………………………………………………………………… 248

締めくくりは，脳血管「超入門講座」と髄液循環です。
- 56　脳の血管 ………………………………………………………………………………… 253
- 57　前大脳動脈と中大脳動脈 ……………………………………………………………… 258
- 58　椎骨・脳底動脈 ………………………………………………………………………… 263
- 59　脳卒中を見逃さない …………………………………………………………………… 266
- 60　くも膜下出血 …………………………………………………………………………… 270
- 61　破裂していない脳動脈瘤 ……………………………………………………………… 275
- 62　脳出血と脳梗塞 ………………………………………………………………………… 278
- 63　脳出血と外科治療 ……………………………………………………………………… 283
- 64　高血圧が関与しない脳出血 …………………………………………………………… 286
- 65　脳梗塞 …………………………………………………………………………………… 289
- 66　ラクナ脳梗塞と脳塞栓 ………………………………………………………………… 296
- 67　髄液循環 ………………………………………………………………………………… 301

参考文献 ……………………………………………………………………………………… 306
あとがきにかえて …………………………………………………………………………… 308
索　引 … 313

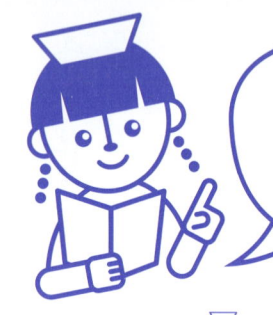

この本は，こうして読んでもらえれば '絶対いい' と思います

　新人ナースの🙂です。この本は，院内の勉強会をベースにしています。決まった曜日にとか，決まった時間にとかはなくて，時間がとれれば集まるという勉強会で，今も，つづけています。ほかの本で，「本書の特色」「本書の読み方・使い方」みたいなページがありますが，ここはそのことをまとめたページです。代表して🙂が書きました。この本を読みはじめる前に読んでもらえると嬉しいです。

毎回のテーマがゴチックのタイトルで，その上に，ポイントになるようなサブタイトルをつけています。

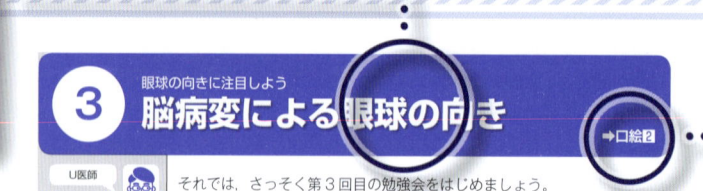

３ 眼球の向きに注目しよう
脳病変による眼球の向き　→口絵2

U医師：それでは，さっそく第3回目の勉強会をはじめましょう。

大脳病変と目の向き

この前，脳出血の患者さんが入院しましたよね。その患者さんの眼球がどうなっていたか覚えていますか？

新人ナース：先輩と一緒にみました。瞳孔不同なく対光反射もありました。カルテに記載してあります。

目の向きは？　どっちを向いてた？　右？　左？

ええっと，どっちだったかな？（大切なのかしら？）

レベル2 初心者は絶対に覚えること

大脳半球病変での眼球偏位のルール（図5）

中心前回は身体の運動の発生場所といいましたが，目の水平運動を〔起こす〕場所はそれより少し前方にあります（前頭野でもとくに**前頭眼野**と〔名〕がついています。なお頭頂葉にも眼球を水平に動かす皮質があります〔が〕）。

ここで覚えておいてほしい大切な原則は，「**大脳半球の急な破壊〔性病変〕は，眼球はその病変のある側を向く（眼球が偏位する）**」ということ〔です〕。

脳出血でも脳梗塞でも眼球が右を向けば右の大脳半球に病変が〔ある〕ことを一般に意味します。

では，その場合，麻痺が出るのは右側？　左側？

右ではなくて，左麻痺です！

そうでしたよね。「**大脳病変による麻痺の大原則**」（☞p.6）でした。〔また〕半身麻痺を伴うことが多いですよね。

先ほどの「**大脳半球の急な破壊性病変では，眼球はその病変のある側を向く（眼球が偏位する）**」，これをまず頭に入れてください。

'口絵（くちえ）'ってピンとこないけど，付録の解剖図のことです。ここには，その「口絵タイトル番号」が書いてあります。読んでいくと，「これはどこにあるんだっけ？」「ええと，ここは確か前頭葉の後ろのこと？」って，解剖図で確かめたくなるんだけど，この番号の解剖図を見ながら読むと，とってもわかりやすく，イメージを思いうかべながら読めます。切り取って活用してください。

勉強会の始まったきっかけは，🙂（わたしのことです）が🙂先生にわからないことをなんどか質問したことがあって，「じゃあ，勉強会をしようか」ってことからなんです。🙂先生と🙂のほかに🙂先輩と🙂主任，ときどき参加する研修医の🙂先生がメンバーです。真面目だけど楽しい会の雰囲気が伝わっていれば嬉しいです。

関連の解剖図を見ながら読むとわかりやすい，っていうのと同じなんですけど，前に戻って書いてあることを確かめたり，ずっと前に出てきた図をまた見直すと，「ああ，そうだったのか！」ってことがよくあります。〔☞p.6〕と入れたのは，「このページのところを読み直してみて」「そのページの図で確かめてみて」というときのために入れています。

「すべてを覚える必要なんかぜんぜんないよ」っていうのが，最初に🧑‍🏫先生が言った言葉で，「それだったら，ランク付けしてください」って言ったら，6つのレベルを付けてくれました。

| レベル1 ここは基本 | レベル2 初心者は絶対に覚えること | レベル3 上級者のためのミニ知識 | レベル4 ちょっとハイレベルな知識 | レベル5 これは知っておくとお得 | レベル6 もっと知りたければここを読む |

「レベル3以上は，とばして読んでもいいと思うよ」って🧑‍🏫先生は言ってくれたけど，実際にはそうすると話が通じなくなるところもあって，「レベル3以上も一応読んでみてね」って周りにはすすめています。頭が痛くなりそうだったらとばして読めばいいんだし…。

図・写真・表は，勉強会のときに🧑‍🏫先生が用意してくれたパソコンの図をそのまま使っています。あまりうまくない図もあるけど（🧑‍🏫先生，ごめんなさい！），正確さとわかりやすさはまちがいないです。

図8：前頭葉言語野（ブローカ野）の位置

ブローカ野

ローカ失語と呼ばれます。左半球で前方の部分に生じた出血，梗塞，腫瘍などでよくみかけます。言葉が作れなくても第一次運動野の機能が保たれていれば「あー」とか「うー」とかの声は出る場合があります。

レベル5 これは知っておくとお得

高度の運動性失語では声も出ない状態も多いのですが，回復するにつれしだいに意味不明な声が出るようになり，続いて単語が出るようになっていきます。出てくる単語でも，不思議ですが，名詞が先で動詞は後，接続詞（だから，しかし，また，など）や助詞（〜に，〜は）はもっと後といわれています。赤ん坊の言語獲得と同じ順番です。

もしかしたら動詞は運動の概念なので（話す，書く，走るなど），名詞（リンゴ，太陽，花など）の概念とは違った場所，例えば運動野近傍に蓄えられているために運動性失語が生じる病変では障害を受けやすい，つまり回復しにくいのではとも推測されています。

かなり回復した患者さんでも，「車に乗る」を「車は乗る」などの言い間違いが残ることも多いようです。

●まとめ●
- ☑ 優位半球とは言語野のあるところ。右利きの人は左半球の場合がほとんど。
- ☑ ワダテストは言語野を決める検査。
- ☑ 運動性失語（＝ブローカ失語）では，言葉の理解はできるのに言葉が作れない，出せない。

この「まとめ」も毎回，🧑‍🏫先生が用意してくれたものです。勉強会が終わってからこの「まとめ」を読み直すと，あれっ，これって何のこと？っていうのもあるけど（ちゃんと，戻って確認してますよ，👩先輩！），その会の勉強会のことが思い浮かんだりします。

5. 失語について　21

ということで，まだまだ他にもあると思うけど，🧑‍🏫からの，「この本は，こうして読んでもらえれば'絶対いい'と思います」でした。

1 脳の症状について

脳の病変部位と特徴的な症状

→口絵 1 2

脳神経外科のU（ユー）です。

今日から，脳神経外科に配属になった新人看護師 さんに「脳神経・脳神経外科」のいろいろな話をします。2年目ナースの さんと主任の さんにも，また，テーマによっては研修医の 君にも参加してもらうつもりの勉強会です。堅苦しい学習会ではありません。これまで習ってきたり，勉強してきたりしたことで，わかっていたようでも，本当はわかっていなかったような「知識」についても話をします。お茶でも飲みながら聴いてください。

では，さっそくはじめましょう。

U医師：脳の**局所徴候**とか**局在診断**って聞いたことがありますか？

新人ナース：……ありません。

耳慣れない言葉かもしれないけど，患者さんとかかわるうえで大切なことなので，初めに説明しておきます。

レベル1 ここは基本

局所徴候・局所症状，局在診断

脳内に発生する疾患は，腫瘍や血管障害，変性疾患，脱髄疾患などさまざまですが，どの場合でも共通して，患者さんの示す神経症状から脳のどこに病変があるのかを推定することができます。脳のどこかに病変ができると，その場所に特有の**徴候**あるいは**症状**が出ます。これが局所徴候・局所症状です。逆にいえば，これらを頼りに病変の局在を診断することができるわけで，それを文字通り局在診断といいます。この徴候や症状の変化は病気の進行や改善を表しますから，医師でも看護師でもその理解は重要なのです。

これから日常の臨床場面でよく遭遇する局所徴候・局所症状とその理解のしかたをまとめていきましょう。

意味を確認しましょう。

症　状：広い意味では病気による異常をいいます。狭義には患者さんが感じて訴える主観的な異常のことで症候と同様です。

徴　候：患者さんを診察して認めた他覚的な異常のことです。

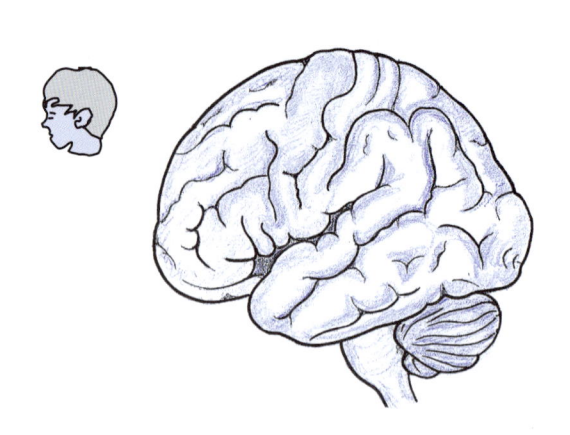

| レベル2　初心者は絶対に覚えること |

おおまかな脳の解剖

脳のイラストがありますが，どこがどの部分かわかりますか？

| 2年目ナース |

大きな**大脳**と，その後ろ下に隠れている**小脳**があります。

そうですね，そして小脳の前には**脳幹部**（のうかんぶ）という場所があります。小脳と脳幹部の話は勉強会の後半に回しましょう。まずは大脳のことから。大脳もさらに場所分けがされているんだけど……。

「おでこ」の部分にあたるのが**前頭葉**，その後ろで頭のてっぺんで「つむじ」に近いのが**頭頂葉**，さらに後ろ側には**後頭葉**，耳の上あたりにある**側頭葉**の4つが左右それぞれにあります。

その通り。大脳の前半部分の前頭葉と後半部分の頭頂葉・後頭葉を分ける溝を**中心溝**といいます。この中心溝の前にある脳にはさまざまな運動の発生に関連する機能，後ろのほうはさまざまな感覚処理を中心とする機能と，大きく2つに分かれていることをまずは覚えてください。

| レベル3　上級者のためのミニ知識 |

中心溝前後での脳機能の相違

　中心溝の直前の**前頭葉**は**中心前回（第一次運動野）**という身体の運動の発生場所そのものです。それより前には運動の印象が記憶され，その少し前に眼球運動に関連する部分が，そして，もっと前には運動をする意思の発生に関連する場所があって，より前方にいくほど高次の脳機能になっていきます。

　中心溝のすぐ後ろの**頭頂葉**は身体の感覚を受け取る部分（**第一次体性感覚**（たいせいかんかく）

野といいます）で，後ろにいくほど感覚の選択，意味づけなど高次の脳機能になります。

後頭葉は，そのもっとも後ろの部分に目で物を見た情報が入り（**第一次視覚野**），頭頂葉側と側頭葉側に情報が流れて，見た意味が完成されていきます。

側頭葉は，耳のすぐ近くにあるからか，聴覚の処理に関連し言語を理解する場所として重要ですが，ほかにいろいろな種類の記憶を多く蓄えているところです。

でも，この脳のイラストでは大脳は入り組んでいて，どこがどこだかよくわかりません。

確かにそうですね。では，模式図を描いてみましょう。

レベル4　ちょっとハイレベルな知識

大脳表面の解剖（図1）

脳を左側面からみた図に線を描き込んで地図を作ります。脳表面は**脳回**と**脳溝**が入り組んで複雑ですが，場所によって機能が違うので分けるのも意味があります。

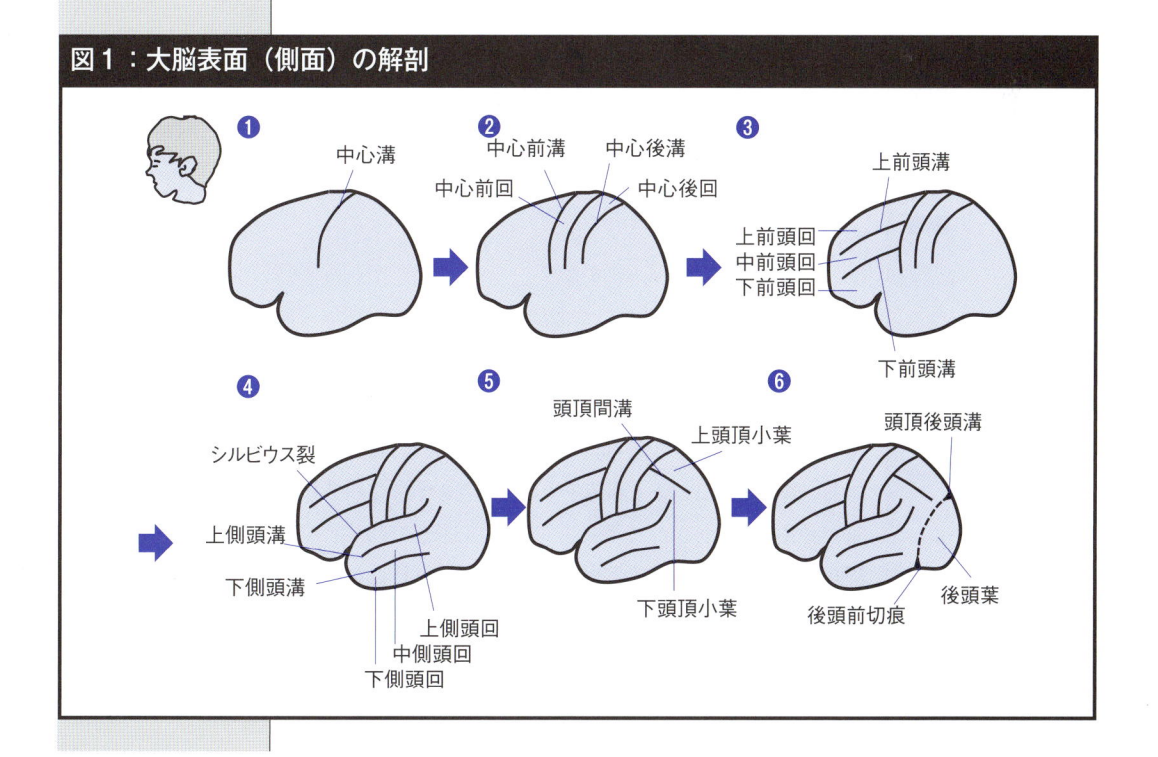

図1：大脳表面（側面）の解剖

❶

❷ 中心溝
中心前溝　中心後溝
中心前回　中心後回

❸ 上前頭溝
上前頭回
中前頭回
下前頭回
下前頭溝

❹ シルビウス裂
上側頭溝
下側頭溝
上側頭回
中側頭回
下側頭回

❺ 頭頂間溝
上頭頂小葉
下頭頂小葉

❻ 頭頂後頭溝
後頭前切痕
後頭葉

1．脳の症状について

レベル1　ここは基本

確認しましょう。

　脳　回：脳の表面で盛り上がった部分。脳溝に囲まれる。
　脳　溝：脳の表面にある溝で脳回と脳回との間。

　では，実際に描いてみましょう。
　まず側面像の中央に**中心溝の線を引きます**（❶）。
　その前に**中心前溝の線**，後方に**中心後溝の線**を引きます。そうすると**中心前回**と**中心後回**が線（脳溝）に囲まれてできあがりました（❷）。
　次に中心前溝から左横方向に2本線を引きます。上の線は**上前頭溝**，下の線は**下前頭溝**です。これで前頭葉は上前頭回，中前頭回，下前頭回に分けられました（❸）。
　次は**側頭葉**です。側頭葉は前頭葉との間に**シルビウス裂**という大きな溝があります。それに平行に側頭葉に2本線を引きます。それぞれ**上側頭溝**，**下側頭溝**で，それによって**上側頭回，中側頭回，下側頭回**に分かれました（❹）。
　続いて**中心後溝**から右横方向に線を引きます。これは**頭頂間溝**です。それにより**頭頂葉**は**上頭頂小葉**と**下頭頂小葉**に分かれました（❺）。
　後頭葉は脳底面の後頭前切痕と脳の上の頭頂後頭溝を結ぶ線より後ろです（❻）。
　これで，大脳半球側面で基本となる**脳溝**や**脳回**ができあがりました。

うーん，とっても複雑……。

ここまで詳しく覚えることはないです。「一見シワだらけで，どこがどこだか，わからないような人の脳も，基本的には**図1**のような場所に分かれるんだ」ということを理解してくれればOKだよ。

よかった。
ひとつ質問してもいいですか？
「脳みそ」って言葉がありますよね。「脳みそ」って「脳」と同じですか？

同じですけど，辞書では「脳みそ：脳の俗称」って書かれていますね。「額」を「おでこ」といったり，「腹部」を「おなか」といったりするのと同じかなあ。患者さんには「脳みそ」「おでこ」「おなか」は使うけど，教科書には出てきませんね。
　ちょうどきりがいいので，今日はこれでおしまいにしましょう。
　次回は，今日，大まかな場所分けをしたことを思い浮かべながら，各論に入りましょう。

●まとめ●
- ☑ 脳は大脳，小脳，脳幹部に分かれる。
- ☑ 大脳は前頭葉，頭頂葉，後頭葉，側頭葉に分かれる。
- ☑ 各部位に局在した機能があり，病気によって障害されると，その部位に特徴的な症状や徴候が出る。

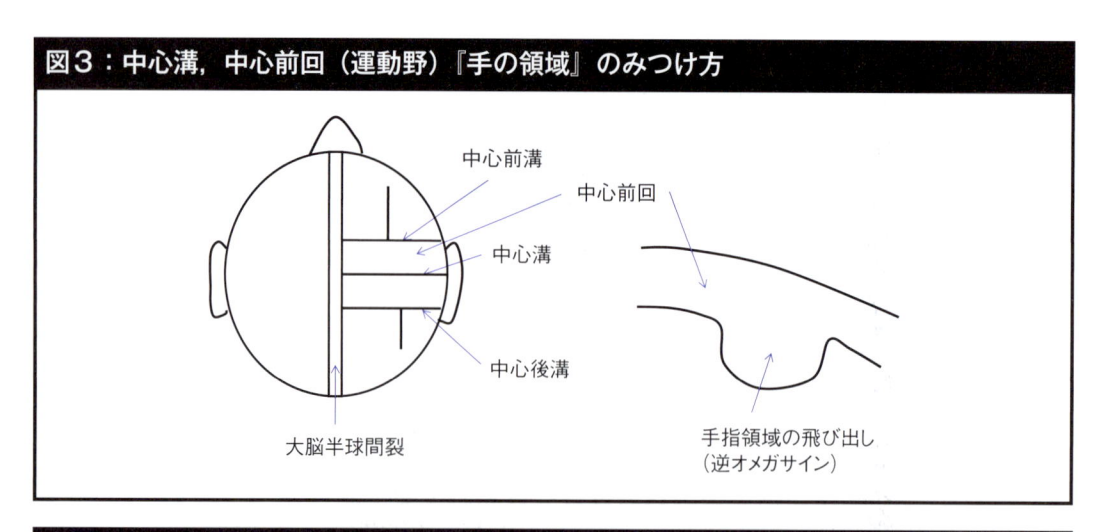

図3：中心溝, 中心前回（運動野）『手の領域』のみつけ方

- 中心前溝
- 中心前回
- 中心溝
- 中心後溝
- 大脳半球間裂
- 手指領域の飛び出し（逆オメガサイン）

図4：正常人（2例）のMRI（左がT1，右がT2強調画像）で示す中心前回『手の領域』

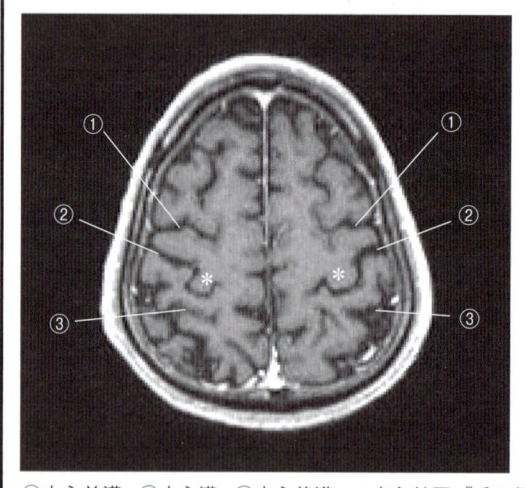

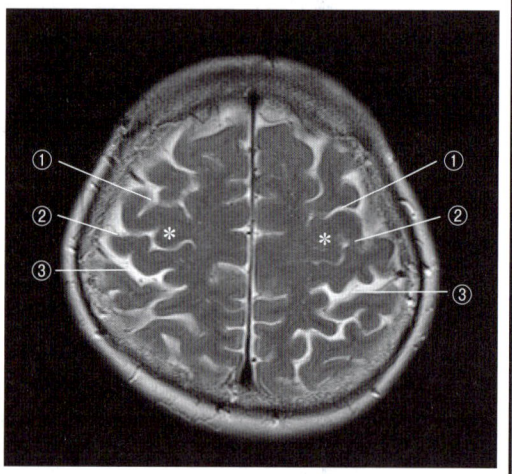

①中心前溝，②中心溝，③中心後溝，＊中心前回『手の領域』
(T1強調画像では髄液は黒く，T2強調画像では髄液は白く写ります)

真ん中にある縦の溝ですね。これはすぐわかります。

次に，その半球間裂に対して横に走る脳溝をさがします。数本の溝がありますが，そのうち大脳半球間裂と平行に縦に走る脳溝と交わるものは，前のほうでも後ろのほうでも除外します。ほとんど交わりがなく横に走るのが中心溝です。

主任ナース

前回書いた模式図（図1）からすると，前頭溝は中心前溝と交わる＊。頭頂間溝は中心後溝と交わる＊。だけど中心溝はそれらとは交叉しないということですね。
（＊100％ではありません。）

その通り！

前後の線と交わらない横に走る線……。これだ！　中心溝，みつけました！

> レベル4　ちょっとハイレベルな知識

中心前回での『手の領域』のみつけ方

中心溝より前が運動野である中心前回です。それを中央から横にたどっていくと一部後ろに凸になったところ，ギリシャ文字のΩ（オメガ）を逆さにしたような形（逆オメガサイン），あたかも「力こぶ」のようになった場所が，中心前回のなかでも手の領域を表しています（図3, 4）。

へぇ～。筋肉も発達すれば力こぶができますが，脳表の運動野でも手の領域は発達しているので盛り上がったのかな。

そう想像して覚えるとよいでしょう。
　これまでのことを念頭においてCTやMRIをみてごらんなさい。研修医よりも早く中心溝や手の領域をみつけられるかもしれません。
　手の領域の外側にある唇や舌の領域もかなり広いことがわかっています（図2）。しゃべったり，食べたりするときの口や舌の動きも複雑なので，広い脳の面積が必要だから発達したと思われます。唇と舌の動きは密接に関係するので，互いに近くに配置されたほうが便利です。情報のやりとりをするうえで，脳の中でも隣り合ったよい位置関係にあるといえるでしょう。
　ということは，さらに唇や舌を動かす場所の近くに，話し言葉を作る領域があれば，さらに合理的だと思いませんか？

そうですね。（なにか含みがありそうだな……）

●まとめ●
☑ 前頭葉の中心前回はからだに運動の信号を送る場所。
☑ 中心前回と，そこから出る神経線維が破壊されると，反対側の麻痺が起こる！（大原則）
☑ 中心前回の手の領域は盛り上がってみえる。

ひとつ質問してもいいですか？　今さらという質問なんですが，MRIって，向かって「左」の画像が患者さんの「右」の脳で，向かって「右」が患者さんの「左」の脳でいいんですよね？　CTでも同じですか？

図5：大脳病変と眼位

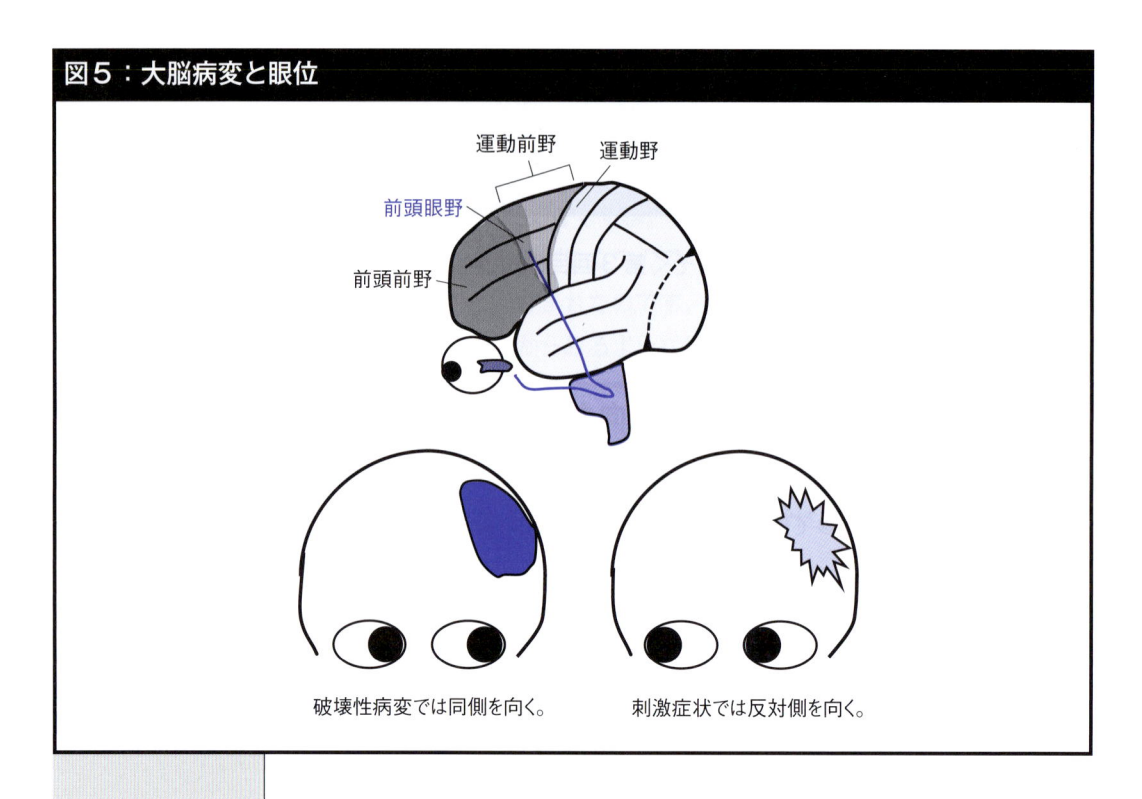

運動前野　運動野
前頭眼野
前頭前野

破壊性病変では同側を向く。　　刺激症状では反対側を向く。

　次に理解してほしいのは**「大脳の刺激症状（てんかんなど）では，眼球は病変のある場所と反対側を向く」**ということです。これは大脳と脳幹，そして眼球周辺の眼筋に至る神経線維の走行から説明がつきます。

2年目ナース　破壊性病変と刺激症状では，眼球の向きが反対になると覚えればいいですか？

　そうですね。ともかく**大脳半球が破壊される場合と刺激される場合では眼球の向きが反対になるということ**がポイント。例えば左手足がつっぱって動かないときに，右に眼球が向いている場合は右大脳半球に出血か脳梗塞などの破壊性病変が発生したのかもしれないと考えます（脳出血では，ごく早期に，破壊の前に刺激状態になると目の向きが反対側になることもあるといわれますが，ほとんどは破壊，神経脱落症状としての同側への眼球偏位です）。
　でも，眼球が左を向いているならば，右大脳半球にてんかん（脳に大きな電気が発生するので刺激となる；刺激症状です）が生じている可能性があります。てんかんの場合は左手足にピクツキ（間代性けいれん）が生じる場合はわかりやすいですが，それが終了した直後や，硬直のみでピクツキがはっきりしないときは眼球の位置が大切な情報になります。
　最後のルールは**『大脳での病変と脳幹部での病変では，眼球の向きが反対になることがある』**ということです。

もともと片側の前頭眼野からの神経線維は脳幹部で交叉して，その前頭眼野のある側とは反対方向に両眼を動かす作用をもっています。ですから脳幹部で出血などの破壊性病変が片側に限局すれば，大脳半球破壊性病変の場合とは逆になることがあります。例えば右脳幹出血であった場合は左を向くなどです。

う～ん。複雑で忘れそう。脳が刺激症状を起こしそうです。

　いっぺんに覚えようとすると混乱するので，大原則の『**大脳半球破壊性病変ではその側に目が向く**』**（図5）** だけを頭に入れてください。そして『**大脳半球の刺激の場合や脳幹部破壊性病変ではその逆**』と順序立てましょう。そうすれば覚えてしまいますから大丈夫。
　なお大脳半球病変とは，脳幹部よりは上で，前頭葉および頭頂葉の表面から眼球を水平に動かす線維が下行していく深部の白質や灰白質のすべてを含みます。実際の脳出血や脳梗塞患者さんが入院したらさっそく観察してみてください。

レベル2　初心者は絶対に覚えること

メモ：共同偏視と注視麻痺の関係

　眼球が偏位まではしていなくても，反対側に向きにくいのも同じことなのです。つまり右脳出血の患者さんでは両方の眼球が右を向くことが多いのですが，眼球の位置が正中にあっても（右に向こうとする力が強いので）左方向に向けない場合もあります。両方の眼球が右を向いているのを右への共同偏視，両方の眼球が左に向けないのを左への注視麻痺といいます。強さの差だけで発生のメカニズムは同じことです。
　水平方向へ眼球を動かす線維が障害されたときの原則を述べました。脳出血では，その線維経路を破壊しやすい**被殻出血**でよくみられます。その経路に影響がない出血では共同偏視や注視麻痺を示さない場合があります。例えば，**視床出血では下方内側への注視が多い**とされています。

被殻とか視床とか新しい名前が出たので，最後のほうはわかりにくかったかもしれないね。脳出血については後半で補足します。今日は，これで終了。お疲れさまでした。

●まとめ●
- ☑ 大脳半球破壊病変では病変のある側をみつめるように目が向く。
- ☑ 大脳半球が刺激される場合はその逆となる。
- ☑ 共同偏視と注視麻痺は似たようなもの。

臨床に役立てよう！
こんな連絡なら，医師は大変助かります。

例1
「先生，Aさんの両目が右に共同偏視して，左手足の動きも悪いです」
「わかった。すぐ行く！（右前頭葉近くの出血かな。CT室に電話入れておこう）」

例2
「先生，Bさんの両目が右に共同偏視して，右手がぴくついています」
「なに！　行きます。ホリゾン用意しておいて（左脳起源のてんかんが起こったな）」（ホリゾン：てんかんによるけいれんを鎮める薬）

4 変化しうる性質 中心前回の可塑性

→口絵2

U医師

今回も，前回の続きで前頭葉の話です。

レベル5 これは知っておくとお得

中心前回の可塑性

前頭葉の中心前回は第一次運動野〔☞p.6〕ですから，その部分を切除すると？

新人ナース

麻痺が起こります。

それが原則ですね。でも，今まで直接中心前回の一部を切り取っても麻痺の出現をみなかった人たちがいます。原則を破った患者さんですね。最近では左中心前回に脳腫瘍ができたIさんがいました。どんな症状でした？

2年目ナース

Iさんは，数カ月の経過で右手のピクツキからはじまって顔にまで広がるてんかんを発症しました（身体のある部分からしだいに他の部分に広がる現象を**ジャクソンマーチ**といいます）。抗てんかん薬をたくさん処方されていたのですが，1日に何十回も右手のピクツキがあって，発作がおさまっている時間帯でも右手首以下の細かな運動はできない状態でした。

1日中続く部分**けいれん**の重積状態でした。普通，てんかんによるけいれん*だと発作直後には麻痺（トッド麻痺といいます）は残っても，しだいに改善していきます。しかし発作が頻発すると回復する時間がないのです。

レベル3 上級者のためのミニ知識

*てんかんとけいれん

てんかんとは脳皮質にある神経細胞の電気放電により起こるもので，筋肉のピクツキ（けいれん）を伴うこともあれば，意識だけが「ぼ〜」とするような発作でけいれんを伴わないこともあります。けいれんというのは一般に筋肉の異常収縮のことですが，てんかんとけいれんを同じような意味で使っている教科書もあるので，なにを意味しているのか読み取る必要があります。

図6：左中心前回『手の領域』に発生した腫瘍

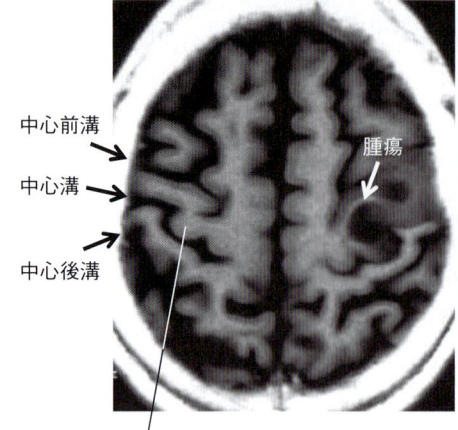

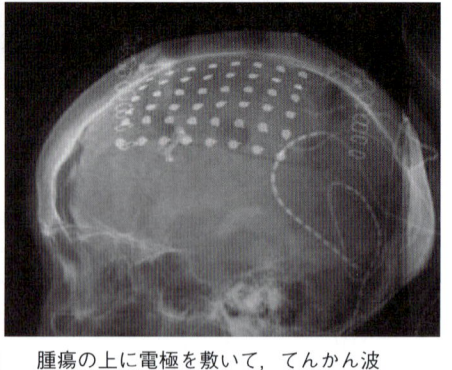

術前MRI（T1強調画像）　　　　　頭部X線

中心前溝
中心溝
中心後溝
腫瘍
中心前回
手の領域

腫瘍の上に電極を敷いて、てんかん波の発生場所を調べています。

この患者さんの頭部MRIをみてみましょう（図6）。CTと同じような水平断面です。黒く腫れている部分が病変ですが、それはどこかわかりますか？

左の中心溝の前で、手の運動領域である逆オメガの部分〔☞図3 (p.8), p.9〕が黒いです。そこに腫瘍があります。

読影はOKです。取るとどうなるでしょう？

てんかん発作はよくなるかもしれないけど、麻痺が出る？

その可能性は大きいですね。ですから手術で摘出する前に脳にシート状の電極を植え込んで検査してみました（図6）。その結果はてんかんの波が発生するけど、そこを刺激しても手指の反応がありませんでした。でも反応が出にくいだけかもしれません。発作は止めないといけませんし、腫瘍の拡大を防がないといけませんから、術前によく話し合って摘出しました。結果は皆さん知っての通りです。

けいれん発作は2週間かけて消失しました。そしてなにより細かな運動がどんどんできるようになってびっくりしました（図7）。

腫瘍で失われた手の運動機能を別の場所が代償してくれたのでしょうね。そして、てんかんの嵐がおさまったので動く力も回復が早まったのでしょう。

> **図7：左の運動野『手の領域』の腫瘍が摘出されている。術後に手の麻痺は生じていない**

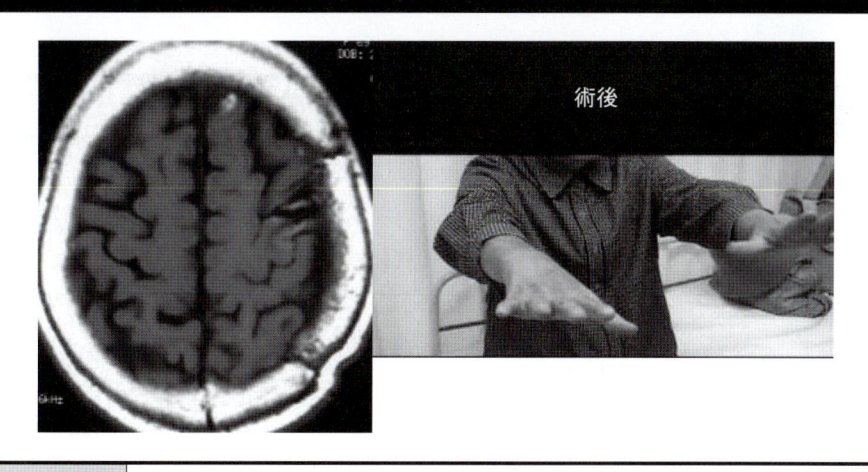

🧑‍⚕️ 運動野〔☞p.6，図2（p.7）〕は取っても回復する……？

👨‍⚕️ いや，それは原則ではありません。まず原則を覚えてください。ただし昔から，脳はできあがってしまうと機能の分布は変わらない。あるいは破壊されると再生能力はないといわれていたのが『元の働きを回復する力』がある程度存在することがわかってきました。それは脳の『可塑性』といわれます。Iさんの場合はおそらく手の領域の近くの他の場所が，元来の手の領域が摘出されても頑張って機能を補う可塑性を発揮してくれたのでしょう。

🧑‍⚕️ 可塑性（かそせい）？

👨‍⚕️ 可塑性というのは「塑性と同じで，変形しやすい性質。外力を取り去っても歪みが残り，変形する性質」と辞書にはあります。脳を含めた神経系でいう可塑性とは**「変化しうる性質」**をいいます。混乱しそうなので，ここでは後者の意味を理解しておきましょう。

（主任ナース）👩‍⚕️ ほかにも2人，Hさんという40歳女性とKさんという35歳男性が，手のピクツキから全身けいれんに至るてんかんで手の領域の一部の摘出を受けましたが，麻痺が出ませんでした。

👨‍⚕️ この2人はそれぞれ20年以上の発作歴があったので，若い頃から手の領域の移動が時間をかけて起きたのだろうと納得していたのです。でもIさんは70歳にもなっていたし，てんかんの経過も短かったのに麻痺が出なかったので驚いたのです。おそらく，手術のときに中心溝に接する運動皮質をできるだけ温存したのもよかったと思います。その部分には運動細胞がかなり

4．中心前回の可塑性

密にあるので，そこを残せば麻痺も軽くすむと考えたのです。

> レベル6 もっと知りたければここを読む

第一次運動野の可塑性について

　脳の機能を示す場所は種類別に，だいたい生まれつき決まっています〔☞図2（p.7）〕。とくに「第一次」という名のつく運動野とか感覚野については，その傾向が強い。大脳の機能局在の研究から，この機能地図は子どもの頃に一度完成すると一生変わらない，というのが医学の常識でした。しかし最近では，脳でも損傷を受けた場合には機能地図が変化することがわかってきました。さらに興味深いことに，脳の可塑性は損傷後だけでなく，学習や訓練でもみられることが明らかになっています。例えば手指の複雑な運動訓練を積むとその指が占める大脳皮質の範囲〔☞p.6，図2（p.7）〕が広くなることも証明されています。この可塑性は運動野のみでなく，体性感覚野，視覚野，聴覚野でもみられます。

　今日は「てんかん」と「けいれん」について，そして近年，神経科学の研究者の間で話題の「可塑性」のことを話しました。

●まとめ●
- ☑「けいれん」とは一般に筋肉のピクツキ（筋収縮）をいう。
- ☑ てんかん発作は脳の神経細胞の発火で起こる。
- ☑ てんかん発作で「けいれん」はよくみられる。
- ☑「けいれん」のないてんかん発作もある。

5 脳外科病棟ではよく経験する 失語について

➡口絵1 2

U医師

レベル1 ここは基本

今日は脳外科病棟ではよく経験する失語のことについて勉強しましょう。失語っていうのは文字の通り「言葉が失われる」ことです。
　そして前頭葉には言葉を作り出す働きのある場所があり「**前頭葉言語野**」といわれます。

レベル2 初心者は絶対に覚えること

優位半球と非優位半球

さて前頭葉の運動言語野の説明の前に，**優位半球**，**非優位半球**という概念を理解しておきましょう。
　大脳を右脳と左脳に分けた場合，右利きの人の場合は言語に関連する機能がある左脳が優位半球で，右脳が非優位半球といわれています。右脳にとっては失礼な呼び方ですが慣習的にそうなっています。

レベル3 上級者のためのミニ知識

優位半球と非優位半球を定めるワダテスト（Wada Test）

脳外科では言語障害が出現する可能性のある場所を手術で扱うことがしばしばあります。その場合，言語機能が左にあるのか，右にあるのか，両側性かを調べるのは手術戦略を立てるうえで非常に重要です。その検査として日本人の和田淳先生が開発した方法が世界的に知られています。これは脳血管撮影をして左右の頸動脈に別々に麻酔薬を流す方法です。左の頸動脈は左の大脳に，右の頸動脈は右の大脳に血液を送っています。麻酔薬によって一時的に片一方の大脳半球が眠ってしまいます。そのときに言葉が出るか，文字が読めるか，なんの絵かいえるかどうかを調べます。麻酔薬は時間とともに流れ去り元の状態に戻ります。利き手が右利きの場合，左に言語中枢のある人がほとんどです。

2年目ナース

ワダテストには数回立ち会いました。最近ではMさんでした。血管撮影室の検査台の上に仰向けで両腕を天井の方向に上げて数を数えるよういわれていました。「イーチ，ニー，サーン……」というように。そして右の頸動脈に麻酔薬が注入されると，左腕の力が抜けて（麻痺）「パタン」と下に落ちてしまったので，正直，少し怖かったです。それでも「ヨーン，ゴー……」と数は数え続けていました。

まずは右の脳を眠らせたわけです。言葉は障害されなかったので言語野は右脳にはないことがわかりました。

時間がたつと，左腕もしっかり動くようになりました。そして先生の合図で，今度は左の頸動脈に麻酔薬が注入されると右腕が下に落ちました（右麻痺）。すると今まで，大きな声で数を数えていたのにまったく言葉が出なくなったので，またビックリ。

左脳が麻酔されると言葉が出なくなる状態（失語）が人工的，一時的に作られたわけです。この検査でＭさんの言語中枢は左の大脳にあることが確認されたわけです。

　左半球の前頭葉には言語を産生する場所があり，発見者の名前をとって**ブローカ野**ともいわれます。その場所は具体的には脳のどのあたりだと思いますか？

> レベル2　初心者は絶対に覚えること

詳しい場所までは……。

> レベル5　これは知っておくとお得

では，考えてみましょう。前頭葉の中で上，中，下の前頭回（**図1**を参照）のどちらでしょう。「前頭葉運動野のこびと（**図2**も見直してみて）」の図からすると，足の領域の近く？　それとも手の領域の近く？

脳の中で声を出す口の運動野の近く！

そうです。

それなら，下のほう。下前頭回〔☞図1（p.3）〕の高さですか？

大当たりです（**図8**）。
　言語を作る領域は，それを実際の声として発生する唇や舌を動かす場所に近いほうが脳としては合理的だと話したのを思い出してくれましたね〔☞p.9〕。第一次運動野で唇や舌の領域〔☞図2（p.7）〕のすぐ前に運動性言語野は位置します（**図8**）。前頭葉のずっと前のほうはいろんな概念を形成するところで，人間でもっとも発達している部分です。そのあたりで生じた概念を言語にする場所が運動性言語野，そこの情報をもとに第一次運動野の口や舌などの部分が働いて実際に言葉が声になって出るというわけです。運動性言語野が破壊されると言葉（発語）が失われてしまいます（**失語**）。

> レベル2　初心者は絶対に覚えること

言葉の理解はできるのに言葉が作れない，出せない状態は**運動性失語**とかブ

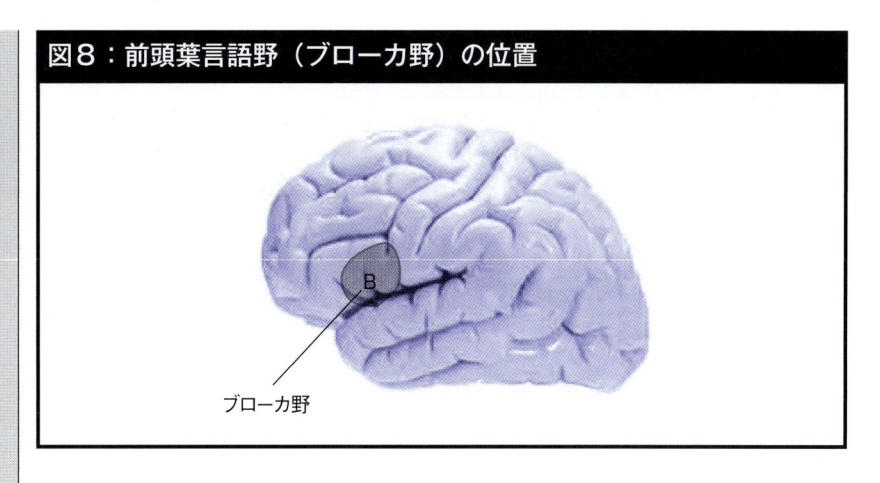

図8：前頭葉言語野（ブローカ野）の位置

ブローカ野

ローカ失語と呼ばれます。左半球で前方の部分に生じた出血，梗塞，腫瘍などでよくみかけます。言葉が作れなくても第一次運動野の機能が保たれていれば「あー」とか「うー」とかの声は出る場合があります。

レベル5　これは知っておくとお得

　高度の運動性失語では声も出ない状態も多いのですが，回復するにつれしだいに意味不明な声が出るようになり，続いて単語が出るようになっていきます。出てくる単語でも，不思議ですが，名詞が先で動詞は後，接続詞（だから，しかし，また，など）や助詞（〜に，〜は）はもっと後といわれています。赤ん坊の言語獲得と同じ順番です。

　もしかしたら動詞は運動の概念なので（話す，書く，走るなど），名詞（リンゴ，太陽，花など）の概念とは違った場所，例えば運動野近傍に蓄えられているために運動性失語が生じる病変では障害を受けやすい，つまり回復しにくいのではとも推測されています。

　かなり回復した患者さんでも，「車に乗る」を「車は乗る」などの言い間違いが残ることも多いようです。

●まとめ●
- ☑ 優位半球とは言語野のあるところ。右利きの人は左半球の場合がほとんど。
- ☑ ワダテストは言語野を決める検査。
- ☑ 運動性失語（＝ブローカ失語）では，言葉の理解はできるのに言葉が作れない，出せない。

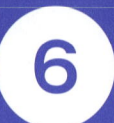

6 高度の精神活動を司る 前頭前野について

→口絵 1 2

U医師

さて，今までの復習をしておきましょう。前頭葉には目を右や左に（水平方向に）動かす場所があることを勉強しました〔☞p.11〕。そして言葉を作る場所（☞図8（p.21））もありました。

　それぞれを前頭眼野，前頭葉言語野といいます。本日はそれらより，もっと前にある前頭葉機能についての話です。そこは前頭前野と呼ばれます（図9）。

レベル4 ちょっとハイレベルな知識

＜前頭前野＞

　この部分はとても複雑な働きをもっています。前頭前野が障害されたときの症状は入院患者さんから学びましょう。

　例えば……そうそう，交通事故で左右の前頭葉に脳挫傷を負った重症頭部外傷のBさんについては，皆さん，どんな印象を受けましたか？

2年目ナース

救急車で入院したときは意識障害が強くて心配しました。急性期を過ぎて意識が出てきてからの印象は…。なにをするわけでもなくベッドにただ居るという感じ。食事を促すと食べてくれるのですが，おとなしくて活気がない。また，会話の途中で笑い泣きしたり，尿失禁もよくみられました。その後だいぶよくなって自宅に帰りました。

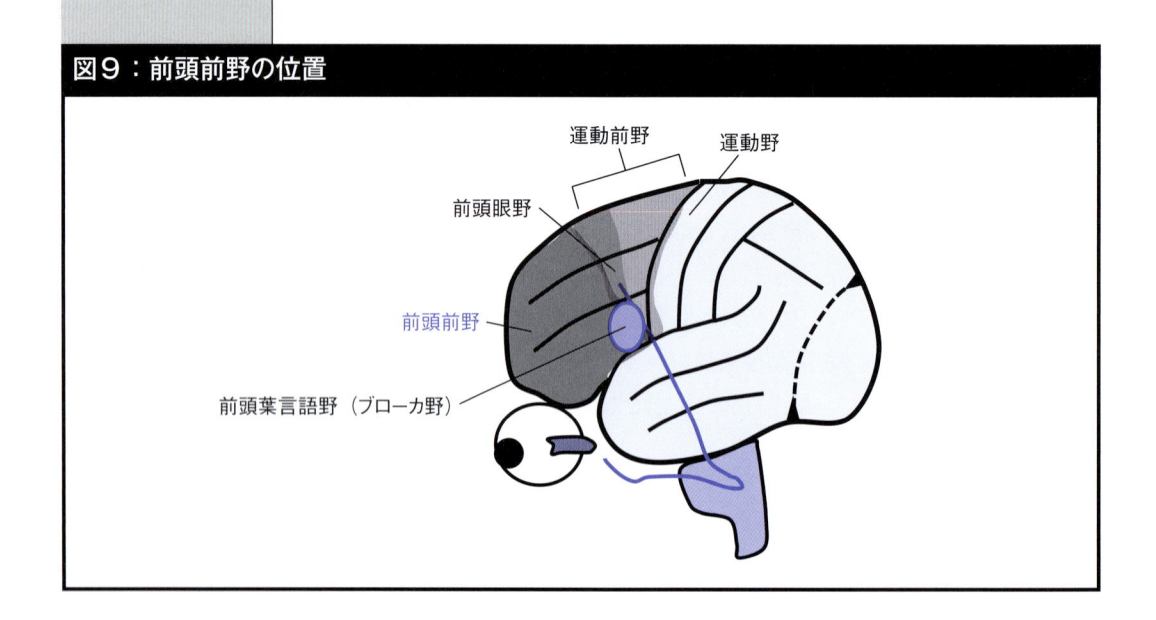

図9：前頭前野の位置

（運動前野／運動野／前頭眼野／前頭前野／前頭葉言語野（ブローカ野））

前頭葉症状のいくつかをケアのなかで感じとっていたようだね。
前頭前野については，まず両側性の障害を受けたときの症状をつかみましょう。

　前頭前野を大きく3カ所に分けて特徴をまとめます**（図10）**。
その症状のひとつは前頭葉の上から内側（大脳半球の間）の「背内側」という部分が障害されて出る「やる気の欠如」で**無気力型**ともいわれます。昔の話ですが，精神病患者に対して左右の前頭葉に外科的に割れ目を入れて，前頭前野の線維連絡を遮断する手術があり，**ロボトミー**と呼ばれました。この手術を受けた患者では無為，無欲状態が生じて感情の変化が乏しくなってしまいました。手術で無気力な状態を作り出したので，現在では行われなくなった治療法です。

入院中のBさんは無気力型だったんだ。

前頭葉障害のもうひとつの症状は「抑制の欠如」です。前頭葉の中でも下のほう，「前頭葉眼窩面」（底面で，目に近いところ）の障害で起こりやすくな

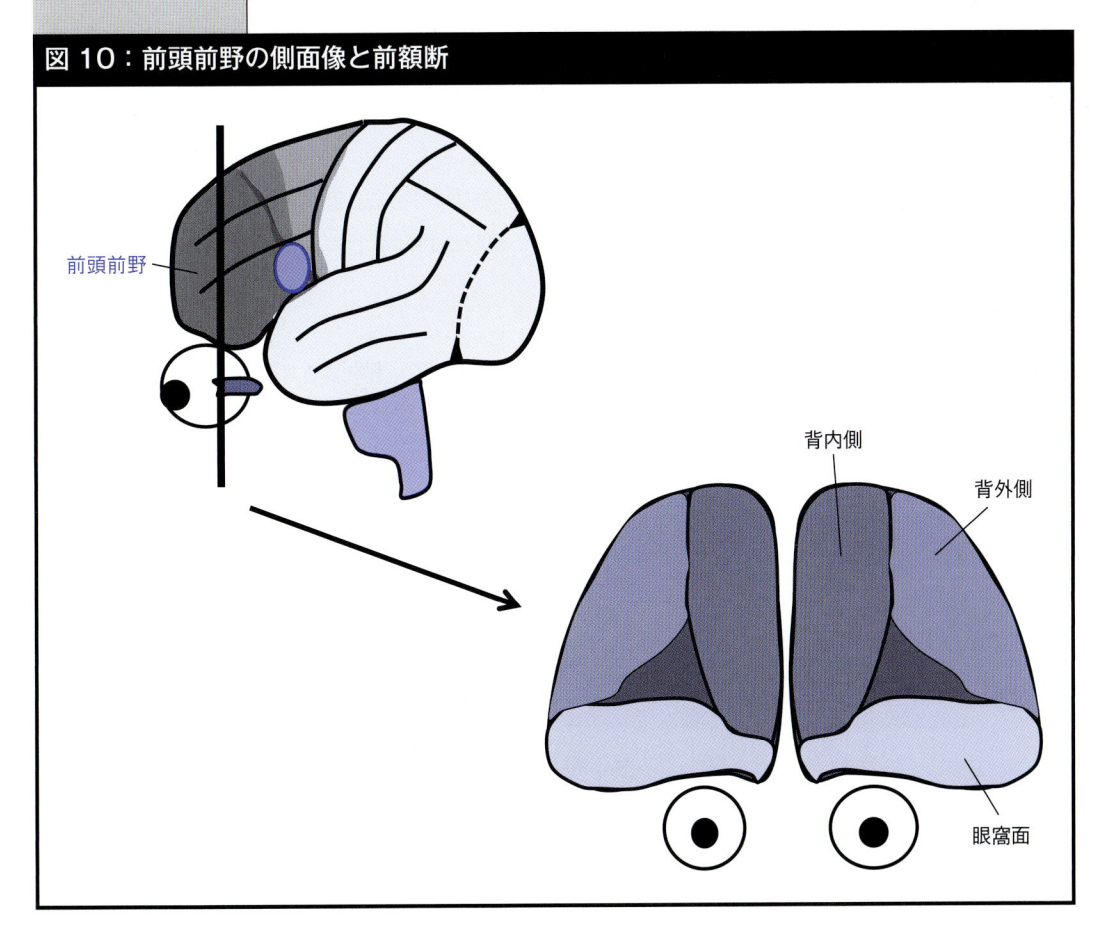

図10：前頭前野の側面像と前額断

前頭前野

背内側　背外側　眼窩面

6. 前頭前野について

ります。お酒を飲んで悪酔いする人を想像してみましょう。前頭葉の機能が抑制を受けて生じるのです。注意が散漫になり，ふざけが過ぎたり，無責任で不適切な，また衝動的で爆発的になり，ささいなことで泣いたり笑ったり（感情失禁）しやすくなります（お酒を飲むと全員がそうなるわけではありません）。これらがしらふの状態でも続くと反社会的，人格崩壊とみなされます。理性的な判断もできないですよね。これは感情の回路である辺縁系に対する前頭葉の抑制が障害されるため，あるいは両者のバランスの障害とも考えられています。

Bさんの奥さんの話もよくあてはまるわ。そこまでひどくないですけど。「家に帰って最初の頃は，小さなことでよく癇癪を起こして大変だったの。洋服のボタンがうまく留められないので引きちぎったり，イヤホンのコードのもつれが解けずに投げ捨てたりね」といっていました。

前頭葉の上から内側と下について述べたけど，前頭前野の上から外側の「背外側部」の障害では<u>「柔軟に考えること，することが難しくなる」</u>と覚えましょう。**固着傾向**とか**保続**とかいわれるもので，ひとつのことをすると新しいことに対する反応がしにくくなります。

それもBさんの奥さんの話にありました。「食事中にテレビに熱中すると食事の動作が止まってしまうの。新聞を取りにいくついでにゴミを捨ててと頼むと新聞を忘れたりはしょっちゅうよ」ということでした。

こういう症状は**注意障害**ともいわれます。集中できず飽きっぽいという<u>注意の維持の障害</u>がある反面，<u>ひとつのことに注意すると他のことに注意が向かない</u>。なになにをし<u>ながら</u>とか，なにかの<u>ついで</u>にということが難しくなります。

そして背外側部障害では，固着傾向とか注意障害が重なって，物事を<u>順序よく行う機能が障害</u>されます（**遂行機能障害**）。

Bさんの奥さんの話では「洗濯の'手順'も混乱するようで，一つひとつ確認してから頼んでいるの。『洗濯物を洗濯機に入れてね』それが終わってから『スイッチを入れてね』といえばできるのよ」といっていました。

それが遂行機能障害。実例のほうがわかりやすいね。
　前頭葉障害の実際の患者さんに接すると，この3つの型はしばしば入り

交じります．一方，大きな前頭葉の腫瘍があっても，一見普通と変わりないようにみえる場合，さらに知能検査などでは異常が捉えられないこともしばしばです．

レベル6　もっと知りたければここを読む

　そして右半球と左半球の一方が障害されたときの症状を，ずばり表現するのは難しいのですが，左半球病変の場合は言語に関連する障害が出て，両側病変では，言語と行動の異常が強く出るという感じです．例えば無気力型が出る前頭葉背内側部（補足運動野という場所も含まれます）が左大脳で障害されると，「話そうという気にならない」という失語の一種になります（超皮質性運動性失語といいますが，あとで説明します）．無気力型の出る場所が左右広範囲になると言葉も発しないし，行動しようともしない**無動性無言状態**になります．

前頭前野の障害って難しい言葉ばかり出てくるから苦手……．

言葉を覚えるのではなくって，こんな感じという理解をしていたら患者さんへの対応にも役立つと思うよ．下に書いた「まとめ」だけを頭に入れておくだけで，だいぶ違います．

レベル4　ちょっとハイレベルな知識

● まとめ ●
- ☑ 前頭前野は両側性の障害で症状が目立つ．
- ☑ やる気の欠如（背内側）
- ☑ 感情抑制の障害（底部眼窩面）
- ☑ 柔軟な思考と行動の障害（背外側）

6．前頭前野について

7 動作組み立ての記憶や運動・発語の開始にかかわる
補足運動野について

→口絵4

U医師：前頭葉について勉強してきたけど，皆さんついてきてる？

新人ナース：全部は覚えていませんけど。

一度，理解しておくだけでいいよ。実際の患者さんをみたときには，なるほどと思うはずです。
　さて今日は前頭葉の中で**補足運動野**という場所についての話。
　これは「**レベル4：ちょっとハイレベルな知識**」といってよいでしょう。
　補足運動野というのは中心前回（第一次運動野）の前にありますが，前頭葉の背内側部で足の第一次運動野から前方に約5cmの長さの領域です（**図11**）。ここが障害されたときの症状を理解するには前頭葉背内側部にあるというのがポイント。前頭前野の背内側部の障害ではどんな症状が出るんだったっけ？〔☞p.23〕

やる気がなくなる！

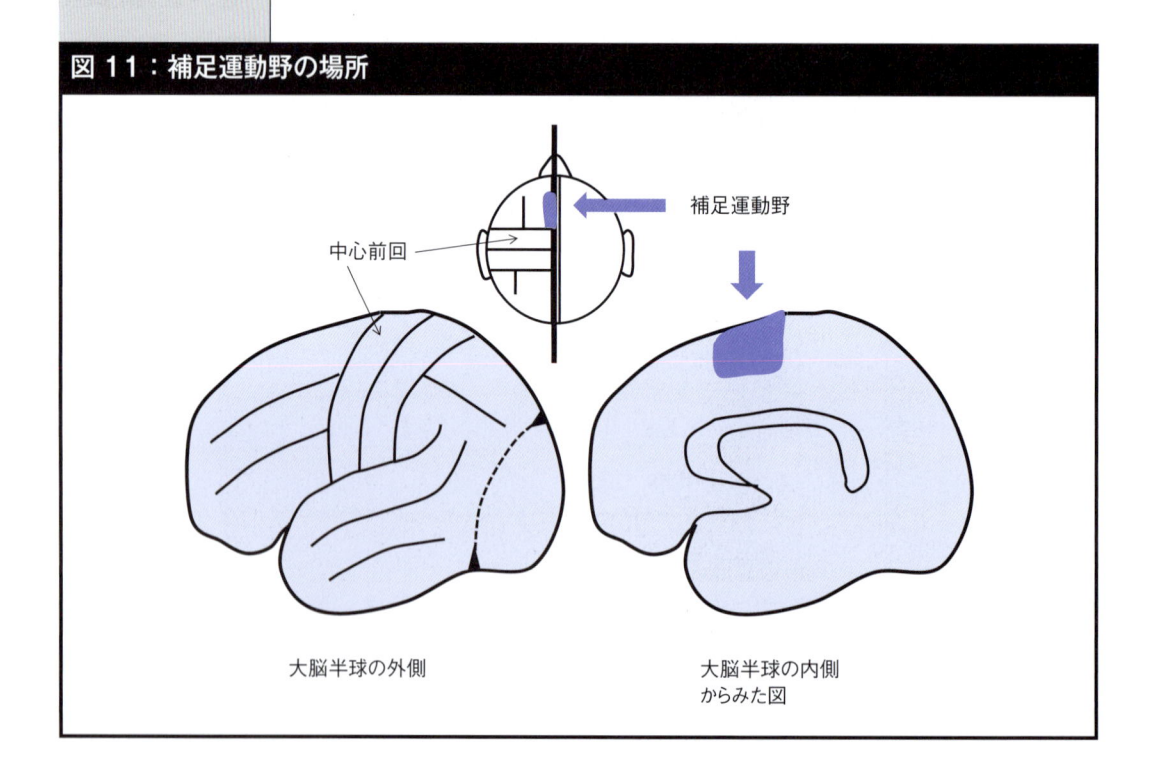

図11：補足運動野の場所

補足運動野
中心前回

大脳半球の外側

大脳半球の内側からみた図

そうだったね。前頭前野の背内側に連続する補足運動野の一部を摘出したのがMさんです。補足運動野の働きを教えてくれた患者さんです。

＜補足運動野てんかんの例＞

　30歳男性のMさん。2歳からてんかん発作があり毎月数回起こっていました。たくさんの種類の薬が処方されましたが，発作のコントロールができません。右肩が急にひきつった後にフェンシングをするような格好になり，意識を失って全身のけいれんを起こすという発作です。

　検査の結果，左の前頭葉の補足運動野にてんかん焦点（てんかんの発作が最初にはじまる部位）があると判明し，そこの部分切除を行いました（図12）。手術の前には発作のとき以外は麻痺や言語の障害はなく，きさくでおしゃべりな患者さんでした。

　手術後リカバリー室に入り，　　　さんが神経学的なチェックをしました。

思い出しました。
　Mさんは目を開けてジーっとしていました。『ここ，どこかわかりますか』と聞くと，「ビョウトウ」と答えるのですが，答えるまでにえらく時間がか

図12：MRI側面像。補足運動野摘出術後

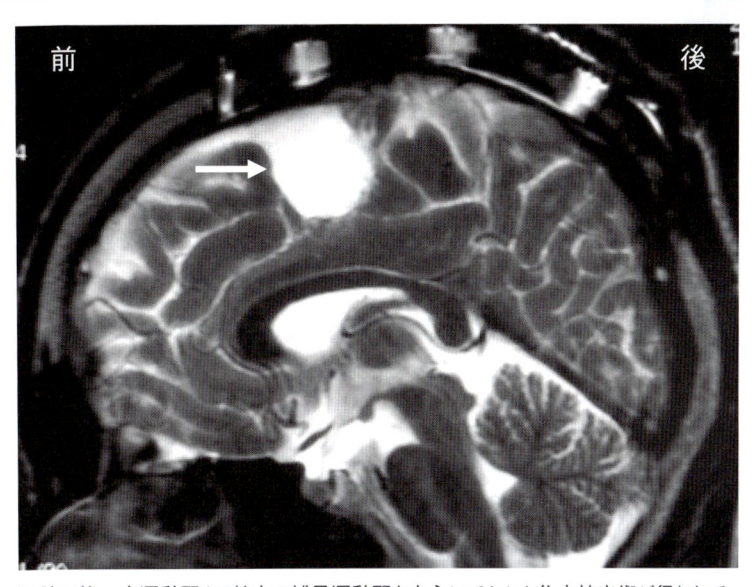

下肢の第一次運動野より前方の補足運動野を中心にてんかん焦点摘出術が行われている。矢印の後ろで白くくり抜けた部分が摘出した跡です。
この写真は大脳半球間裂からすぐ左側の脳の側面像です。ですから大脳を外側からみた今までのイラストとは異なった構造が写っています。

レベル6 もっと知りたければここを読む

＜付録：内言語について＞

幼い子どもは，ひとりで遊んでいるときよく独り言をいいます。これは自分の心情や考えを表す内言語が自然に言葉としてあふれ出ているのです。

では，頭（心）の中での言語（内言語）がなくなったらどうなりますか？想像してみて。

新人ナース

心の中のつぶやきは言語を使っているのに，それがなくなる。自分の考えが心の中で言語にできないなんて……想像するのも難しいです。

内言語がうまくあやつれない状態を作ってみましょう。

でも，その前の段階の話からしていきます。

内言語を使わなくてもできること，内言語を使わないとできないことがあります。あなたはラジオでしゃべっているアナウンサーの言葉を聞いて同じ言葉を心の中で繰り返すとします。それをしながら食器を洗ったり洗濯をしたりできますか？

それくらいなら，きっとできます。

そうですね。内言語を使って言葉を繰り返す脳の回路と手足を動かす回路は別だから，難しくないでしょう。

では，ラジオから流れる言葉を心の中で繰り返しながら，まったく別の内容の話をするのは？

……難しそう。

実際にやってみると，難しさがわかります。これはラジオからの声を聞くのにウェルニッケ野を使い，その言葉を心の中で繰り返すには，ブローカ野につなげて言葉を作るという内言語の回路を使っての作業が必要になります。すると，別の内容のことを考えて言葉にしてしゃべるという内言語を利用する別の仕事をするのが難しくなります。人為的に内言語の機能をうばった状態ですね。失語の人の心の中がどのような状態かわかりませんが，困難さの一部は理解できるでしょう。

レベル6 もっと知りたければここを読む

＜付録：リチャード・ファインマンの試み＞

上に述べた「内言語回路使用中は他の内容の言葉をしゃべるのが障害される」というのは勝手に考えたものですが，養老孟司先生の本に，もっとつっ込んだ詳しい話が紹介されていました。

40

リチャード・ファインマンという物理学者の試みです。彼は「頭の中で数を数えながらしゃべることはできない。でも読むことはできる」ことを自分で確認しました。これは頭の中で数を唱えるための内言語を使用すると話ができないというもので，さきほどのラジオの実験と同じです。そして視覚を使っての言語は平行しての処理が可能なことまで言及したのです。ところが彼の友人は「いいや，頭の中で数を数えても話はできる。でも文字を読むことはできない」と主張しました。よくよく聞いてみると，その友人は頭の中で数の書いてあるテープが動いていくのを想像して数を数えていたことがわかりました。視覚のイメージを使っていたので，それに重ねて文字は読めない。でも音声言語は使用可能であったわけです。視覚言語と音声言語は別々に処理可能ということを示した興味深い実験です。

研修医　そうですね，講義を聴きながら，マンガを読んだりはできました。

　それ，いわないほうが……。

　脳（心）で思ったことを表現するには，いろんな材料を組み立てる作業が必要です。『暖かい春，満開の桜が風に揺られてきれい』ということをだれかに伝えたいとき，春のぽかぽかする温度，穏やかな風がそよそよと皮膚にあたる感じ，桜の花と色のイメージ，きれいという抽象的な概念を脳のあちこちから持ってきて組み合わせます。それを言葉の経路に送り込んで，はっきりとした自分のいいたいことにするわけです。言葉というナレーション（内言語）の回路が障害されると，言葉の表現はできなくなるけど，別の回路にある風景とか皮膚の感じは頭の中ではイメージされるわけです。

　内言語が障害されていてもさまざまなイメージは頭の中で形成されている。失語症患者さんの頭の中ですね。

　多くの失語症患者さんでは内言語の障害を伴っていることが多いことを理解してください。たとえ部分的でも内言語の使用ができなくなると，いらいらするでしょう。途方にくれるでしょう。そういう心情を察してあげるのが大切です。

　失語症の場合はみんな内言語が障害されているのですか？

　えーっと，その質問に対する答えは長くなりそう。
　　おなかもすいたので回答は次回にしましょう。

●まとめ●
- ☑ 失語状態では筆談が通じない場合が多いが，通じるときもある。
- ☑ 内言語は心の中の言葉。

11 失語理解のポイント

運動性失語，感覚性失語，超皮質性失語

U医師: さて，前回は失語症患者さんの心を理解するには，内言語がうばわれた状態を想像すればよいと説明しました。

そして主任さんの質問は，「失語症の患者さんでは，みんな内言語が障害されているのか？」でした。ね？

主任ナース: そうです。

答えは，「そうでない場合もある」です。

レベル6 もっと知りたければここを読む

主任さんのこの質問を，内言語が保たれているのに失語という状態があるか，と置き換えて考えてみましょう。答えは，「ある」です。

内言語の障害では言葉を忘れる（語健忘），言い間違える（錯語），言葉の理解が障害される，書き言葉（書字言語）の障害などが出ます。

ブローカ野やウェルニッケ野，言葉の概念中枢およびその間の連絡が障害されると内言語が障害されます。でも内言語の障害はないのに言葉を発することができない場合は，ブローカ野と唇，舌を動かす運動野の間で連絡がなくなっている状態で起こりえます。（復唱もへたになります）

読み書きできるのに言葉を出すのが不自由。純粋に話し言葉の障害ともいえる……。

研修医: 前回出てきた純粋運動性失語のことだ！（☞p.39）

そうですね。これはブローカ皮質より下の障害という意味で皮質下性運動性失語とか純粋語唖ともいわれます **（図19）**。

内言語の障害はないのに言葉の理解ができないのは第一次聴覚野とウェルニッケ野の間での障害（純粋感覚性失語 ☞p.39，あるいは皮質下性感覚性失語といわれる）で説明できるでしょう **（図20）**。自らしゃべる言葉は正しいのですが，言葉の了解や復唱は障害されます。

新人ナース: ここまで詳しい失語の話になると，私の頭は全失語状態になりそうです。理解するのが難しいし，説明してごらんといわれてもいえません。絶対覚えないといけないポイントはありますか？

図19：皮質下性運動性失語の模式図

```
         概念中枢
        ／    ＼
    ブローカ野 ← ウェルニッケ野
        ✕
   構語筋群を動かす  第一次聴覚野
      運動野
```

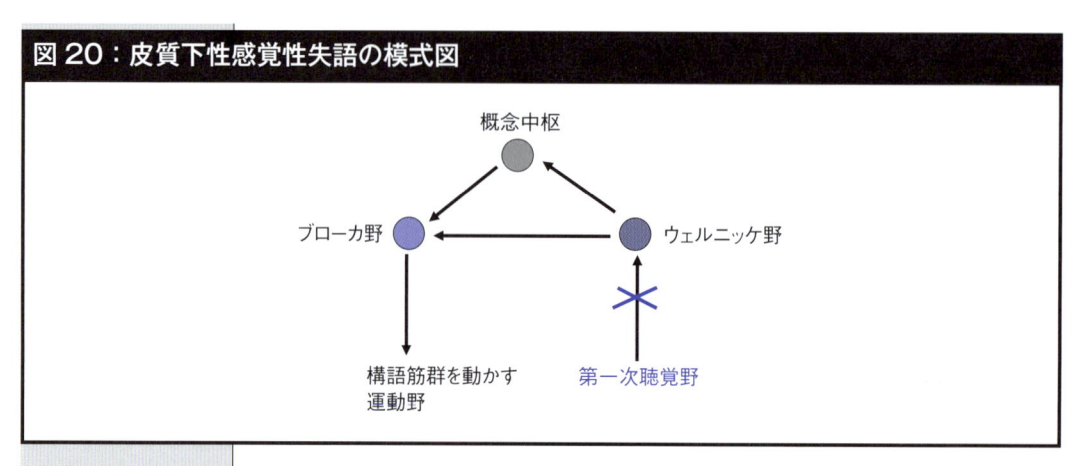

図20：皮質下性感覚性失語の模式図

```
         概念中枢
        ／    ＼
    ブローカ野 ← ウェルニッケ野
                      ✕
   構語筋群を動かす  第一次聴覚野
      運動野
```

失語理解のポイント

たくさんの分類が出てきたけど，初学者は，流暢でない言葉使いなら運動性失語，流暢（というよりも，でたらめでも言葉が出る）ならば感覚性失語（☞p.33），復唱ができる失語なら超皮質性失語ということを覚えておきましょう（レベル2～3）。典型的でなければ，実際の会話ではどのタイプに属するのかを決めるのは簡単ではないのです。

とくに感覚性失語は流暢な失語と述べましたし，多くの教科書にもそう書いてあります。でも実際にはぺらぺらとしゃべるというより，言葉は出るけど意味不明というくらいに捉えたほうがよい場合がしばしばです。

今回は難しい内容になりました。疲れたでしょうから，少し早いけど本日はここまで……。

もう1つ質問が……。

さすが主任さん，タフだね。どうぞ。

左の側頭葉が言葉の理解に大切なことはわかりました。では右はなにをしているのですか？　右側頭葉の障害で具体的にわかる症状はなんですか？

そういえば，そうですね。脳外科では右の側頭葉あるいは右の前頭葉がときどき切除されるけど，術後は会話もできますよね。

右の前頭葉とか側頭葉は手術で切り取っても症状の出ない**沈黙野（サイレント エリア）**と呼ばれた時代がありました。でも脳に無駄な場所，切除してもかまわない余分な場所はなく，単に目立たないだけのことが多いのです。このような場所こそが本当は高次の脳機能を担っているに違いないとの考えで研究が進んでいます。

言語音は左，非言語音は右

左大脳半球のウェルニッケ野〔☞p.32〕とブローカ野〔☞p.20〕の２つの領域が言語の理解と産生をしていることを述べてきました。

　それに相当する右の脳は言語以外の音の処理に強く関係しているといわれます。非言語音という私たちを取り囲む環境の音や，音楽などです。右側頭葉の障害では音楽のトーンやメロディがわからなくなる場合があります。

　また言葉をしゃべるときにはリズム，抑揚も大切ですが，右の前頭葉や側頭葉が障害されると抑揚のない単調な話し方になってしまうことも多いようです。実際の印象は長く接する家族から聞き出してみるとよいでしょう。失語についての話はここで，おしまい。

●まとめ●
- ☑ 運動性失語は非流暢な失語。
- ☑ 感覚性失語は流暢な失語。
- ☑ 復唱ができる失語は超皮質性。

12 側頭葉と記憶
記憶にはパーペッツ回路が重要

→口絵 4 5

U医師: 本日から側頭葉と記憶の話です。
側頭葉病変が内側に及ぶと，記憶障害がみられます。
元県会議員のUさんのことを覚えていますか？

2年目ナース: 温厚な60代の紳士でした。市民からの相談内容をしょっちゅう忘れるようになり，おかしいと思った奥さんに勧められて脳ドックを受け脳腫瘍が発見されました。

物忘れの原因は左側頭葉の内側にできた脳腫瘍のためとわかったので，手術で全部摘出しました。術後は症状の記憶障害は改善して元気に社会活動を再開されました**（図21）**。
Uさんの脳腫瘍は側頭葉の内側にある**海馬**という場所を圧迫していたので，新しいことを記憶する力が落ちてしまったのです。

主任ナース: 私は2年前に**脳動静脈奇形（脳の中で動脈と静脈が絡み合っている疾患で，出血やてんかんを起こす）** からの出血で入院した大学生のK君のことが忘れられません。高校野球部のピッチャーであったこと，印象に残った試合の

図21：海馬近傍病変

大脳を底面からみた図
（扁桃体／側頭葉／中脳／海馬）

MRI写真（手術前）　MRI写真（手術後）
（腫瘍／海馬）

Uさんは左海馬を圧迫する腫瘍を摘出後，ご自分の闘病記を本にするまで回復しました。

ことなんかは，思い出してすらすらと話すのに，5分後に行くと話をしたことをすっかり忘れているんです。でもその子の出血は側頭葉ではなく，脳梁と脳弓って聞いた覚えがあります（図22）。

すごい記憶力ですね。記憶障害は<u>脳弓という部分の障害</u>のためです。K君は手術後にいろんな記憶のテストをしました。携帯電話や鍵をみせて覚えてもらっても，数分後にはみせたことも思い出せませんでした。でも入院前のことは鮮明に覚えていました。K君も<u>新しいことが記憶できなかった</u>のです。
（1年後には自宅からバスに乗って知人の経営するホテルの調理場で皿洗いのアルバイトが可能になっています。記憶力も少しずつ，ついてきています。）

2人の病変の場所は違うのに，どちらも強い記憶障害。昔のことはいいけど，新しいことがまったく頭に残らないのは一緒。でもひとりは海馬，もうひとりは脳弓の障害。

病変の部位は違いますが，実は共通点があるのです。記憶というのは，まず物事を覚えて（記銘），それを蓄え（把持），そして再生する（追想）という働きが必要です。この最初の段階で物事を覚えるための重要な回路があり，その回路の中に2人の病変は含まれていたのです。

図22：脳弓病変

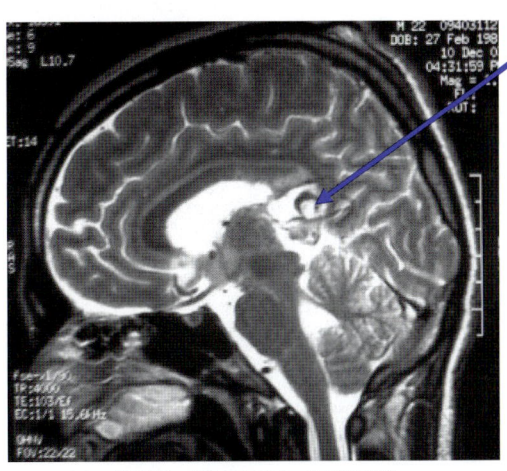

術後意識は清明になったが，記憶が数分しかもちませんでした。

理由：両側脳弓障害

22歳男性。脳室内出血で昏睡状態。
原因：脳梁後部動静脈奇形

12. 側頭葉と記憶

> レベル2　初心者は絶対に覚えること

パーペッツ回路について

記憶については**パーペッツ回路**が重要です（**図23**）。（Papezと書きますが，日本語ではペーペツと表記されている辞書もあります）

　解剖学的には「海馬からはじまって―脳弓―乳頭体―視床前核―帯状回―海馬傍回―海馬に戻る回路」のことです。聞き慣れない名前がたくさん出ていますし，覚える必要はないのですが，図を描いたので参照してください。イメージとしては**「大脳の内側をぐるぐる回る回路」**「海馬からはじまって海馬に戻るが，何回もぐるぐる回る間に記憶が脳のいろんなところに蓄えられる」という感じに捉えてください。

新人ナース

パーペッツ回路はぐるぐる回路！

Uさんの海馬，K君の脳弓は，この記憶回路の一部だったから同じ症状が起こったのです（**図23**，**24**）。

なーるほど。

アルコールの飲み過ぎで栄養障害（ビタミンB_1欠乏）になると乳頭体（丸い小さな出っ張りが2つあるのでこう呼ばれます）がやられて記憶障害を

図23：パーペッツ（Papez）回路

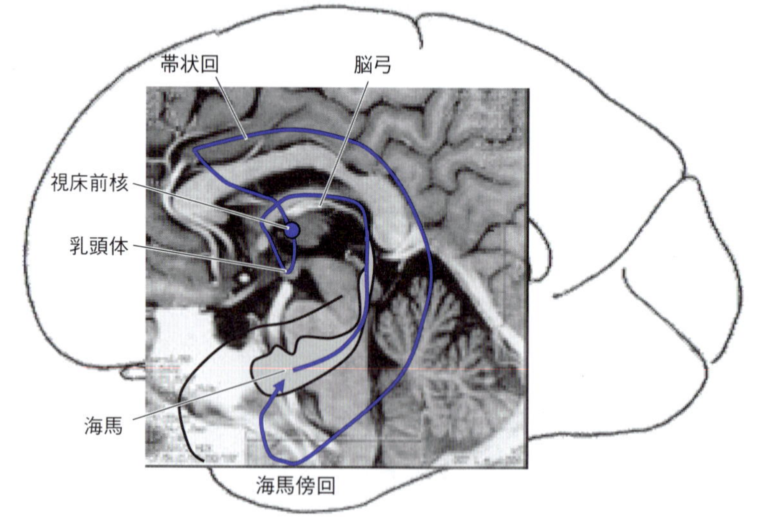

パーペッツ回路：海馬―脳弓―乳頭体―視床前核―帯状回―海馬傍回―海馬

図24：大脳内側面（大脳辺縁系）の模式図

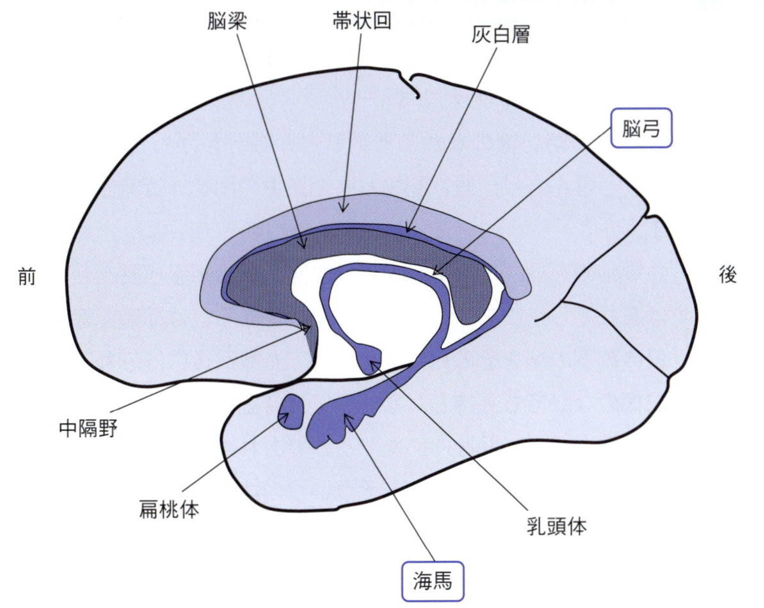

脳梁　帯状回　灰白層　脳弓　後　前　中隔野　扁桃体　乳頭体　海馬

Uさんは左海馬の障害，K君は脳梁病変による両側脳弓の障害で記憶障害が出現しました。

起こす「**ウェルニッケ脳症**」という病気があります。この乳頭体もパーペッツ回路のひとつなんだ（図23，24）。

レベル5 これは知っておくと得

記憶について

ここで，記憶についてまとめましょう。記憶には側頭葉以外の脳も関与しますので，側頭葉の話から少し脱線します。

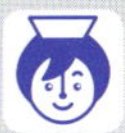

さきほどの2人の患者さんは昔のことはよく思い出していました。その記憶のぐるぐる回路が障害されても昔のことが思い出されるのはどうしてですか？

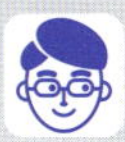

鋭い質問です。いくつかの説があるけど，理解しやすいのは，脳のいろんなところにちりばめられた記憶を再び集めて再生するのは主に大脳皮質が役割をはたしているという考えです。新しいことを脳に植え付けるにはパーペッツ回路が必要だけど，古い記憶の再生はパーペッツ以外の場所でも行われるわけです。だからUさんもK君も昔のことは思い出せたのです。

12．側頭葉と記憶　49

レベル3 上級者のためのミニ知識

短期記憶と長期記憶

新しい記憶と古い記憶と述べましたが，専門的にはそれぞれ「**短期記憶**」と「**長期記憶**」といわれます。

その短期記憶のなかでも数秒とか数分しかもたないのを特別に「即時記憶」と呼んだり，短期記憶と長期記憶の間を「近時記憶」とかいったりします。

電話帳を調べて，電話をかけます。電話相手と話をしている間に電話番号は忘れてしまいます。これが短期記憶あるいは即時記憶といわれるもの。今日の靴下の柄をその日は憶えていても数日後には忘れてしまう。これは長期記憶のなかでも長持ちしないので近時記憶。でも間違えて左右の柄も色も違う靴下をはいて恥をかいた，とかであれば，場合によっては一生憶えている場合もあるかもしれない。そういうのは遠隔記憶とか長期持続記憶とかいわれます。でも基本は短期記憶と長期記憶の2種類です。

レベル6 もっと知りたければここを読む

パーペッツの回路を回りながら記憶はどこに蓄えられていくのですか？　脳のいろんな場所っていうけど，どのあたりなのですか？

勉強会の最初の頃に，脳の中に感覚が入っていく，いくつかの経路を話しました。

からだの感覚は中心溝の後ろにある頭頂葉の第一次体性感覚野という場所に，音は側頭葉の第一次聴覚野に，また，目でみた情報は後頭葉の第一次視覚野に入ります。それぞれの場所は第一関門みたいなもので，情報が集められて処理され，海馬のフィルターを通過して，近くの関連領域である**連合野**（れんごうや）という場所に記憶が蓄えられると考えられています。

例えば……『昨年の春は暖かくて病院の入口にある桜は満開。そよそよと風に揺られてきれいだったな～』という記憶は，春のぽかぽかする温度感覚，そよ風が皮膚にあたる感覚が体性感覚系の連合野に，風の音は聴覚の連合野に，桜の花の形と色の視覚的イメージは視覚の連合野に，それぞればらばらに，蓄えられます。それが記憶を再生しようという働きによって再び統合される。統合されるのは連合野を結ぶ回線（ネットワーク）を通じてという感じですね。

ばらばらのものをまた組み立てるなら，間違いが起こりそう。

色の記憶が取り出せなくなれば色なしのイメージになったり，いろいろ起こ

るでしょうね。記憶は本当に不思議です。きりがないので，次回に脳外科臨床でよくお目にかかる記憶障害に話を絞りましょう。

●まとめ●
☑ 記憶にはパーペッツ回路が重要。

13 コルサコフ症候群
作話の目立つ記憶障害

U医師：本日は記憶障害の話の続きです。前回は，記憶にはパーペッツ回路が重要なことを学びました。

新人ナース：前交通動脈瘤破裂のDさんも記憶障害がありましたが，それもパーペッツ回路の一部の障害ですか？

どんな感じでした？

ゆっくりと話せたのは術後の落ち着いたときでした。朝食の内容を聞くと，実際はパンとミルクだったのにご飯と味噌汁と答えるし，午前中はベッドサイドでリハビリをしたのに，会社の仕事をしていたといったり，間違いが多かったです。

それは**作話**ですね。作話をしている患者さんは，記憶を再生するときに誤るのですが，誤りを自覚していません。脳動脈瘤は破裂すると脳全体に衝撃が起こるので，パーペッツ回路にも障害が起こってよいのかもしれない。でも実は前交通動脈瘤での記憶障害は**コルサコフ症候群**のひとつでパーペッツとは別の回路の障害と考えられています。

レベル2 初心者は絶対に覚えること
（作話とコルサコフ症候群という名前だけは知っておきましょう。）

コルサコフ症候群

レベル4 ちょっとハイレベルな知識

コルサコフ症候群というのはロシアの精神科医の名前からきています。この特徴は，①**記銘力障害**，②**近時記憶の障害**，③**作話**，④**見当識障害**，⑤**病識の欠如**などです。①，②は記憶障害そのものですが，③〜⑤はパーペッツ記憶回路の障害だけでは説明がつきにくいのです。

レベル6 もっと知りたければここを読む

作話というのは記憶があやふやな場合に，つじつまを合わせようとして自動的に偽りの記憶が産生されたり，空想から出るものです。脳内のどういう場所が原因でも記憶が落ちた場合にはみられることはありますが，それが非常に目立つのがコルサコフ症候群です。
　見当識というのは時間，場所，人物などについてわかっていることをいい

ます。時間については記憶障害があって月日を間違っても周りをみれば夜か昼か，夏か冬かはわかりますが，そういうのがわからなくなったりします。場所についても，病院の名前を忘れたら記憶障害ですが，そこを会社といえば見当識障害になります。そして自分が記憶障害をもっているという認識がない病識の欠如。このように記憶障害プラス「アルファ」がある場合を厳密にはコルサコフ症候群といいます。前記の③〜⑤のような随伴症状がないのはコルサコフ症候群と区別して「純粋に健忘だけを示す，純粋健忘症候群」とする場合やコルサコフの特殊型という場合があります。

ともかく，海馬が障害されて起こる記憶障害（内側側頭葉性健忘）では記憶の誤りはあっても，作話は目立ちませんし，自分の記憶力が落ちているのもある程度は自覚します（程度の差はありますが）。

ですから作話の強い健忘は，側頭葉の海馬からはじまるパーペッツ回路とは別の回路の障害ではないかと考えられています。前頭葉の腹側の内側から大脳基底核前方の損傷で起こりやすく，ここが前交通動脈瘤破裂でよく障害される部分です。そして，そこにはパーペッツ回路とは別の側頭葉─前頭葉─脳幹部がつながる回路があるので，その部分の障害が考えられています。なんとなく作話というと前頭葉が関与しそうなので，それと合いますね。

海馬を取るとどうなるの？

レベル5 これは知っておくとお得

主任ナース：パーペッツ回路の一部である海馬は，側頭葉てんかんの手術で取ってしまう場所ではなかったですか？　でも術後に記憶障害で困った印象は今までないのですけど。

それは術前に十分に検査して，てんかんを起こしている海馬を摘出しても記憶障害が生じないことを確認したからです。そして摘出したのは両側ではなくて片方でした。

右でも左でも，どこか片方が残れば記憶障害は現れないのですか？

海馬の状態によるのです。海馬が腫瘍や血管障害で機能が低下している場合，あるいはてんかんの発作だけを出している場合は取っても大丈夫です。でも機能が残っている場合は記憶障害が出ますので十分な検査が必要です。詳しい検査をすると，左の海馬摘出後には言語に関する記憶が低下する，右の摘出では言語以外の記憶が低下する傾向があります。手術前の機能が保たれているほど，その傾向が強いようです。でも片方ならかなり回復が期待できます。

両方取ると？

有名な話ですが，昔外国でHMさんというてんかんの患者さんがいて，<u>治療のため両側の海馬を取った後から，新しいことがまったく記憶できなくなった</u>という報告があります。

そのような患者さんは，学習する努力もまったく意味はないのでしょうか？訓練しても，新しい記憶はまったく蓄えられないのですか？

なにかを思い出して述べるというような記憶の力が失われても，身体を使った記憶は蓄えられることがあります。例えば毎日，その患者さんに会って「私を覚えていますか？」と聞いても「知りません」という。ところが，切り絵などを練習させると，「切り絵はしたことがない」といっても，やらせると上手にできるので本人が不思議がる，ということが起こります。さらに「おまけ」ですが，感じよく接した人と感じ悪く接した人がいた場合，両者とも覚えていないが無意識に区別するようになったという話もあります。

感じ悪いって感じって，忘れないですよね。私も注意しなくっちゃ。

●まとめ●
☑ コルサコフ症候群は作話の目立つ記憶障害。
☑ コルサコフは前交通動脈瘤破裂後に，しばしばみられる。
☑ 海馬の両側性障害では強い記憶障害をきたす。

14 扁桃体
大脳辺縁系にあり，情動に関与する

→口絵5

レベル1 ここは基本

U医師

内側側頭葉と情動

大脳の内側面には海馬を中心としたパーペッツという記憶回路がありました（図23，24）。この大脳内側面は大脳辺縁系とも呼ばれていて記憶以外にヒトの本能や情動に強く関与しています。そして海馬のすぐ近く（前上方）に扁桃体という構造があって（図24），ここがとくに情動に関連するといわれています。扁桃体も側頭葉にあるので，ここでその働きを知っておきましょう。扁桃体を中心とした回路はヤコブレフ回路（あるいはナウタの回路とも）といわれます。

ヤコブレフ回路

（ここはかなり詳しいのでとばしてもかまいません）
覚えようとすると大変ですが，聞いておかないと気になるという方のために書きますと，扁桃体→視床背内側核→前頭葉眼窩面→鉤状束→側頭葉極部→扁桃体という回路です。パーペッツ回路とヤコブレフ回路は互いに密接な関係にありますが，前者は主に記憶，後者は主に情動に重要と理解しましょう。

扁桃体の働きは側頭葉てんかんで，その部が刺激されたときの症状から知ることができます。右側頭葉てんかんで手術した，Cさんを思い出してください。手術前の発作のビデオ記録を皆で一緒にみて解析しました。

レベル2～3 初心者，上級者ともに覚えてほしい

研修医

側頭葉てんかんの典型的な症状

Cさんは僕が受け持ちでした。おとなしい女性で，ビデオモニタリングしていないと発作があったのがわからなかったくらい。てんかん発作は動作がピタッと止まってジーと前をみつめ，口をモグモグ，クチャクチャして左手はあまり動かさず，右手で周辺のものをゴソゴソと触っていました。数分すると意識が戻ったようですが，その間のことは覚えていませんでした。意識がなくなる前には（前兆として）いつも気分が悪くなって，ドキドキして怖い，なんとも不安な感じがするといっていました。

この発作は扁桃体の働きを示しています。

レベル4 ちょっとハイレベルな知識

　扁桃体はモノを食べようとする行動（**摂食行動**）に関係し，快や不快などの**情動反応**を出すところです。そして自律神経の反応を起こす視床下部とも密接な線維連絡をもっています。ですからCさんの症状（口をモグモグする……など）は扁桃体と，それにつながる視床下部の症状と考えられます。

レベル5 これは知っておくとお得

＜Cさんの発作についての解説＞
内側側頭葉てんかんの症状として，①口部自動症（口をモグモグする運動），②異常内臓感覚（胃がムカムカするなどの不快感），③感情的症状（恐怖や不安），④自律神経症状（動悸，顔面蒼白）などがよくみられます。扁桃体は①や③の症状に関係し，②は少し別のところ（島という場所）**（図25）**，④は視床下部の症状と考えてよいのです（議論はあります）。

　内側側頭葉てんかんでは，発作中は意識が低下していますので，意識が減損する発作（意識減損発作，あるいは複雑部分発作）といいます。発作が終わってから，発作中のことは覚えていないのが特徴ですが，これは内側側頭葉にあるパーペッツの記憶回路がショートするからです。

図25：海馬，扁桃体，大脳基底核の場所（冠状断）と側頭葉てんかんの発作波の広がり

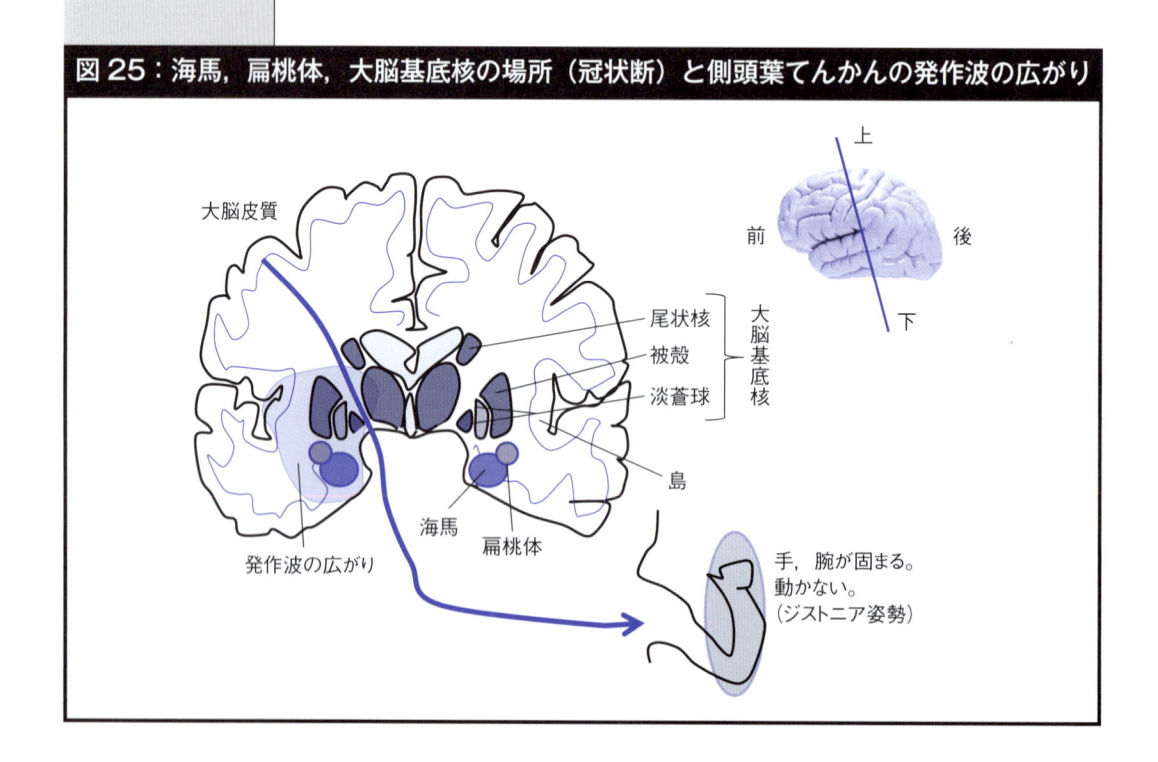

大脳皮質
尾状核
被殻
淡蒼球
大脳基底核
島
発作波の広がり
海馬
扁桃体
上
前
後
下
手，腕が固まる。
動かない。
（ジストニア姿勢）

レベル5 これは知っておくとお得

自動症の発作のときは，動かない手に注目する

Cさんが右手を無意識のうちにゴソゴソさせていたのは自動症といいます。左手があまり動かなかったのは，左手の動きを調整する右側の大脳半球基底核という部分の機能がてんかん波の広がりで障害されたためです（図25）。この場合，自動症のない（動かない）左手が発作の場所を推定するには重要でした。Cさんのてんかんは右大脳に発生したので左手が動かなかった，とビデオの解析から判断され，実際の脳波でも右側頭葉からはじまることが確認されました。そして右側頭葉の手術をして症状はなくなりました。

ポイント：自動症発作のときは，動きのない手の反対側の側頭葉にてんかん焦点があることが多い（例：左手が固まって動かないなら，右の側頭葉からはじまるてんかんを考える）。

うん？　なにか納得してない様子だけど？

レベル6 もっと知りたければここを読む

てんかん発作なのに動かなくなるのはなぜ？

主任ナース

ちょっと待って……ください。扁桃体のことではないですけど，わからないことが……。
　前頭葉の話では，てんかんのときはてんかん波で刺激される脳と反対側の手足はピクついたり強直したりするといってましたよね〔☞p.12, 14, 15〕。今回の話ではてんかん波が広がると手が動かないという説明。なんか混乱してきました。

いい疑問だなあ。言葉足らずでした。てんかんの波が大脳表面の大脳皮質に広がると，そして広がった先が手足の運動野なら反対側の手足はピクついたり強直したりします（図26）。運動野というのはもともと興奮すると手足を動かす機能をもっている場所だからです。でも大脳基底核というのは運動野で発生した随意的で粗大な運動を調整して，洗練された運動にするところなので，そこに過剰な電流が流れると反対側の手足はスムーズな運動ができなくなってしまう。だから自動症でよくみられる『なにかまさぐるような』円滑な運動はできなくなり，固まってしまうことが多いのです（固まってしまうのを専門的にはジストニア姿勢といいます）（図25）。大脳といっても皮質運動野と，深部にある基底核とを分けて症状を捉える必要があるのです。

2年目ナース

私が受け持った側頭葉てんかんの若い男性は症状が強烈であったので忘れられません。30代のコックさんですが，発作が起こると口をクチャクチャさ

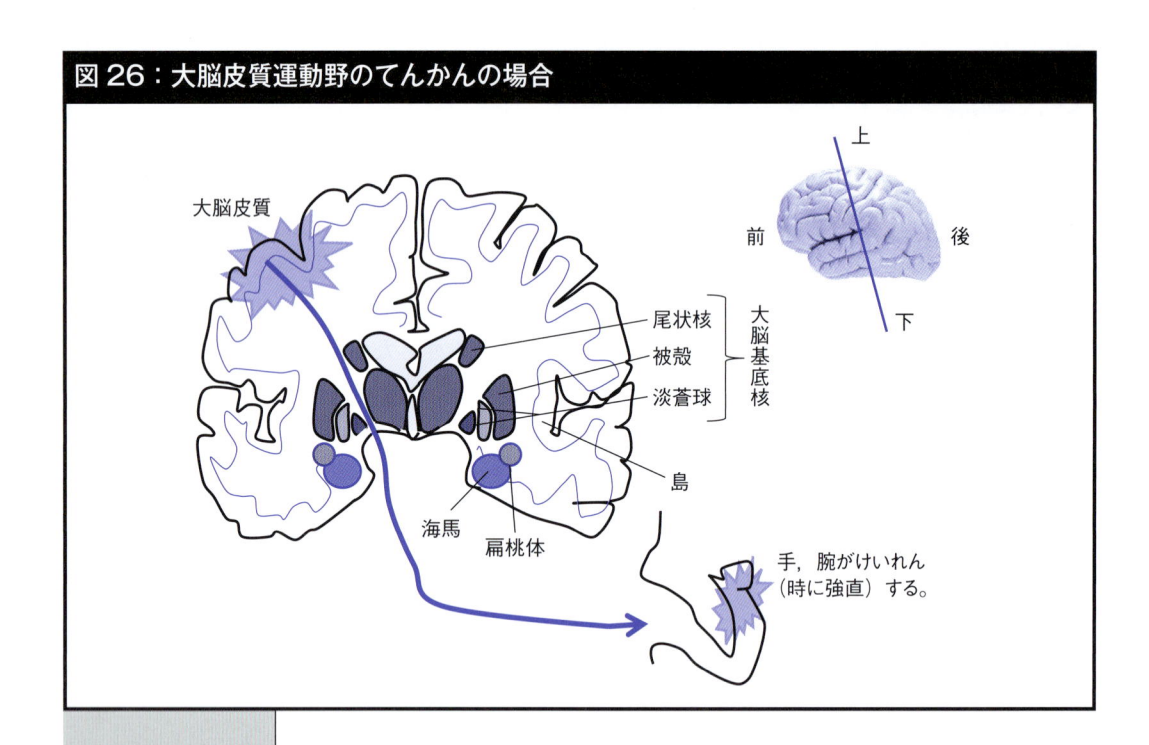

図26：大脳皮質運動野のてんかんの場合

大脳皮質／尾状核／被殻／淡蒼球｝大脳基底核／島／海馬／扁桃体

手，腕がけいれん（時に強直）する。

上／前／後／下

せた後に大声で「おいこら！　お前，おいこら！　お前」と叫びながら右手で前方を指さす発作でした。本当に怒っているように顔も青ざめて，どなり声がしだいに泣きそうな声に変わっていきました。

🧑‍⚕️　あの患者さんは，同僚から気味悪がられて，ひとところで働けず職場を転々としていました。夜間にもよく起こるようになり奥さんとも別れた状態でした。

👩‍⚕️　本人は覚えていないけどなにか不安にかられて大声を出しているようにもとれました。扁桃体の刺激のためだったのでしょうか？

🧑‍⚕️　そうですね。本人の記憶がないので確かめようがないけど*，側頭葉てんかんですから，なんらかの恐怖や不安など情動変化は十分に考えられます。

🧑‍⚕️　この患者さんは発作中に言葉が出ていたので，左半球は障害されていなかったと考えます。

🧑　てんかんであれば左半球の言語野が刺激されて，言葉があふれ出ることはな

＊てんかん波による海馬を起始とするパーペッツ記憶回路の機能障害，あるいはヤコブレフ（ナウタ）の回路にある脳幹部にてんかん波が波及して意識障害が起こったため覚えていない。

いのですか？

言語野に電気が流れると言葉が止まることはあるけど，しゃべり出すことはまずありません。

では，発作は右半球にあったと考えるのですね。そうか，常に右手で前方を指さしていたのはCさんの説明と一緒だ。……<u>右の基底核障害で左手が動きにくかった</u>ために右手の自動症が出たのですね。

その通り。海馬とか扁桃体のすぐ上に基底核はあるので，てんかん波で障害されやすいのです。この患者さんも脳波で右側頭葉のてんかんと確定診断されたので，海馬の前方3cmと扁桃体の一部を摘出する手術を受けて症状はなくなりました。

●まとめ●
☑ 大脳辺縁系にある扁桃体は情動に関与する。

15 扁桃体の働き，顔の認識

顔であることはわかるが，だれかがわからない

→口絵5

U医師：扁桃体についての話の続きです。

新人ナース：扁桃体は側頭葉てんかんの手術で取られる場所ですが，なくなっても困らないのですか？

海馬のときと同じ質問ですね〔☞p.53〕。あなたはどう思いますか？

扁桃体も左右の側頭葉にあるのなら，片一方を取ってもあまり目立った症状が出ないのかなあ？

研修医：あまり目立たないだけで，実はなにか変化している可能性は十分あります。でも，てんかん患者さんは発作がなくなるほうがありがたいですね。

クリューバー・ビューシー症候群

レベル3 上級者のためのミニ知識

両側の扁桃体を摘出したらどうなるかは，サルを使った動物実験が有名。そのサルは蛇をみても逃げようとせず，なんでも食べようとしました。またメス，オスの区別，サル，イヌの区別なく性行為をしようとするなどの異常がみられました。実験者2人の名前をとって**クリューバー・ビューシー症候群**といわれます。

レベル4 ちょっとハイレベルな知識

扁桃体破壊によって恐怖反応がなくなり，食欲，性欲などの情動の異常がみられたのですから，扁桃体自体の働きは恐怖，不安の惹起に関連して逃避行動に結びつく。そして食欲，性欲などの本能制御に関連するといえます。動物実験とまったく同じではなくても，類似の症状が側頭葉損傷のヒトでもみられていて，おそらくなんでも口にする傾向（口唇傾向）はモノをみて食べ物か否かを認知する力が障害されているため（視覚認知障害，精神盲）と考えられています。性欲亢進や情動の平坦化もいわれています。

レベル6 もっと知りたければここを読む

扁桃体が壊れると，恐怖もなく性欲が亢進するとなれば，なにか怖い感じですね。凶暴になるのですか？ 犯罪的になるのですか？

扁桃体除去では攻撃的になることはあまりないようです。というのは，昔のことですが，前頭葉切除術（ロボトミー）と同様に，暴力的ふるまいを緩和させるために扁桃体を破壊してかなり成功した報告があるからです。ただし攻撃的反応というのは扁桃体だけでなく脳のいろんな場所（視床下部とか中脳）も関与するので複雑です。

2年目ナース

その話からT県から治療にきた女性の側頭葉てんかんの患者さんを思い出しました。発作のたびに周りに攻撃的になり，興奮して橋から飛び降りたエピソードもあって，とても危険だった人です。

発作が起こると病棟からもいきなり飛び出して，制止しようとした主治医のO先生の股間を蹴り上げて病院から抜け出しました。皆で追っかけたのですが，道路に急に飛び出して車に跳ねられそうになったりで，大騒ぎ。手術前は大変でした。

皆さん，ご苦労さまでした。この女性の場合は扁桃体からさらに攻撃的反応を起こす場所にもてんかんによる刺激が広がっていたのでしょうね。術後は落ち着いてくれてほっとしました。

海馬の記憶機能では左が言語の記憶，右が非言語の記憶に関与していました。では，扁桃体も左右で働きに差があるのでしょうか。

レベル5 これは知っておくとお得

顔の表情を読む働き

今後詳しい心理研究をすれば左右の機能差がわかるかもしれません。今までの研究からいわれているのは，<u>人の表情から感情を読み取るのは右の扁桃体を含む側頭葉の働きが必要</u>ということです。

左の側頭葉にはウェルニッケ野があって言語の理解に重要でした。その反対側では表情から感情を読み取るのに関連しているといわれれば，なんとなく納得かなあ。

図27 をみてください。顔の左右を反転したものですが，左の人と右の人では，どっちが悲しそうにみえますか？

こっちかな～？

15．扁桃体の働き，顔の認識

図27：どちらの顔が悲しそう？

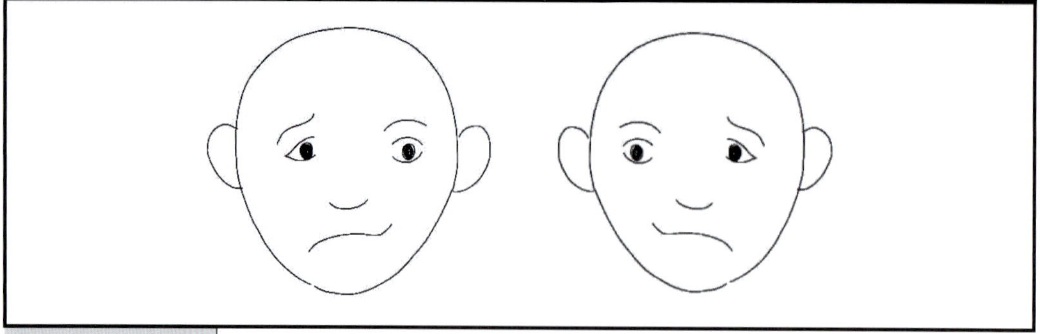

皆さんの意見は100％一致ではないけれど，大勢集めてアンケートをとると，左側の人が悲しそうという意見が多いです。

主任ナース　なぜ？

レベル6　もっと知りたければここを読む

あなたがまっすぐに相手の顔をみて視線を動かさないとき，相手の右顔（あなたからすれば左側）の情報はあなたの右の後頭葉に，相手の左顔はあなたの左の後頭葉に入ります**（図28）**。これは網膜→視神経→視神経交叉→後頭葉に至る情報の流れの法則で決まっています。

相手の右顔の印象が強いのは，顔の表情を認識する力はあなたの右の脳が左の脳よりも強いからです。右後頭葉に入った顔の情報は右側頭葉に送られて顔を認識します。ですから詳しい検査で右側頭葉の損傷や切除を受けた患者さんを調べると，完全にではないですが，顔の認識能力が落ちています。

レベル3　上級者のためのミニ知識

顔貌失認（がんぼうしつにん）

顔を認識する力は右脳のほうが若干強いのですが，もちろん左の脳でも行われています。したがって，片一方の側頭葉損傷で顔がまったくわからなくなる可能性は低いのです。しかし両方の後頭葉から側頭葉が損傷されると顔の認識が極端に落ちてしまう。このような状態を**顔貌（あるいは相貌(そうぼう)）失認**と呼びます。顔が顔であることはわかるけどだれかがわからない。でも声を聞くとだれかわかるという症状です。

顔をみてわかるのと，声でわかる脳の中の経路が違う……。

そういうことですね。

図28：顔の認知は右半球優位

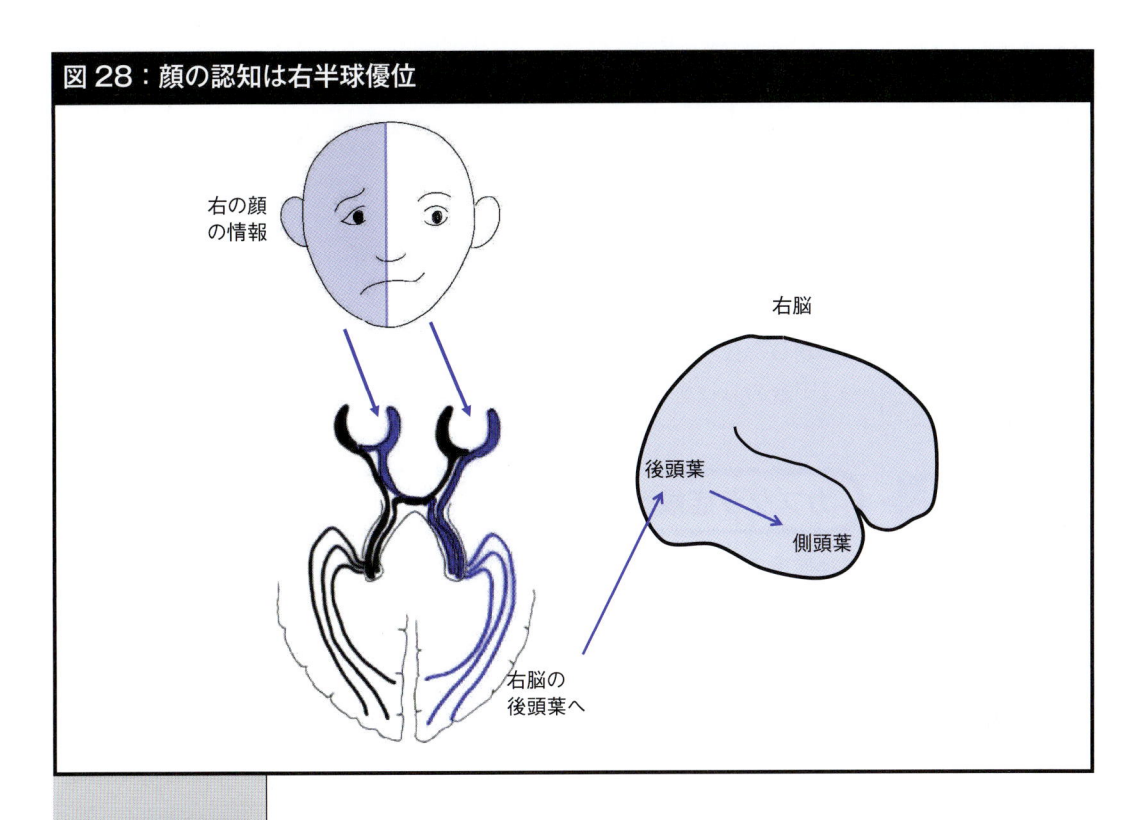

右の顔の情報

右脳

後頭葉

側頭葉

右脳の後頭葉へ

レベル6　もっと知りたければここを読む

顔がわかるのと，顔の表情から感情を読み取るのは一緒の働きですか？

鋭い質問だね。もし顔を認識する経路は正常でも表情を読み取る経路が遮断されていたら，だれかはわかっても表情が読めないということになるね。

　顔の表情は全世界共通で，喜び，怒り，不安，悲しみ，嫌悪（むかつき），驚きの6つであるといわれます。表情というのは感情の表現そのものです。
　そのうちとくに不安や悲しみの表情の処理には扁桃体が関与し，怒りの表情には前頭葉眼窩面が活発な活動を示すそうです。嫌悪の表情には側頭葉の内側に埋もれている島という場所，喜びの表情には帯状回（大脳辺縁系でぐるぐると回るパーペッツ回路の一部 ☞p.48）という場所が活発に活動するといわれています。
　自然な笑顔は大脳辺縁系を通じて出てきますが，作り笑いをするには大脳皮質の顔面の運動野〔☞p.6〕を使う必要があり，努力を要するし，ぎこちない。感情の伴った笑顔か，作り笑いかを読み取る能力は正常なら皆もっています。
　それが顔だと認識する。そして顔の表情を読み取る。それを感情の経路に送り込む。それができないと親しみもわきません。もし自分の両親の顔をみ

15．扁桃体の働き，顔の認識　63

て，顔は自分の親に間違いないのだけれど，親しみという感情がわからないなら，あなたの脳はそれをどう解釈するのだろう？ 脳が無理にこじつけて答えを出そうとすれば？

……。

もしかしたら，その人は「自分の両親は宇宙人か別の霊に乗り移られた」とか「両親のふりをしている他人」とか考えるかもしれない。

カプグラ症候群

精神疾患の患者さんに多いのですが，うりふたつの未知の人が家族や恋人，親友などに変装しているという妄想を抱いてしまう状態は**カプグラ症候群**といわれます。顔の認識経路と大脳辺縁系の扁桃体を中心とする情動経路との連絡がうまくいかないためではないかと考える研究者もいます。

記憶のクールシステムとホットシステム

海馬は記憶，扁桃体は情動といいましたが，両者が強くかかわっているのは事実です。感情を揺さぶられた出来事は記憶に残りやすいのはだれでも納得するところでしょう。現在，記憶のシステムにはクールシステムとホットシステムの2種類があると考えられています。前者は海馬が中心で感情的ではない情報を記憶する機構，後者は感情に訴える情報を記憶する機構といわれます。あまりにもショッキングな出来事に遭遇してホットシステムが働き過ぎると，その場面の客観的な情報が飛んでしまうのはクールシステムが抑制を受けるためと解釈されています。バランスが大切なわけです。

　側頭葉の話が一段落しました。次回は頭頂葉について勉強しましょう。

●まとめ●
- クリューバー・ビューシー症候群は，両側の側頭葉（扁桃体）障害でみられる。
- 顔の認識ができないのを顔貌（相貌）失認という。

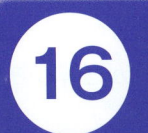

16 自分のからだと空間を知る
頭頂葉についての話──1回目 ➡口絵1 3

本日からは頭頂葉についてです。まず頭頂葉の場所と区分を復習しましょう。

レベル1 ここは基本

頭頂葉の解剖（図29）

頭頂葉は中心溝のすぐ後方から後頭葉との間をいいますが〔☞図1（p.3）〕，後頭葉との境界（頭頂後頭間溝という）は中心溝やシルビウス裂に比べるとあまり深い溝ではありません。

中心後回の後ろでは水平に走る小さな**頭頂間溝**によって，それより上にある**上頭頂小葉**と，下にある**下頭頂小葉**に分けられます〔☞図1（p.3）〕。下頭頂小葉には前のほうにある**縁上回**と後方にある**角回**が含まれます（図29）。

レベル4 ちょっとハイレベルな知識

頭頂葉の働き

頭頂葉は痛い，熱いなどの原始的な感覚（原始感覚）や，触った感じの強弱や質，2点を識別する（識別感覚）場所です。中心溝のすぐ後ろからしだいに遠ざかるにつれてより高度な感覚を知る仕組みになっていきます。

頭頂葉の機能はとても深淵ですが，『さまざまな感覚を統合して自分の身

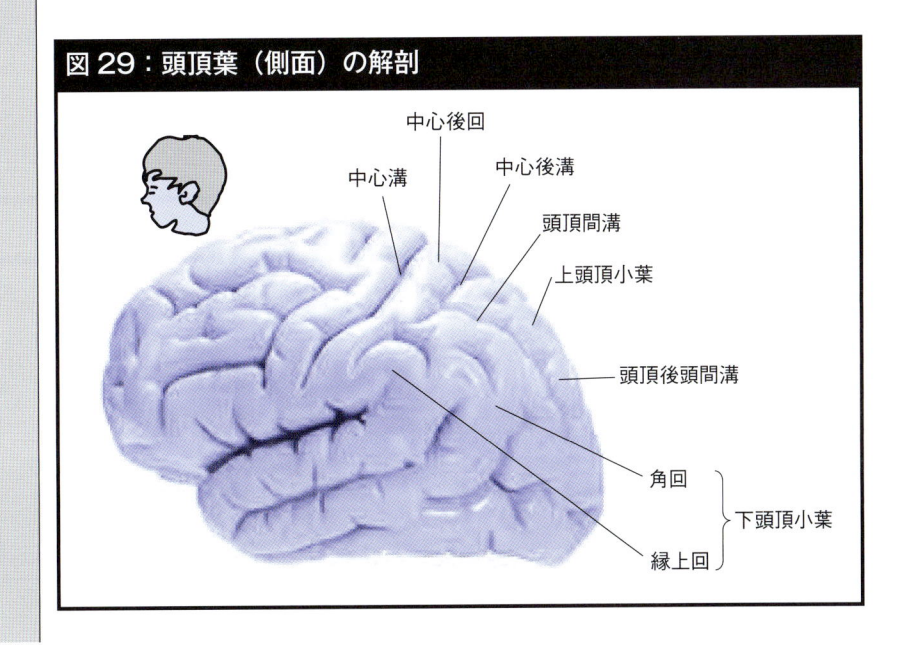

図29：頭頂葉（側面）の解剖

（中心溝，中心後回，中心後溝，頭頂間溝，上頭頂小葉，頭頂後頭間溝，角回，縁上回，下頭頂小葉）

体と周りの立体空間を知る』働きをしているといえます。『自分のからだと空間を知る』をキーワードにしておきましょう。これからの話が理解しやすくなると思います。

ただし立体空間を知るには目からの（視覚）情報が大きな役割をはたします。ですから視覚情報が最初に入る後頭葉は頭頂葉と密接なつながりがあります。視覚情報の頭頂葉での処理については，あとで後頭葉と一緒に述べることにして，主に頭頂葉が関与する機能と臨床症状をまとめていきます。

中心後回の基本的機能

U医師：頭頂葉の一番前，中心溝のすぐ後ろにある中心後回は第一次体性感覚野ともいわれますが，どういう働きをしていました？

新人ナース：脳と反対側のからだの感じ（体性感覚）を受け取る場所〔☞p.2〕。

右の顔面，体幹，上下肢の感覚情報なら左の中心後回に到達します。触った感じ（触覚）だけでなく，痛い（痛覚），冷たいとか熱い（温度覚），振動する感覚（振動覚），自分の手足の位置，指の曲がっている方向を知る（位置覚）などを合わせて体性感覚といいます。これらがすべてやってくるわけ。ですから障害では反対側の体性感覚の障害が起こりしびれなどを訴えます。刺激では異常な感覚が誘発されます。

（ここは詳しいのでとばしてもいいです。）
注釈：実は温度感覚，痛覚，痒みの感覚は第一次体性感覚野だけでなく脳の別の場所，例えば第二次体性感覚野とか島とか帯状回という場所にも投射します。

感覚野のホムンクルス

さて頭頂葉の中心後回の身体に対応する配置は中心前回と似ています。どんな配置でしたっけ？

え～と。溝に足をつっ込んだエイリアンが這い上がろうとして手をつき，へばって顔をついて舌を出していた格好。

研修医：僕が補足します。足の領域が左右の脳の間にある溝（半球間裂）にあって，脳の外側に向かって手の領域，顔の領域の順に並んでいる**（図30）**。

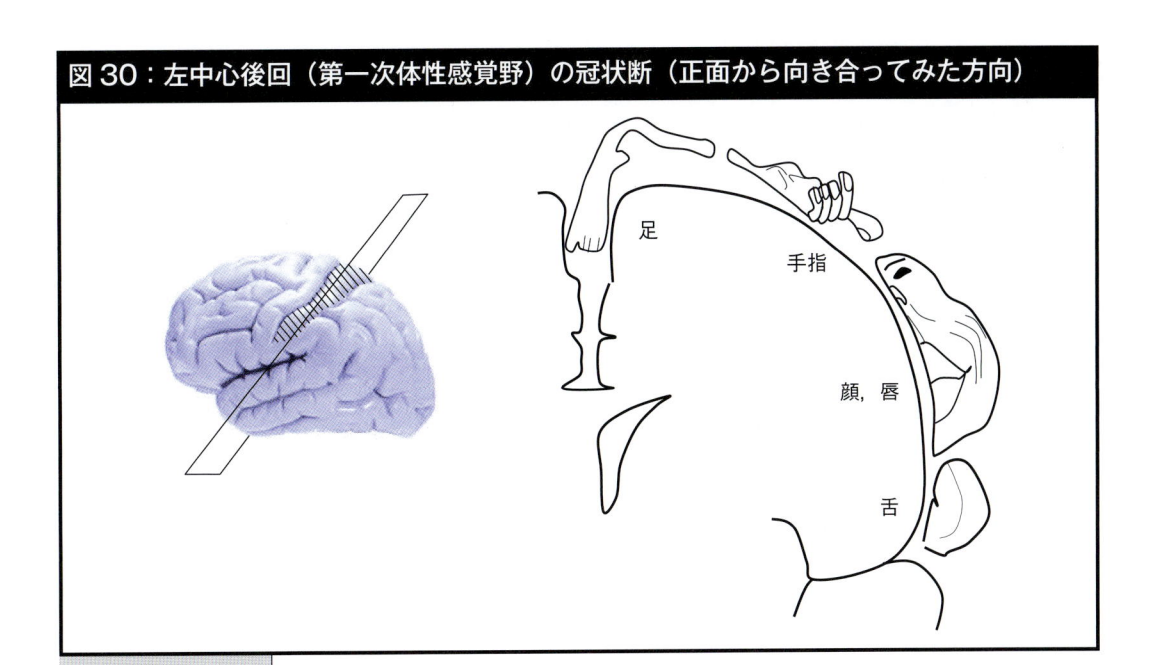

図 30：左中心後回（第一次体性感覚野）の冠状断（正面から向き合ってみた方向）

足　手指　顔，唇　舌

そういいたかったんです。

そうです。感覚野のこびと，英語でホムンクルスといわれます。そしてその領域も運動野で述べたような『可塑性（かそせい）』を示します〔☞ p.15〕。指で楽器を演奏する訓練を長く続けたプロの場合，運動野とともに感覚野の指の領域も広がっていることがわかっています。

レベル6　もっと知りたければここを読む

幻肢（げんし）と幻肢痛（げんしつう）と脳の可塑性（かそせい）

この可塑性で有名なのは幻肢という現象です。幻肢って聞いたことある？

ないのにあるように感じる手足のこと。

そうですね。例えば手を切断する手術を受けた場合，術後には多くの例で，まだその手が存在する感じを訴えるそうです。

それは単に気のせいでは？

かなりはっきりと自覚して，時には切断された側の顔を触ると顔だけでなく，ないはずの手を触られた感じも起こることがある。

16．頭頂葉についての話―1回目

？？？　意味がわからないです。

考えてみましょう。今まで手の感覚が到達していた中心後回の領域は手が切断されるとどうなるのか？

2年目ナース　働きがなくなって機能を停止するのでは？

今まではそう考えられてきました。でも脳がなにか仕事を求める。なにかを感じたい。

主任ナース　それが幻肢？

ですね。脳が今まであった手のことを覚えているのでしょうね。

でも顔を触ったときになくなった手が触られた感じがするのは？

動物実験では例えば中指がなくなると，中指に対して反応していた脳の感覚野は人差し指とか薬指など隣の指の感覚に反応するようになることがわかってます。これがヒントなんだけど……。

（シーン）

ヒトの感覚野ホムンクルスの手と顔の配置はどうなっていました？

手の領域の外側に顔の領域が並んでいた……。手の領域に感覚が入らなくなると……。う〜ん。

顔の領域がビヨーンと広がって手の領域を覆ってしまう**（図31）**。

なるほど，それで顔を触ると，覆われた元の手の領域まで反応する。だから顔も手も同時に触られた感じが起こる。

そういうことのようです。そしてやっかいなのは幻肢という幻の感覚だけならいいけど，それが痛みを伴う幻肢痛になると患者さんはつらいし，その治療も難しい。

どうして痛いのですか。

図31：第一次体性感覚野の可塑性のイメージ

正常状態　　　　　手切断　　　　　手切断後
　　　　　　　　　　　　　　　　顔面領域拡大

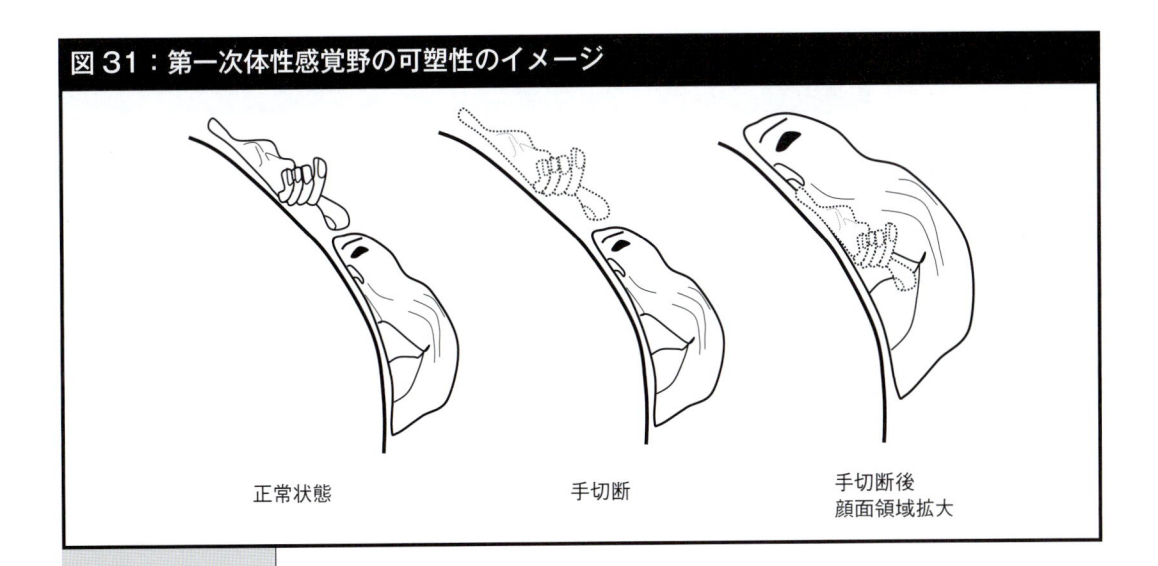

🧑‍🦱 切断前に痛かったのであれば脳が痛みを覚えてしまった場合もあるかもしれない。ただし幻肢痛を訴える患者さんの感覚野ホムンクルスの格好はだいぶ変化しているらしくて，脳の可塑性が悪い方向にいったためという考えがあります。

👧 なくなった手足を痛がるなんて……。

🧑‍🦱 脳神経外科の臨床の場では似た状態は結構あるんです。四肢の切断ではなくても，手足の感覚は低下した状態なのに激烈な痛みに悩まされることが．**視床痛**などがその代表だけど，これについては痛みの項目〔☞p.250〕で話しましょう。

　幻肢痛についてはラマチャンドランという神経内科の先生が考えついた「鏡治療」が有名です **(図32)**。例えば，右腕を切断して幻肢痛に悩まされている患者さんの場合，図32のように鏡を置いて，鏡には健常な左腕が写るようにします。そうすると鏡に写った腕が失った右腕のように感じて幻肢痛が改善する場合があるとのことです。

　これは，腕が切断された後の異常な第一次体性感覚野の配置（感覚野のホムンクルスの配置）が可塑性によって正常の状態に戻るためと考えられています。

🧑 可塑性の異常に可塑性の力を利用する。

🧑‍🦱 目でみる力でからだの感覚を補正するといってもいいかもね。
　頭頂葉は後頭葉からの視覚情報が流れ込む場所ですからね。なるほどと思

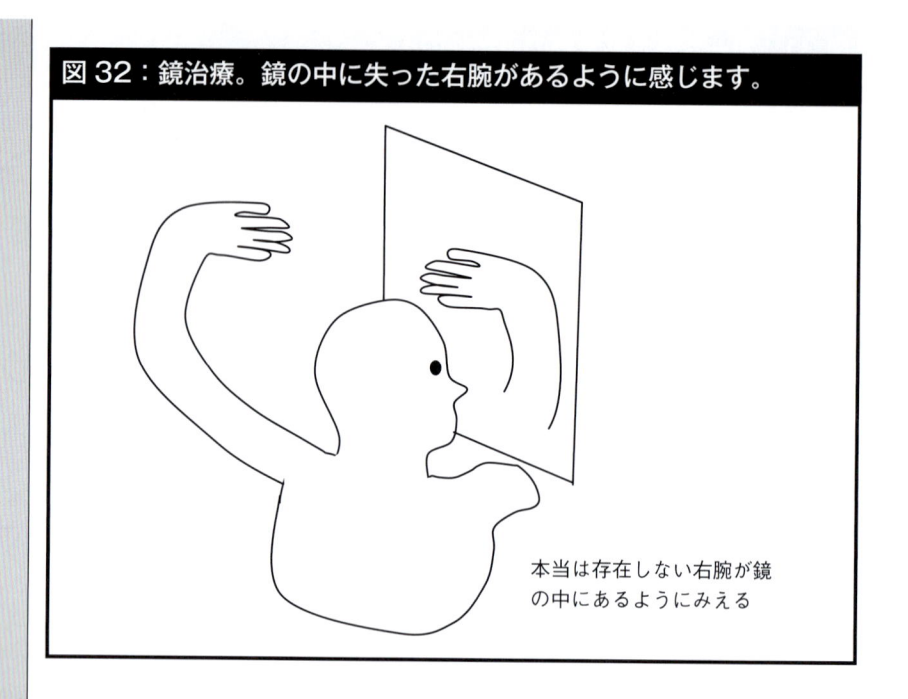

図32：鏡治療。鏡の中に失った右腕があるように感じます。

本当は存在しない右腕が鏡の中にあるようにみえる

う治療方法です。また注意を向けると脳のホムンクルスも変化が起こるそうです。こういう話を聞くと，『痛みがあってもあまり気にしなさんな』という助言？　は案外的を射ているのかもしれません。

●まとめ●
- ☑ 頭頂葉中心後回は，第一次体性感覚野といわれる。
- ☑ そこは脳と反対側の体性感覚を受け取る場所。

17 頭頂葉についての話─2回目

動くのにうまくできない失行

→口絵13

さて，第一次体性感覚野である中心後回〔☞図1（p.3）〕も，詳しくみれば前から後ろ（中心溝から頭頂小葉との境界方向へ）にいくにつれて体性感覚の情報処理が複雑になっていきます。

例えば指の感覚の場合，中心後回の前方から後方に向かって数mmずつ後ろにいくだけで，1本，1本の指の感覚を処理していたのが，指の数本の動きや方向の感覚の処理をする働きになり，そこから数mm後ろは物の形や角（カド）の感覚に反応するようになります。

このように中心後回だけでも細かく機能が違ってますから，中心後回とその後方の頭頂小葉〔☞図1（p.3），図29（p.65）〕では障害されたときの症状もかなり違います。

肢節運動失行

レベル3 上級者のためのミニ知識

U医師：左頸部内頸動脈狭窄症のYさん。血栓が飛んで左中心溝前後の脳塞栓をきたしました。さいわい範囲が狭く，右手のしびれは残存しましたが，握力も左右差がなくなりました。そのあとの食事の動作はどうでしたか？

新人ナース：お箸がうまく使えないと訴えていました。ボールペンの握り方も変で不器用になったといってました。

このような器用さの障害を肢節運動失行といいます。運動麻痺や感覚障害がほとんどないのに今までできていた（習得していた）運動ができない状態です。手指の場合をとくに手指失行と呼び，顔の場合（口笛を吹くなどができない）なら顔面失行といわれます。

レベル6 もっと知りたければここを読む

研修医：中心溝前後の脳梗塞で，運動の障害だから原因は中心前回の障害によるのではないですか？ 中心後回は関係ないのでは？

肢節運動失行はどちらの障害でも起こります。だから局在診断としては中心溝前後病変といってよいでしょう。中心前回と中心後回は皮質の下で線維連絡が豊富だから同じような症状が出るのも納得はいきますね。……，その顔からすると……いかないか。

2つの場所が別々に障害されてもまったく同じですか？　中心前回が運動，後回は感覚と習ったので違う感じがするのですが。とくに中心後回が障害されて手足がうまく動かせないっていう意味がわかりません。

臨床的には脳梗塞，出血，腫瘍で中心前回だけ，あるいは中心後回だけとか別々に障害されるのは少ないけど報告はあります。例えば指が2本だけ入るビンの中に小さなあめ玉があり，そこからつまみ出す動作をしてもらいます。中心前回の障害では指の運動のスピードが落ちて，力がなくなるためにへたになりますが，その不器用さは目をつぶっても開けてもあまり変わりません。中心後回の障害では指はよく動きますが指の使い方が変です。とくに目をつぶらせると不器用さに拍車がかかります。ですから詳しく調べると同じ不器用さ（拙劣さ）でも性質は異なります。中心後回では指の位置の感覚，触った感覚が低下しての手指失行で，よくみることによって視覚的代償が働くという点が違います。Yさんもみえるところのワイシャツボタン留めはできるけど，のど元はみえないのでしにくい。それで鏡を使って練習してしだいに上手になりました。

> レベル3　上級者のためのミニ知識

観念運動失行と観念失行

肢節運動失行の話までしましたので，観念運動失行と観念失行まで整理してしまいましょう。聞いたことがありますか？

ありませーん。

教科書で読んだことがあるけど，わかりにくかったです。

一言でいえば，この2つは道具を使うことができない状態です。違いはその道具は自分の身体か別物かということ。

……？

具体的なほうがわかりやすいかな。『グー・チョキ・パー』をしてみて。『けいれいの姿勢』をしてみて。だれでもできますね。

できなければおかしい……。それがシッコウ？

ある観念を手を道具として表現しています。観念運動失行では麻痺もないの

に身体を道具として使用できなくなる。

自分のからだをうまく使えない。

次にいきます。目の前にマッチ箱とろうそくがあります。『ろうそくに火をつけてください』と頼んだとします。患者さんは手の麻痺はないし，いわれたこともわかっているのにできない。道具が使えない。これが観念失行。
　観念運動失行と観念失行，どちらも優位半球の頭頂葉を中心とした障害で出る症状です。

レベル6　もっと知りたければここを読む

質問！　先ほど出た肢節運動失行も左半球の症状ですか？

いや，肢節運動失行は右中心溝近傍病変なら左手，左中心溝近傍病変なら右手というように病巣と反対側に出ます。

ではなぜ左頭頂葉中心の障害で，右手も左手も失行（観念運動失行と観念失行）が出るのかなあ？

ある行為をするには前頭葉から頭頂葉に制御する命令がくる。頭頂葉にはその命令行為を促進する働きが備わっている。行為促進する力は左頭頂葉が強くて右はそこからの促進を待っている。だから左頭頂葉がやられると道具を使おうとしてもうまく第一次運動野に促進命令を送れない。という説はある。

こんがらがって，覚えきれません。

そこまで覚える必要はないです。あくまで仮説だから。

主任ナース

いわれた観念を理解するのは左大脳半球。だから観念の失行は左の障害で起こると覚えてもよいですか？

そういう仮説があるのか知らないけど，左という場所を記憶するにはよいかもね。
　観念運動失行は左縁上回中心，観念失行は左角回中心でみられやすい症状といわれますが，この領域はとても近いので合併する場合が多いです。

（以下はとばしてもかまいません。）

＜補　足＞

①観念運動失行と観念失行について単純化して述べましたが，前者は左の側頭頭頂領域から運動前野にかけて広い範囲の場所で起こり，観念失行は左頭頂葉後方から後頭葉前方，さらに中側頭回でも起こるともいわれます。線維連絡が関係しているのかもしれません。

②中心後回は右も左も反対側の体性感覚の情報を受け取るところで，機能はだいたい同じです。ですから臨床的には肢節運動失行は左右のそれぞれの大脳半球の障害で出現します。でも中心後回より後ろの頭頂葉の働きは大きく異なってきます。観念先行，観念運動失行が主に左頭頂葉症状であることからもわかりますね。ほかにも左右で大きく異なる症状があります。これは次回に回しましょう。

●まとめ●
- ☑ 指の動きがへたになる肢節運動失行
- ☑ グー・チョキ・パーができない観念運動失行
- ☑ マッチを擦るまねができない観念失行

18 頭頂葉についての話—3回目

左頭頂葉障害で起こるゲルストマン症候群

→口絵13

レベル2 初心者は絶対に覚えること

ゲルストマン症候群

U医師：左頭頂葉障害で起こる有名なものにゲルストマン症候群がありますが，この名前，聞いたことありますか？

2年目ナース：いつか勉強会で出たな〜。

それはどんな症状？

忘れました。

あなたのもっている教科書にはなんて書いてありますか？

新人ナース：……この本には，失算（計算ができない），失書（文字が書けない），左右失認（どっちが右か左かわからない），指失認（どれがどの指なのかわからない）がみられるとあります。

右の親指はどれ？　と聞いても，まごついてよく間違えます。さて，ゲルストマンの症状って単に暗記しようとしても難しいよね。では，この4つの症状に共通するものはなんだろうか。

共通するもの？

計算をするときに使うもの，書くときに使うもの，左右をさすときに使うもの。身体の中で。

わかった……指！（図33）

大当たり！
　指が認識できなくなれば，これらがすべて障害されるので，ゲルストマン症候群では指失認がもっとも中核の症状となります。<u>左の頭頂葉の角回中心の障害で起こる</u>けど，症状は両側性。

75

性に出る症状に分けてください。
　　肢節運動失行
　　観念運動失行
　　観念失行

問題2

　ゲルストマン症候群の4つの特徴をあげ，もっとも中核となる症状を述べよ。

　忘れた人は少し前のページ〔☞p.71〜76〕から読み直して確認してください。
　実はこの問題，医師国家試験よりも難しいレベルですが，ここまで読んでくれたあなたなら楽勝（？）だよね。

●まとめ●
☑ 左頭頂葉障害でゲルストマン，観念運動失行，観念失行が出る。
☑ ゲルストマン症候群では指の失認が中心症状。

19 空間を知る働き　右頭頂葉の話

→口絵 3

U医師：前回まで，左頭頂葉障害では観念運動失行，観念失行，ゲルストマン症候群が出ることをお話しました。
では左頭頂葉と反対側の右頭頂葉後半部分は障害されるとなにが起こるのだろう？

新人ナース：右頭頂葉障害の患者さん，まだ担当したことがないです。

U医師：実際に患者さんを受け持ったことがないと難しいよね。
左頭頂葉が『自分の身体を知る』働きなら，右頭頂葉は『空間を知る』働きといえます。

2年目ナース：私は右頭頂葉障害の患者さんを今まで2人受け持ちました。

レベル2　初心者は絶対に覚えること

半側空間無視（はんそくくうかんむし）

2年目ナース：ひとりは70歳のKさん。右頭頂葉の大きな出血でした。手術で血腫除去されてから手足の麻痺はほとんどなく，自分で移動もできるようになっていました。でも左側に注意が向けきれなくて，しょっちゅう身体の左をぶつけるのでヘッドギアが手放せませんでした。

U医師：今の表現そのものですね。<u>右頭頂葉後半部が障害</u>されると<u>左側への注意障害</u>が起こります。<u>左半分にある世界の空間を無視</u>してしまう。これを半側空間無視といいます。

Kさんとのやりとりをビデオに記録しています。まとめてありますので一緒にみてみましょう。

■ビデオ映像から■

私とKさんは向かい合って椅子に座っています。

「Kさんの右手はどれですか？」

「これ」（といってしっかり右手を振る）

「左手は？」

（少し考えて左手を振る）

触った感じも左右の手を別々に触れると，よくわかりました。

でも右手と左手を同時に触って「今触ったのはどこ？」と聞くと右手のみを示します。

顔の頬を左右同時に触っても同じことで，右の頬のみをさすって，「ここを触った」といいます。

2本の音叉（おんさ）を用いて左右の耳に同時に音を聞かせると「音がしたのはここ」と右側の耳のみをさします。

さらに検査を進めます。

「Kさん，私の鼻をみていて目を動かさないで」

じっと鼻をみつめます。

検査をしている私は両腕を広げて手をひらひらと振ります（対座法による検査）。左右の手を別々に振って，「どちらの手が動きました？」と問えば「そこ！」とそれぞれの動いた手をさしますが，左右同時に振るとKさんからみた右側（私の左手）のみしか指さしてくれません。

> レベル3　上級者のためのミニ知識
>
> ## 消去現象（しょうきょげんしょう）
>
> 　左右に別々に刺激を加えると，触った感じも，音も，視野もそれぞれわかるのに，同時に加えると片方を無視してしまう。これを消去現象といいます。Kさんの場合は左の体性感覚と左聴覚，左視野の**消去現象**です。
> 　さらに画用紙一面に30本以上の，傾きもばらばらな，小さな線が描いてある用紙をみせます。それを全部，ペンで線を描いて消してください（×のようにしてください）と頼みます（**線分消去試験**（せんぶんしょうきょしけん））。
> 　すると右側2/3ほどは消去しますが，左側は残してしまいました。

ほかにも屋根，壁，窓のある家の図をお手本としてみせて，描き写してもらっても左側が十分に描けない。円を描いて，時計の外枠と思って中に文字を入れてくださいといっても左側を抜いて書いてしまう。

ひまわりの図でも同じく左側を描きません。

左側の空間，世界を無視してしまうのです。

左側だけがみえないのですか？

みえないというのはみえる範囲（視野）の障害であって無視とは異なります。左側がみえないなら左同名半盲ですね。

ドウメイハンモウ？

網膜から視覚情報が入ると視神経から視神経交叉，そして視放線を経て後頭葉に達します。その経路の中で視放線や後頭葉が障害されると，それと反対側の視野がみえなくなります。右の経路の障害なら左視野障害です。この場合，左半分がみえないので左半盲と呼ばれるのです**（図34）**。

みえないのと気づかないのは同じことでは？

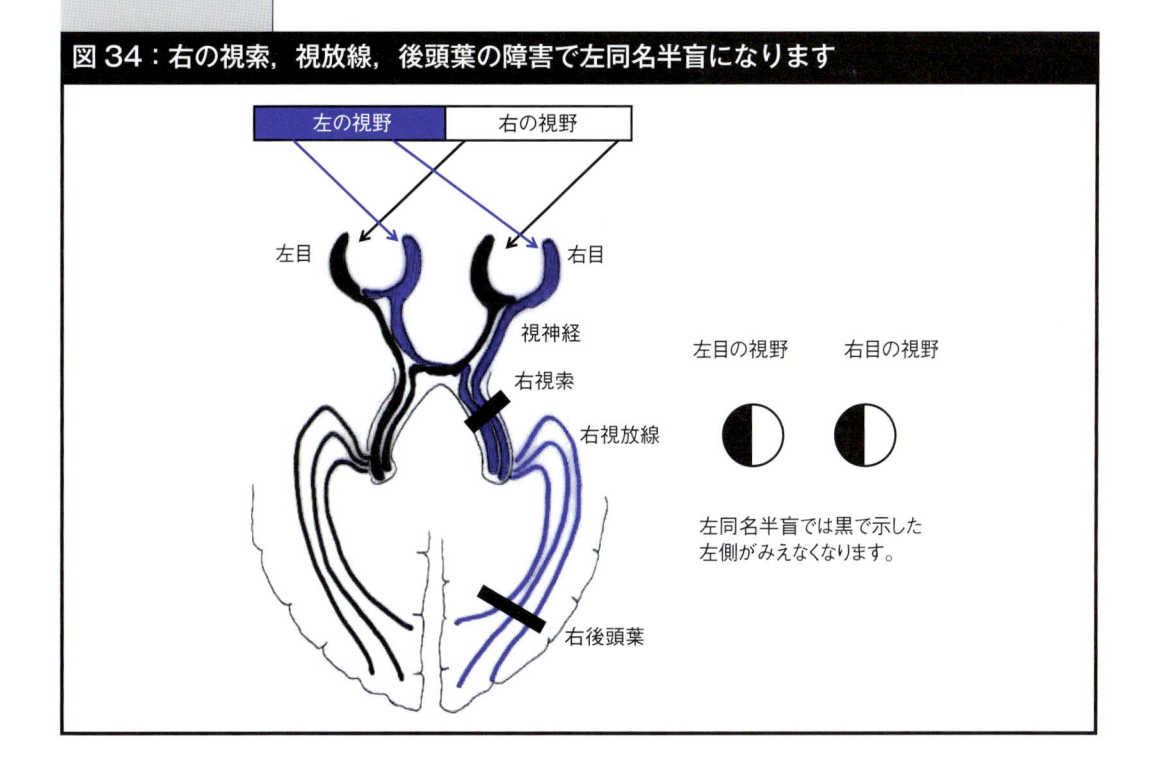

図34：右の視索，視放線，後頭葉の障害で左同名半盲になります

左の視野　右の視野

左目　右目

視神経
右視索
右視放線

左目の視野　右目の視野

左同名半盲では黒で示した
左側がみえなくなります。

右後頭葉

主任ナース：半盲と左の空間無視は，症状として区別できないのでは？　という意味の質問だわね。

そういいたかったんです。

考えてみましょう。あなたは前のほうを向いています。自分の頭の後ろがみえますか？

みえません。

みるにはどうしたらいい？

首を回して後ろを振り返ります。

頭の後ろにも世界があるのを知っているから振り向くことを考えるのです。それと視野障害のときは似ています。前を向いていて左側がみえにくい。でも左に世界があることはわかる。ならば顔を左に向けてみるはずだね。

そうですね。

でも左空間無視の患者さんは左に世界があることがわからない。あるいはどうしても左に注意を向けることができない。

研修医：だから線分消去試験とかひまわりや家の絵を描いてもらうと，無視の症状がある患者さんはできないけど，半盲の場合は問題なくできるということですね。

実際のベッドサイドでもっと簡単にテストするには，患者さんの目の前にロープとか長めの定規をみせて『真ん中をさしてみて』と聞くとよいです。

左半盲なら顔を動かして端から端まで確認して真ん中を示せる。でも左空間無視なら左側の端が存在しないので，真ん中をさしているつもりでもかなり右寄り（患者の目からみて右側の方向）になる。

なるほど。

Kさんとは別の患者さんですが，左半側空間無視でのテスト結果がちょう

ど手元に残っていましたので図に示します**（図 35）**。K さんより軽いけど，木と家のある景色を模写させても左側が足りないし，線分の左下で消去し忘れている。線の真ん中に印をつけたつもりが，やや右寄りについてるのがわかるよね。

私は K さんの食事を片づけているときに，おかしいと気づきました。食器トレイの左側の食事だけが，いつも手つかずで残っていました。

そのようなことがあれば主治医に教えてください。リハビリに工夫が必要になります。

レベル5　これは知っておくとお得

教科書に書いてある半盲と空間無視についてはだいたいこれくらいだけど，ビデオで続きをもう少しみてみましょう。

　……私は，あらかじめ用意していた図を取り出しました。上下にまったく同じ家の図が描いてありますが，違うところが 1 つ。上の家の図は左側に火がついて煙が出ています**（図 36）**。

「K さん，この 2 つの絵は同じですか」

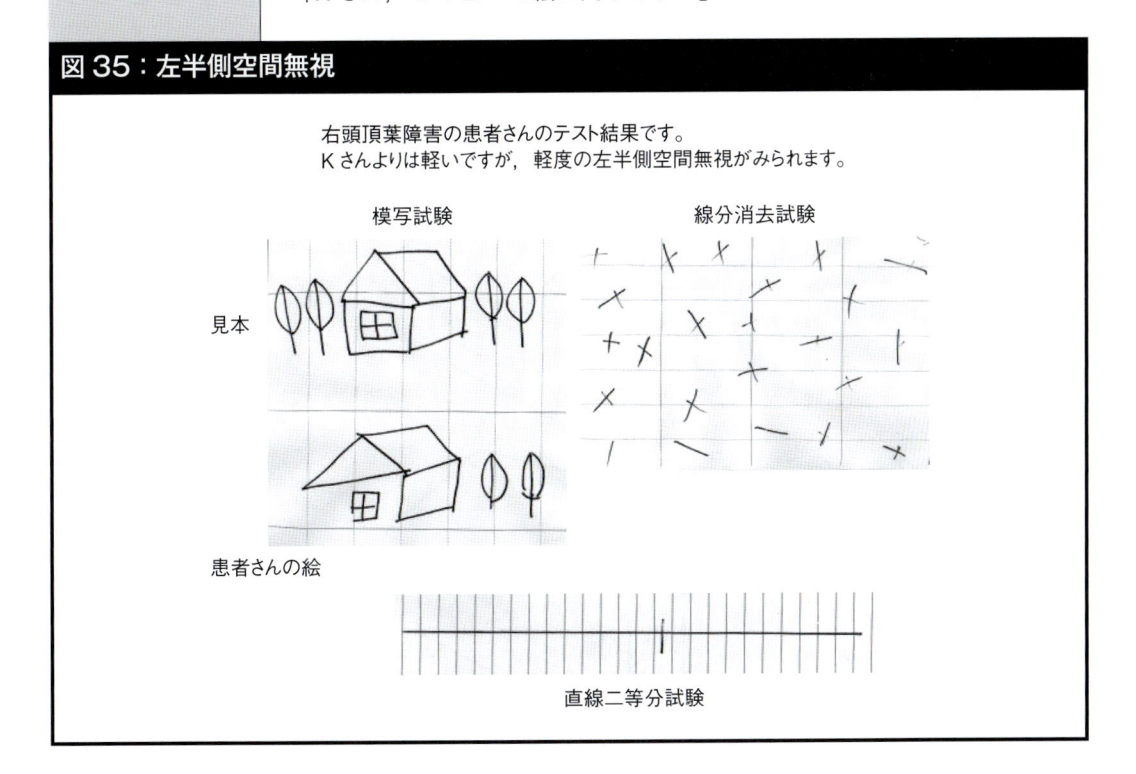

図 35：左半側空間無視

右頭頂葉障害の患者さんのテスト結果です。
K さんよりは軽いですが，軽度の左半側空間無視がみられます。

模写試験　　　　線分消去試験

見本

患者さんの絵

直線二等分試験

19．右頭頂葉の話

「まあ似たようなもんだね」

「なにか違いがありますか？」

「そうだね，屋根があって窓があるしねえ……。似たようなもんだね」

「もし，どちらかの家に住んでよ。といわれたらどちらにする？」

「そうだねえ〜。こっちだね（火の出てない下の家をさす）」

「どうして？　上でもいいじゃない？」

「こっちがいいね（やはり下の図を選ぶ）」

「理由を教えてよ」

「そうだね〜。窓の形とか広さとかがいいね」

図36：無意識の選択

Kさんは2つの家は似たようなものだといいましたが，住むなら下の家がいいとのことでした。

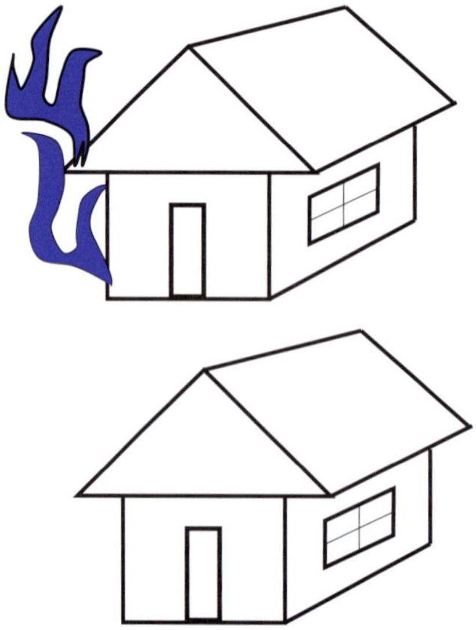

「でもどちらも同じといってなかった？」

「まあ，そうだね。似たようなもんだね」

「でも下のほうがいいの？　どうして？」

「なんとなく落ち着くからねえ～」

ビデオ終わり。

これは無意識の選択といわれます。左視野の情報は無視するため意識にのぼらないのですが，視覚情報は実は入っている。そして無意識のうちに火事の家を選ぶのを避けるのです。

無意識の選択……。なんとなく不思議でおもしろい。

意識，無意識を考えると興味深いですよね。

＜付　録＞

空間無視のさらに不思議な話。

　右頭頂葉障害では左空間無視はしばしばみられる症状です。有名な話に「想像（想起）上の空間無視」の話があります。例えば患者さんのよく知っている広場について話をします**（図 37）**。その広場には入口が表と裏の2つあり，対面している。表の門から入ったときにみえる景色を思い出してもらうと「右側には売店と銅像がある」と想起できるのに左側にはなにがあったのか想起できない。ところが裏門から入ったときの景色を尋ねると「右側には美術館がある」と想起できるのに左側にある売店と銅像は想起できない。現実の世界だけではなく体験した風景の想起でも無視が起こることはよくあります。

　ところが不思議ですが，現実世界での無視はあるのに想起での無視がない場合もあります。その患者さんの描いた図を図 38 に示しました。右頭頂葉の出血の患者さんです。左空間無視があり円の中に時計の数字を書いてもらうと，円の左半分を無視して，数字を右側に押し込むように書きました。ところが，時計を思い浮かべて描いてもらうと左空間無視のない，きれいな時計の絵が描けました。

　これでも不思議なのに世界は広くて，もっと不思議な患者さんがいました。右頭頂葉に大きな病変ができて無視症状があると思って検査してもはっ

図37：想起上の左空間無視

表門から入るのを想起した場合

裏門から入るのを想起した場合

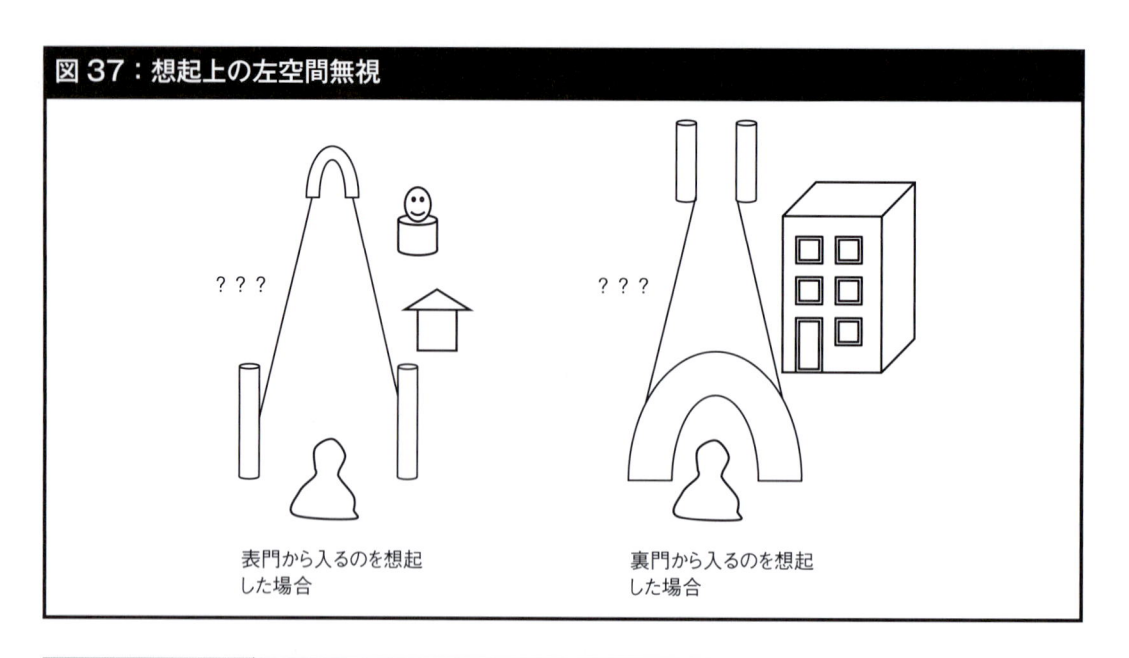

図38：右頭頂葉病変による半側空間無視の検査結果

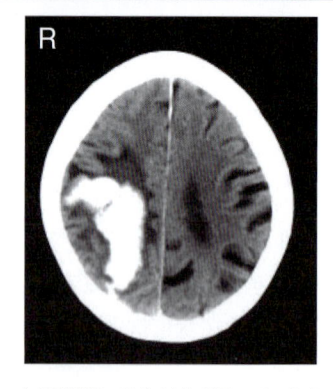

右頭頂葉に出血が白く写っています（CT写真）。

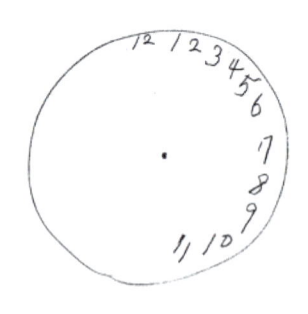

円の中に時計の数字を書いてもらうと左半側を無視した配置で書きました。

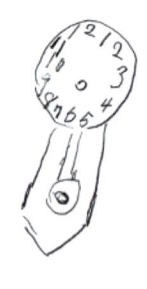

時計を思い浮かべて描いてもらうと左空間無視がない絵を描きました。

きりしなかったそうです。無視の症状はさいわいなかったんだと当初思われたのですが，念のため想起のテストをすると心像*では左空間無視がみつかったとのこと。
　まるで意識がいくつもの層に分かれているかのようですね。

左空間無視は大きな病変が多いけど，右頭頂葉，とくに下頭頂小葉が責任病巣といわれています。また一過性の出現で回復することも多い……。

*心像：イメージ。過去の経験や記憶などから，具体的に心の中に思い浮かべたもの。

図 39：なぜ半側空間無視は右頭頂葉障害で多いのか？（仮説）

世界の左側　　世界の右側

左脳は右を注意します。

左脳　　右脳

右脳は右も左も注意します。

右脳障害で左への注意がなくなります。

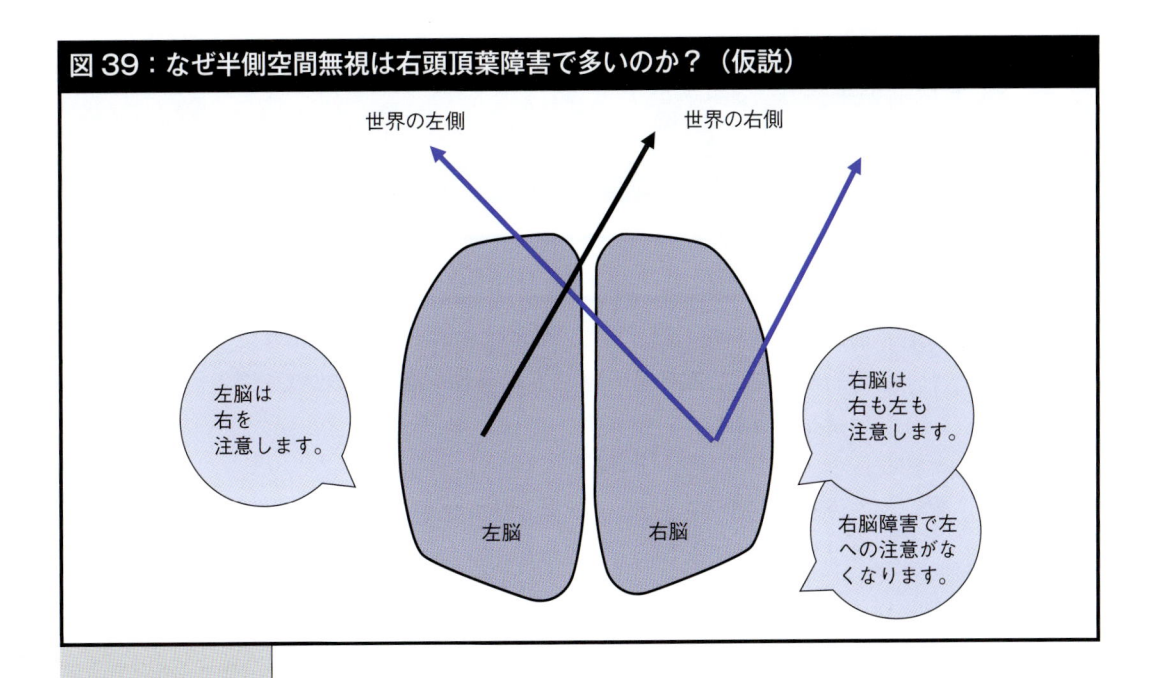

🧑 質問！　左空間無視のことだけですが，右空間無視はないのですか？

👨‍⚕️ ありますけど，頻度は圧倒的に左空間無視のほうが多い。

🧑 それはなぜ？

👨‍⚕️ 左大脳半球は言語とか『自分の身体のことを知る』ことに忙しい。でも左半球（の後頭葉）には右視野の情報は否応なく入ってくるので右側だけは注意を払わざるをえない。一方，右頭頂葉を含む右大脳半球は『空間を知る』働きをはたすため，右へも左へも十分に注意を払っている。注意のサーチライトは左右どちらの方向にも振られているわけ。だから右頭頂葉が破壊されると左半球にある右側空間へのサーチライトだけしか残らないので左の無視が起こる，といわれています**（図 39）**。

●まとめ●
- ☑ 右頭頂葉障害では左半側空間無視が出やすい。
- ☑ 半側空間無視では直線二等分試験で，真ん中にならない。
- ☑ 半側空間無視と半盲は違う。

19. 右頭頂葉の話

20 右頭頂葉障害により起こる 病態失認，身体失認

➡口絵3

病態失認

レベル2 初心者は絶対に覚えること

U医師：前回は空間無視の話でした。今回は右頭頂葉から前頭葉にまで及んだ中大脳動脈領域*の脳梗塞のMさんに現れた症状についてです。　　さん受け持ちだったね。

2年目ナース：左片麻痺が高度で，ほとんど動かせませんでした。でも失語はなくておしゃべりをよくしてくれる女性でした。

Mさんの症状もビデオ記録しています。新人ナースの　　さんはよくみて，本人の言葉もよく聞いてください。

　■ビデオ映像から■

「こんにちは，Mさん。左手の調子はいかがですか？」

「こんにちは。まあまあです」

「そうですか。動くのですか？」

「ええ，動きますよ」

「では，私と握手してみてください。（左手を出します）」

Mさんは動く右手を出して握ろうとしたので，

「いえ，右手ではなく左手でお願いします」

Mさんはじっとして動きません。

「あれ，握手してくれないのですか？」

＊中大脳動脈というのは手を広げて耳を覆うようにしたくらいの範囲の脳を栄養している脳血管の名前です。

「今,手を出したのに気づいてくれなかった」

「あっ,それは失礼しました。もう一度お願いできますか?」

じっとしたままです。

「どうかしましたか?」と聞くと,

「左手を動かそうとすると気分が悪くなるんだよね」

との答えです。

「でも動くんですよね」

「動くよ」

「右手で左手をさしてみてくれませんか?」

左腕の横たわっているほうを指さすが正確ではない。

左手を私が持ち上げて本人の目の前にもっていきました。

「Mさんの左手はこれでしょ?」

「それはお人形さんの手……」

ビデオ終わり

このMさんの症状は片側の「身体失認」の一種です。そのなかでも「片麻痺を否認」する症状で,自分の病態を認めないから「**病態失認**」ともいわれます。

前回お話したKさんの症状は「半側の空間無視」でしたが,Mさんの場合は「半側身体の無視」でもあり,いずれも無視症候群といえます。

レベル3 上級者のためのミニ知識

<構成失行について>

今まで左右それぞれの頭頂葉別に特徴的な症状をまとめてきました。
頭頂葉障害にはもう1つ「**構成失行**」という症状があります。これは絵

や図形がうまく描けないとか積み木ができないなどの症状です。

　左右いずれの頭頂葉障害でも出現するのですが，性質が異なります。左頭頂葉障害ではおおまかで雑な感じで，右頭頂葉障害の場合は左半分がうまく描けません。左の障害では手順の計画がうまくできないためで，右障害の場合は軽い半側の無視傾向のためです。

＜自己評価テスト＞

問題1
　半側空間無視は頭頂葉障害で出現するが，右半球と左半球のいずれの障害で出やすいでしょうか？

問題2
　半側空間無視と同名半盲を区別する方法が説明できますか？

　実は，これかなり高度な質問です。この勉強会に参加していないならば，卒業したての研修医でも半分も答えきれないかもしれません。
　答えはおわかりでしょうか？

新人ナース： 1の答えは，半側空間無視は右頭頂葉障害のほうが多い！

オーケー。

2の答えは，横長の線の真ん中をさしてもらう。半盲の人は首を回してできるけど，左空間無視の人は「真ん中」と思ってさした点が右に寄っている。

うれしいね。ちゃんとわかってくれているよ。
　それでは次回からは，はりきって後頭葉の話にいきましょう。

●まとめ●
☑ 右頭頂葉障害では病態失認，身体失認が出ることがある。

21 視覚情報を司る 後頭葉

→口絵14

U医師

本日から大脳半球の最後の部分である後頭葉の話です。

レベル1 ここは基本

後頭葉の解剖と機能

後頭葉ならびにそれと関連する視覚路について，以下の基本項目を確認しましょう。OKなら◇にチェックを入れてください。

◇後頭葉は頭のもっとも後ろにある（図40a，b）。
◇後頭葉は大脳半球間裂に接する面（大脳の内側面）に鳥距溝（ちょうきょこう）という比較的大きな特徴的な溝がある（図40b）。
◇この鳥距溝を中心に上下に第一次視覚野がある（図40b）。
◇後頭葉の底面と側面は側頭葉につながり上方は頭頂葉につながる（図40a，b）。
◇後頭葉にある第一次視覚野は大脳皮質で視覚の情報処理がはじまる主要なところ（図40a，b）。
◇網膜に入った視覚情報は視神経，視交叉，視索，外側膝状体，視放線を通じて第一次視覚野へ到達するのが主要な経路（図41）。
◇右の後頭葉には左視野の情報（右目でみて視野の内側にある左視野，左目でみると視野の外側にある左視野の情報）が，左の後頭葉には右視野の情報（右目でみても左目でみても右側の視野の情報）が入る（図41）。

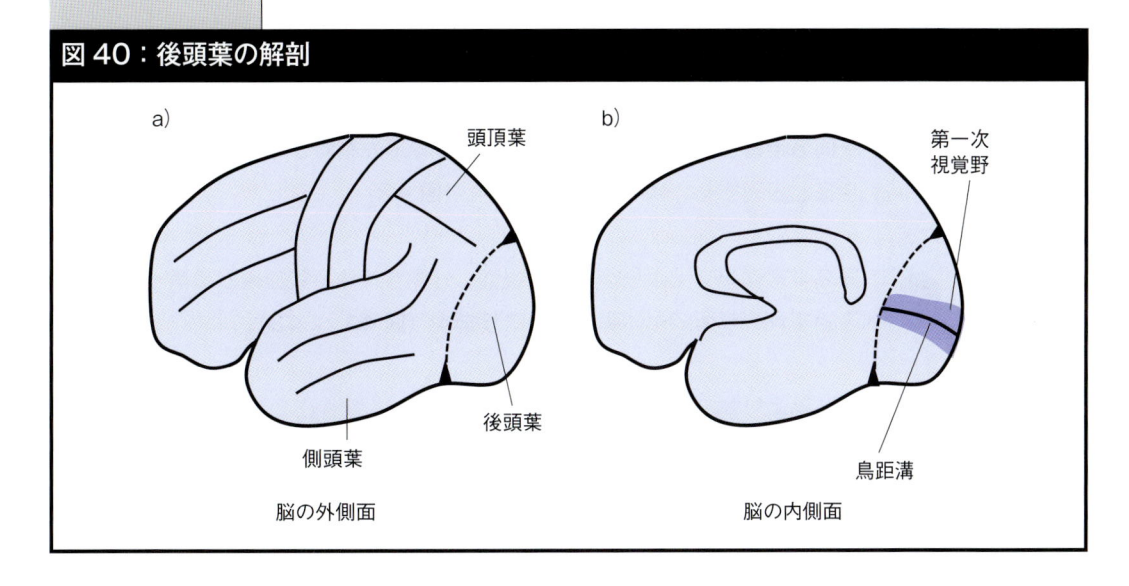

図40：後頭葉の解剖

a) 脳の外側面 — 頭頂葉，側頭葉，後頭葉

b) 脳の内側面 — 第一次視覚野，鳥距溝

図41：視覚情報の伝達

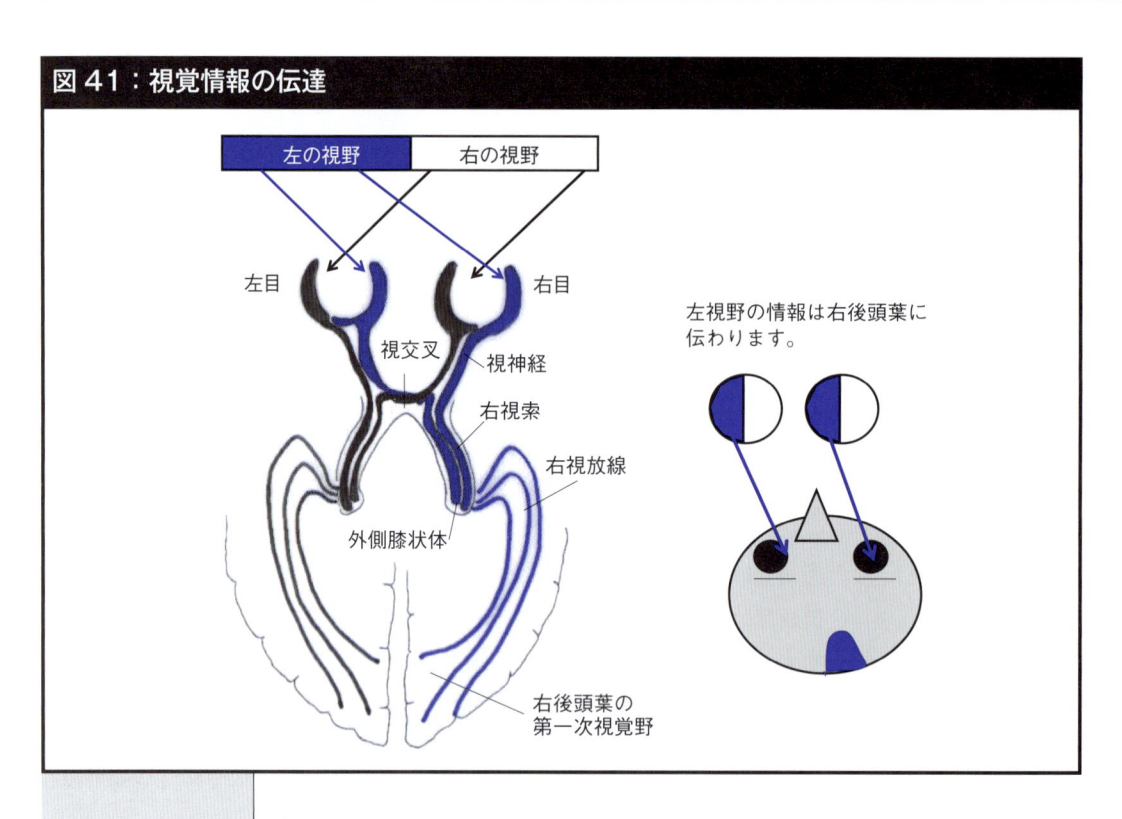

左の視野　右の視野

左目　右目

視交叉
視神経
右視索
右視放線
外側膝状体
右後頭葉の第一次視覚野

左視野の情報は右後頭葉に伝わります。

◇後頭葉は視覚に関する情報処理の源で，頭頂葉と側頭葉に連絡しながら視覚の高度な情報処理をはたす**（図40）**。

レベル2　初心者は絶対に覚えること

同名半盲（どうめいはんもう）

それでは右の後頭葉が損傷されるとどのような症状が出るでしょうか？

新人ナース：左側の視野がわからなくなる。

視野の半分がみえないのを半盲といって，両目ともに同じ側がみえない場合を**同名半盲**といいます。ですから両目でみて左視野がみえない状態は左同名半盲と表現する。よくある状態です。**（図42）**

研修医：同名半盲は視交叉より後ろの（視索，外側膝状体，視放線から第一次視覚野のいずれの場所でも）障害で起こります**（図41〜43）**。

視交叉より前の視神経障害では？

2年目ナース：片側の目がみえなくなる**（図43A）**。

図42：左同名半盲

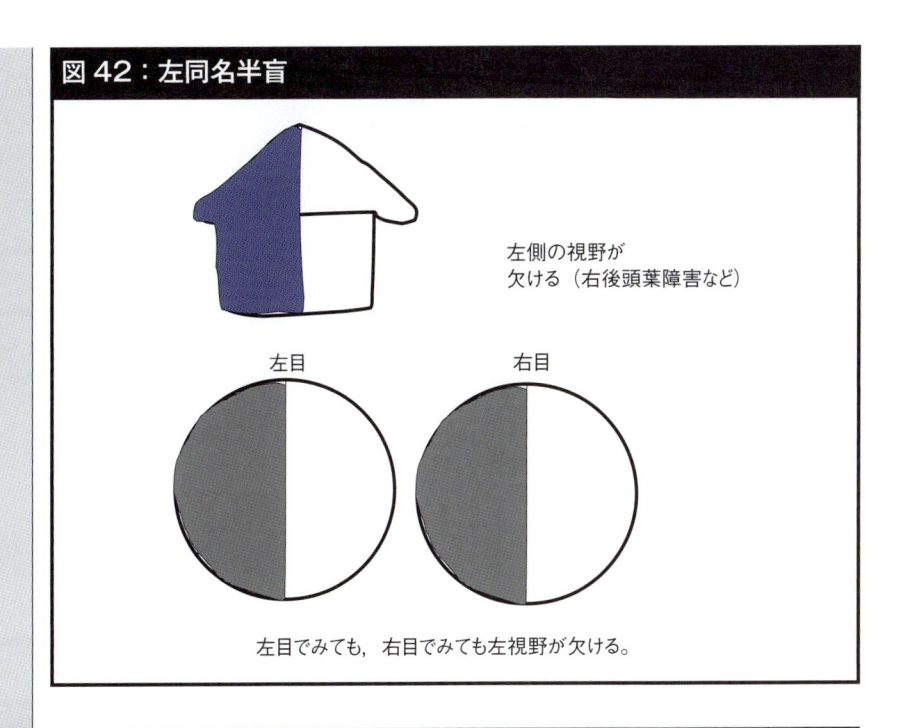

左側の視野が欠ける（右後頭葉障害など）

左目　　右目

左目でみても，右目でみても左視野が欠ける。

図43：視覚路障害と視野障害

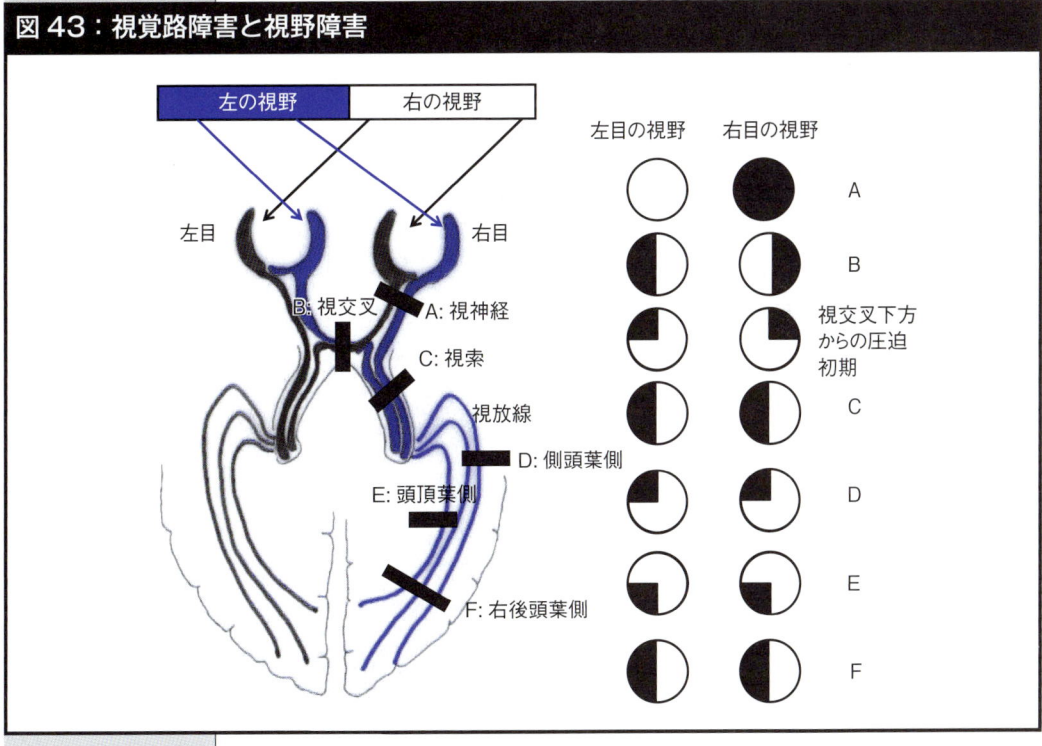

左の視野　　右の視野

左目　　右目

A: 視神経
B: 視交叉
C: 視索
視放線
D: 側頭葉側
E: 頭頂葉側
F: 右後頭葉側

左目の視野　右目の視野

A
B　視交叉下方からの圧迫初期
C
D
E
F

👨 後頭葉の両側が損傷されると？

👧 （図43をみながら）……物がみえなくなるの？

21. 後頭葉　93

そうです。これは大脳皮質の障害による盲なので**皮質盲**といわれます。

それは大変だ。

レベル3 上級者のためのミニ知識

アントン症候群

ところが，皮質盲の場合，自分が盲であることを認めない状態があって，**アントン症候群**と呼ばれています。

病態の失認ですね。

失明失認ともいわれます。

レベル6 もっと知りたければここを読む

シャルル・ボネー症候群

主任ナース

視覚も感覚ですけど，体性感覚野での幻肢〔☞p.67〕のような変化があるのかな？

なんという……すごい疑問！

手足が失われると幻の感覚（幻肢感覚）が生じることがあるとお話しました〔☞p.67〕。正常な感覚の入力がなくなって起こる症状でした。では，考えてみましょう。視覚の入力がなくなる場合とは？

目が悪くなって物がみえなくなるとき。白内障とか……。

そうですね。お年寄り数人から話を聞いたことがあります。白内障にかかって視力がしだいに低下していく途中での経験ということですが，『こびとが食卓に座っているのをみる。実際にいないことはわかっている。人に話すと気がふれたと思われるので今まで話さなかった』などと説明してくれました。別の患者さんではこびとではなく，きれいな女性ということでした。

　このような症状はシャルル・ボネー症候群といわれます。視力が低下していくうちに脳の視覚野あるいはその近傍にある視覚記憶があふれ出るためではないかといわれています。幻肢と同じように脳の可塑性と関連があるかもしれません。

そういう幻覚は，せん妄や痴呆（認知症）のはじまりではないのですか？

シャルル・ボネーの場合は痴呆を伴わない状態で，意識はしっかりしています（せん妄は軽度の意識障害あり）。そして自らも現実でないことを自覚しています（認知症では自覚のない場合が多い）。でも，最初そう思っていたら，しだいに別の痴呆症状も出現してきたという場合もありますから経過観察が必要です。

注意して聞き出すと話をしてくれる場合が多いです。

あまり知られていないようですので，以下に簡単に特徴をまとめておきます。

＜シャルル・ボネー症候群＞

今まで視力が健常であった（十分な期間がある）人が高度の視力障害をきたす場合に出現しやすい。

視覚的な幻覚であり，幻聴などほかの感覚異常は伴わない。幻覚は白黒，カラーいずれの場合もあり，線や図形，現実にあるものからないものまでさまざまで，持続も数分から数時間とバラバラ。一般的に怖いものではない。

治療は，患者本人に原因は視力低下のためであり，精神的疾患ではないことを説明して安心させるのがよい。

幻覚を消したいなら『みえるときの状態を変化させる』。場所を変える，頭を振る，部屋を明るくする，逆に暗くする。それで改善しないなら精神科に紹介となりますが，しばしば1～2年でよくなることもあるようです。
(RNIB, Royal National Institute of Blind People より一部改変し引用)

●まとめ●
- ☑ 右視野の情報は左後頭葉に入る。
- ☑ 左視野の情報は右後頭葉に入る。
- ☑ 右目でも左目でも左視野がみえないのを左同名半盲という。
- ☑ 右目でも左目でも右視野がみえないのを右同名半盲という。
- ☑ 右の視索，視放線，後頭葉の障害では左同名半盲が起こる。
- ☑ 左の視索，視放線，後頭葉の障害では右同名半盲が起こる。
- ☑ 両側後頭葉障害では皮質盲になる。
- ☑ 皮質盲であるのに，それを認めないことがありアントン症候群といわれる。

きの情報，陰影に関する情報など約12種類程度に視覚情報を分けるという前処理がなされています。

盲視について

レベル6　もっと知りたければここを読む

第一次視覚野からいろんな場所にいって三次元の世界を『脳はみている』のですね。いずれにしても，第一次視覚野のある後頭葉障害で盲になったらなにもみえなくなる。

なにもみえないという意識になるというほうが正しいかも。

どういう意味ですか？　なにもみえていないのは勘違いというように聞こえます。

みえなくても勘が残る場合があるということなんだ。数年前に経験した患者さんの話です。
　47歳女性のTさん。頭痛で発症し，原因は左後大脳動脈という血管に大きな動脈瘤ができたためとわかりました。

主任ナース

Tさんは覚えています。後頭葉にいく血管が直接動脈瘤から出ていたので，動脈瘤処理（クリッピング）で脳梗塞が起こる可能性が高いといっていた患者さんですね。

十分に話し合った結果，手術を行いました。
　動脈瘤は破裂しないように処理できました。ただし残念ながらというか予想通りというか，右同名半盲が出ましたが，詳しく視野計で測定すると右上1/4盲*でした。
　全体の3/4の視野は残っていたので生活には支障なく仕事にも復帰しています。
　ただし不思議だったのが，術後に対座法による視野の検査で，みえない視野の範囲で，私が指を動かすと『みえないけどなにか（気配）を感じる』と答えたことです。

気配？

それで詳しい検査をしてみました。

＊右上1/4盲というのは右目も左目の視野も右側の上の範囲がみえないという意味です。

みえない視野のなかにいろんな形とか色を提示しても当てることはできませんでした。しかし「わからなくても動いた感じがしたら合図してください」と指示すると，指や物の動きについては高率に当てることができました（図45）。

　さらに，ハガキ大の厚紙に細い隙間を作り，それに別のハガキを入れるように頼みました。みえていない視野の中で，厚紙の隙間の角度をいろいろ変えると，みえないのに差し込むことができたり，少なくとも隙間の角度に合わせて差し込むハガキの角度を調整したりしたのです（図45）。

　そうそう，私が頼まれてビデオ撮影をしました。本人はみえていないというのに，ハガキをスリットに差し込んだときには本当に驚きました。

　これが盲視という現象です。

　うっそ～。みえてないと嘘いってたんじゃないですか～？
本当はみえていたのに……。

　MRIの画像でも後頭葉の脳梗塞は，はっきりしていたし，眼科の検査でも，

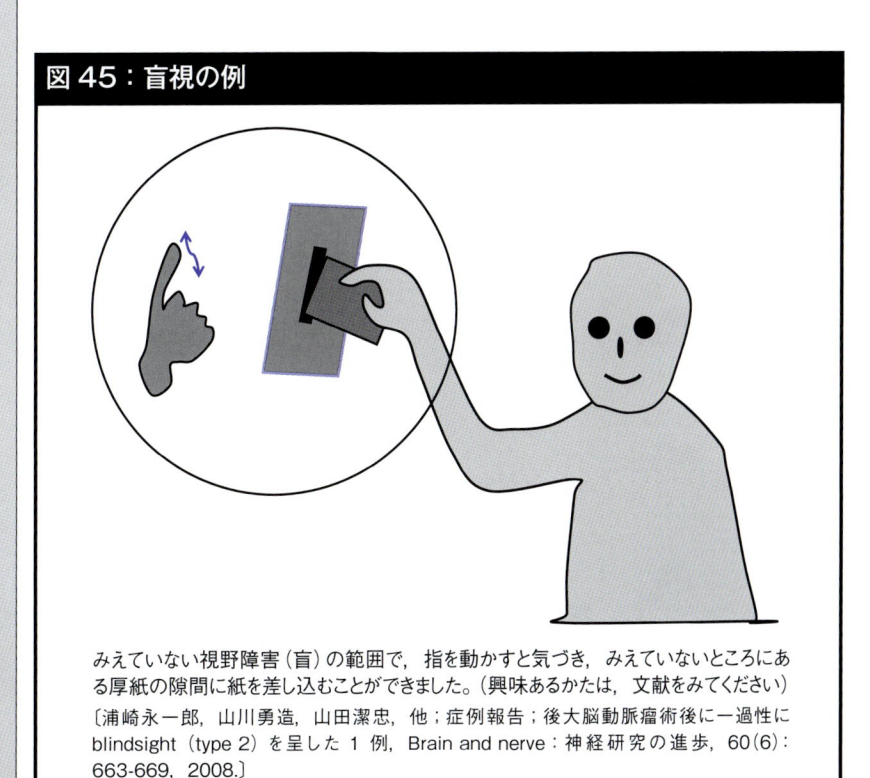

図45：盲視の例

みえていない視野障害（盲）の範囲で，指を動かすと気づき，みえていないところにある厚紙の隙間に紙を差し込むことができました。（興味あるかたは，文献をみてください）
〔浦崎永一郎，山川勇造，山田潔忠，他；症例報告；後大脳動脈瘤術後に一過性にblindsight（type 2）を呈した1例，Brain and nerve：神経研究の進歩，60(6)：663-669，2008.〕

22.「なに」と「どこ」

視覚誘発電位という特殊な生理検査でも半盲は客観的に証明されたんです。ですから嘘ではないのです。

座頭市*みたい。

後頭葉の脳梗塞が起こったんですよね。そして第一次視覚野が機能していないので半盲になった。

そう。

ありえないですよね。視覚情報は第一次視覚野に最初に入って、それから頭頂葉と側頭葉に広がっていくのだから。

それが常識だし、一般の教科書にもそう書いてある。でも、それじゃ説明つかないときは柔軟に考えてみては？　前回の後頭葉の解剖と機能の確認事項をみなおそう。視覚情報は<u>すべて</u>が第一次視覚野に<u>最初に</u>入るって説明したっけ？

ノートみてみます〔☞p.91〕。
- ✓後頭葉にある第一次視覚野は大脳皮質で視覚の情報処理がはじまる<u>主要なところ</u>（図40）。
- ✓網膜に入った視覚情報は視神経、視交叉、視索、外側膝状体、視放線を通じて第一次視覚野へ到達するのが<u>主要な経路</u>（図41）。

って書いてありますよ。

でも……主要なところとか、主要な経路って表現されていて「全部そうです」とかは書いてない。

ということは、主要でない経路もあるということだから……。そっか、きっと別に（視覚情報の伝わる）経路がある！

主任さん、まだ、頭、やわらかいね。
　実は、第一次視覚野を介しない視覚経路があるのが判明しているんだ。とくに無意識に動きを感じるのは生きていくうえで、大切な働きだからかね。

こんがらがってきたから、ノートに付け加えます。

---

*盲目の剣の名人だけど、若い人はまったくわからないでしょうね。

- ✓ 網膜に入った視覚情報は視神経，視交叉，視索，外側膝状体，視放線を通じて第一次視覚野へ到達するのが主要な経路（図41）。
- ✓ だけど，第一次視覚野に到達しない経路もある。つまり，視覚情報が第一次視覚野を介さず，別の場所と直接つながる経路もある。

これでいいですか？

よく書けました。

人混みの中で，だれがどこにいるのか，意識してなくても，手を振られると無意識にみてしまう。これがそうかな？

動物は，森の中で，さっとなにかが動くとそこに目が向いてしまう。危険を避ける本能かも。

まとめると……，動きを感じる脳の場所に直接つながる経路が働いたので盲視という現象が出たといえる（図46a）

そう考えられています。

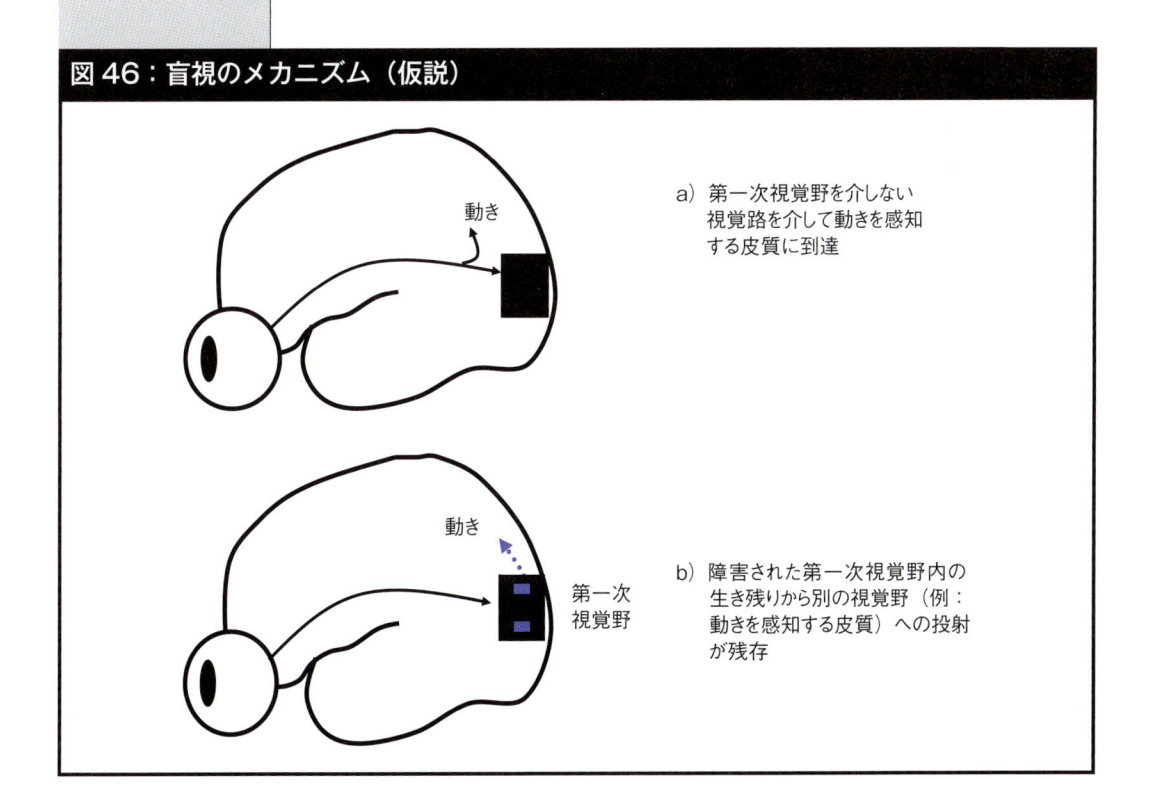

図46：盲視のメカニズム（仮説）

a）第一次視覚野を介しない視覚路を介して動きを感知する皮質に到達

b）障害された第一次視覚野内の生き残りから別の視覚野（例：動きを感知する皮質）への投射が残存

補足：盲視については上記の考え以外に，第一次視覚野が障害されるが，その中に生き残った細胞があり，そこから意識されない程度に「なにの経路」や「どこの経路」に伝わっていくという説もあります**（図46b）**。

私が経験した盲視の患者さんは動きの感じだけを無意識のうちに判別していましたが，報告によると色や形も判別できる場合もあるようです。

● まとめ ●
- ☑ 今回のお話は，かなり高度な内容ですので，覚える必要はありません。面白いなと感じてもらったらそれでよいのです。

23 主に運動の制御を司る
小脳

→口絵 7 8

U医師: 今回からは小脳についての話です。

新人ナース: 私，小脳出血のFさんを受け持ったので，小脳の働きについては，よく知りたいです。

感心，感心。では，さっそくはじめましょう。

レベル1 ここは基本

小脳の解剖

<u>小脳は大脳の下，脳幹部（橋，延髄）の後ろにある組織</u>です（図47）。大脳との境にはしっかりした硬膜があり，大脳が垂れ下がらないように，小脳を覆うようにテントのような形をしています。そこで，この硬膜には**「小脳テント」**という名前がついています。テントより上をテント上，下をテント下と区別し，テント下に小脳が存在します。小脳テントは脳幹部のうち中脳の部分を囲んでいます（図47）。

頭蓋骨からみれば小脳を入れている骨の内側は**後頭蓋窩**と呼ばれます（図48）。

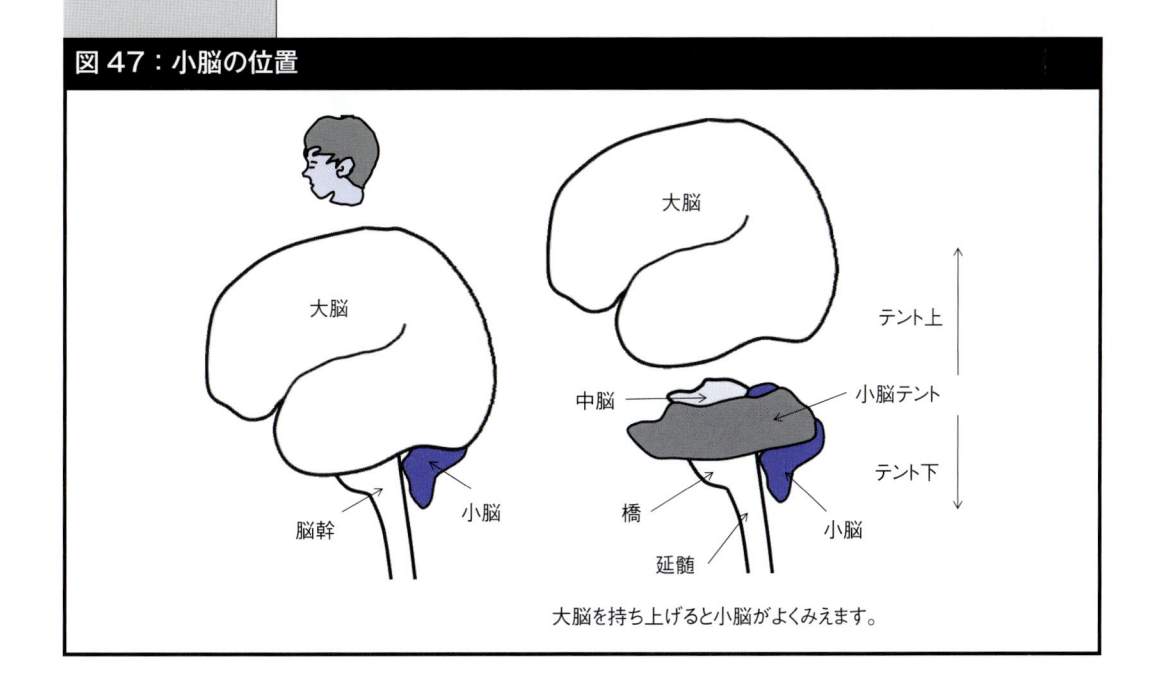

図47：小脳の位置

大脳を持ち上げると小脳がよくみえます。

＊ちなみにテント上で前頭葉部分が載っているのは前頭蓋窩、側頭葉が載っている部分は中頭蓋窩といいます（図48）。

小脳の機能

レベル2 初心者は絶対に覚えること

主な小脳の機能は運動の制御です。障害されると運動の調整が失われて「失調」という状態になります。

小脳失調といった場合は3つの徴候を意味します。1つは筋肉の**緊張低下**です。例えば患者さんの肘の関節を曲げ伸ばししてみると「グニャグニャ」で抵抗がありません。2つ目は**平衡障害**。まっすぐな線の上を歩かせると「ヨロヨロ」してできません。3つ目は**協調運動障害**。私たちがなにげなくしている動作はたくさんの筋肉や関節が一定の順序と同時の働きでなされているのですが、それができなくなります。例えばスプーンを持ってスープをすくって口元にもっていく。その動作が「ユラユラ」してまったくスムーズにできません。以下、詳しく説明していきますが、ポイントは「小脳障害はあたかもお酒に酔ったかのようになる」と覚えてください。

レベル6 もっと知りたければここを読む

最近、小脳が知覚機能、学習や記憶にも重要であることが解明されつつありますが、ここでは臨床的にもはっきり捉えられる運動失調の症状に話を絞ります。もしも試験に小脳病変のときの症状を選べという問題が出て、選択肢に①運動失調、②手足の知覚障害、③学習機能障害、④記憶障害とあった

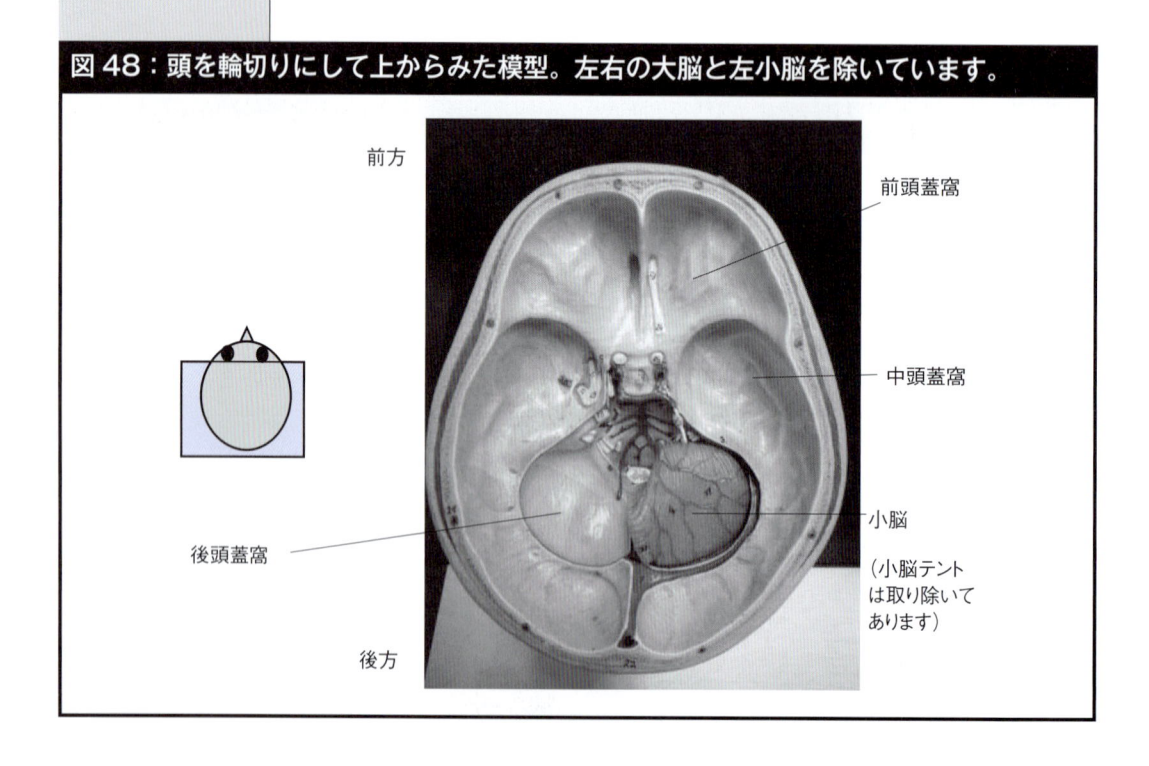

図48：頭を輪切りにして上からみた模型。左右の大脳と左小脳を除いています。

前方 / 後方 / 前頭蓋窩 / 中頭蓋窩 / 後頭蓋窩 / 小脳（小脳テントは取り除いてあります）

場合，①以外を選んだらだめですよ．少なくとも国家試験くらいまではね．

小脳の形と機能

[レベル2 初心者は絶対に覚えること]

　小脳を後ろからみると羽根を広げたチョウチョのような格好をしています(図49)．真ん中部分は「虫部」といって，蝶の胴体で，両側が左右の小脳半球で蝶の羽根のようです．人が手足を大の字に広げた姿勢をこの小脳に重ねてイメージしてください．虫部が人の身体，小脳半球部分が人の手足です．
　虫部の障害で体幹の失調が，小脳半球の障害で四肢の失調が出現します．

＜小脳出血の患者さんから学ぶ＞
小脳出血の患者さんは皆さん経験がありますね．

[主任ナース] 小脳出血で意識障害があれば，手術が必要なことが多いですね．

意識障害の出る前に，急な発症の頭痛，嘔吐，めまいは小脳出血の三徴といわれています． [レベル2 初心者は絶対に覚えること]

[レベル3 上級者のためのミニ知識]

小脳の中に病変があれば，その三徴が出るのですね？

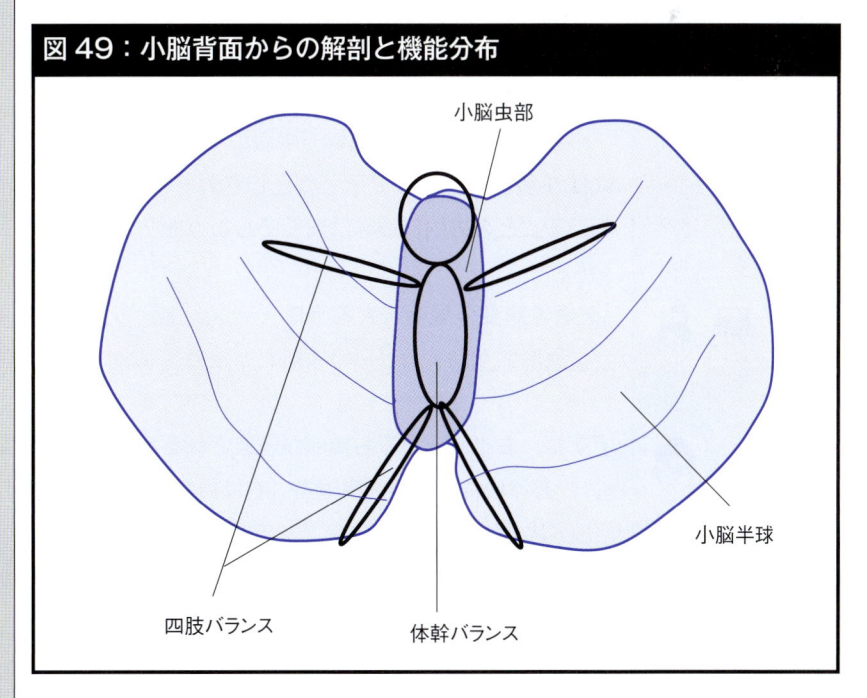

図49：小脳背面からの解剖と機能分布

- 小脳虫部
- 小脳半球
- 四肢バランス
- 体幹バランス

というより，あくまで，これらの三徴が急に出た場合に小脳出血を考えなさいという意味です。

ん？　どういうことですか？

これら三徴がどうやって出現するのかを，まず理解しましょう。
(1) 頭痛は出血によって，あるいは二次的に水頭症という状態になって頭蓋内圧が上昇して，痛みの受容体がある硬膜（小脳テントなど）が圧迫されて出現するのです。だから小さい出血で小脳内に限局する場合は，頭痛がないこともあります。
(2) 嘔吐は小脳前面にある脳幹部延髄の嘔吐中枢が刺激されて起こります。
(3) めまいは小脳障害そのもの，あるいは脳幹部にある前庭神経核の刺激で出ます。

2年目ナース

ということは，小脳出血による症状といわれるけど，ほとんどは小脳から外側の部分への圧迫ではないですか？

そう解釈してもいいです。でも小脳出血の急性期でこれらの三徴があれば，続いて脳幹圧迫で意識障害が起こる可能性がある。そして急いで手術すればよくなることも多い。だから見逃してはならないという意味で大切な症状なわけです。

レベル2　初心者は絶対に覚えること

＜小脳出血のときの眼球偏位＞
　小脳前面にある橋（脳幹で中脳のすぐ下にあり小脳ともつながっている）には注視中枢がある。そこが圧迫されると共同偏視，あるいは注視麻痺が起こる。どの方向に眼球は向くでしょうか？

『破壊性病変の場合，大脳半球（テント上）では同側，脳幹部（テント下）では反対側を向く』という原則だったです〔☞p.11 ～ 13〕。

ですね。右小脳出血で右橋部が圧迫されると左への共同偏視（左へ両目が向く），あるいは右への注視障害（右に目が向けない）が起こります。

（共同偏視について忘れた人は第3回目〔☞p.11〕のところを読み返してみましょう。）

●まとめ●
- ☑ 小脳は後頭蓋窩でテント下にある。
- ☑ 小脳は脳幹部の後ろで大脳の下にある。
- ☑ 小脳の機能障害では小脳失調がみられる。
- ☑ 小脳失調とは筋緊張低下，平衡障害，協調運動障害のこと。
- ☑ 小脳は虫部と半球に分かれる。
- ☑ 小脳虫部障害では体幹失調が起こる。
- ☑ 小脳半球障害では四肢の失調が起こる。
- ☑ 急な発症の頭痛，嘔吐，めまいは小脳出血の三徴である。

24 小脳失調
小脳の障害で起こる特徴的な症状

→口絵 7 8

U医師：小脳症状としての失調について，もう少し理解を深めましょう。左小脳出血に対して手術を受けたFさん，脳の腫れがおさまった状態で，どんな症状が残りましたか？

新人ナース：私が受け持ったのはリハビリの段階でした。Fさんはバンザイの姿勢をとると左上肢が大きく「ユラユラ」と揺れました。左右の指と指を合わせようとしても左手は大きくふるえてそれてしまうし，歩行のときも酔っぱらっているかのように左側によろけて倒れそうでした。バランスが障害された感じ**（図50）**。

それが小脳失調です。テント上の病変では，病変と反対側の麻痺が出ますが，<u>小脳病変では同じ側の失調が出ます</u>。　**レベル2　初心者は絶対に覚えること**

えっ，大脳病変では麻痺は反対側に出る症状だったのに，小脳病変の失調は同側に出るのですか？

レベル6　もっと知りたければここを読む

理由は『二重交叉』のため。どういうことかというと，小脳は前頭葉の運動野に情報を送って随意運動を調整しますが，その経路の途中の脳幹部で交叉

図50：左小脳出血後の左上肢の失調

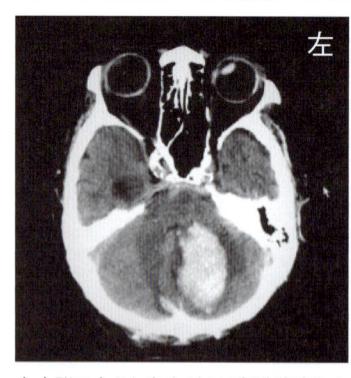

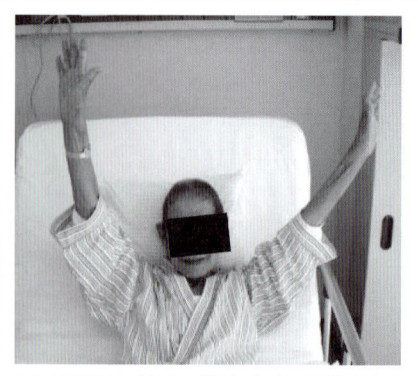

左小脳に大きな出血があり意識障害もあったため手術をしました。術後「バンザイ」をさせると左腕が揺れて一定の位置に保てません。これは失調で，麻痺があるわけではありません。

するのです（1回目の交叉）。例えば左側の小脳から出た命令は右側の前頭葉に行きます。そして右前頭葉運動野からの信号は延髄で交叉して（2回目の交叉）左手足を動かす。だから左小脳障害では左手足の失調がくるというわけ。

理論はややこしいので一度だけ理解すれば十分。大脳と違って小脳は運動調整については同側性ということだけ頭に入れましょう。

主任ナース　千鳥足で右に寄るなら右の小脳障害を疑う。

酔っぱらっているかのようだという表現はそのものズバリ。アルコールによる失調歩行は小脳機能の抑制によるのです。ですから，小脳失調を示す歩行は酩酊歩行ともいわれます。

そして**協調運動障害**によって，運動の距離を正確な長さへ調整することができません。人差し指を自分の鼻先につけようとしても（**指–鼻試験**），その長さが短かったり（**測定過小**），長かったり（**測定過大**）するので揺れるのです。

覚えないといけませんか？

一度聞いておけばいいです。しつこいですが，覚えておくポイントは『小脳障害は酔っぱらいのような運動失調』ということ。

小脳半球の障害ではそこと同じ側の手足の失調。

そして，歩行のときは失調のある側によろめく。

2年目ナース　小脳の真ん中（虫部）が障害されると？

座っているときに体がユラユラ，立っているとき，歩いているときもユラユラと左右に揺れる。

研修医　それが**体幹失調**。

Fさんの話し方はどうでした？

聞き取りにくくて急に大きくなったり，ゆっくりになったり，やっぱり酔っぱらっているときのようでした。

バイタルサインのチェックのときに目をみると揺れていました。**眼振**ですね。

小脳病変のときには眼振はよくみられます。

眼振に特徴があるのですか？

レベル6　もっと知りたければここを読む

なかなか一目みて，これは小脳性というのは難しいけど。
例えばまっすぐ前をみさせる。次に『この指をみて』と側方の一点をみさせると眼が揺れる。しだいに揺れがなくなって落ち着いたところで，指の位置を変えてみつめさせるとまた揺れる。という感じで**固視眼振**といわれる（ここまで詳しくは覚えなくていいです）。

眼の運動失調という感じですか？

そう，**失調性眼振**といわれます。小脳は脳幹とつながって，脳幹から眼球を動かす運動のバランスを調整しているからね。

●まとめ●
- ☑ 小脳半球の病変では病変と同じ側の手足の失調が起こる。
- ☑ 小脳虫部病変では体幹失調が起こる。
- ☑ 小脳病変では酔っぱらっているような歩き方や話し方をする。
- ☑ 小脳病変では眼振がよくみられる。

25 小脳のまとめ
運動失調にもいろいろあるので区別しよう

➡口絵 7 8

U医師：今日は小脳についてまとめます。気分を変えてテストしてみます。

きゃー，いや，絶対いや！　なんで前もっていってくれないんですか？

そこまで怒らなくても……。1問だけ。話のとっかかりにするだけですから。採点も自己採点でOKとします。

新人ナース：最初からそういってくれれば……。いいですよ。

問題 1

小脳障害で出現するものを3つ選べ
1) よろめき歩行
2) ろれつが回らない
3) 眼振
4) 足のしびれ
5) 精神症状

できましたか？

できました。正解は1）と2）と3）です。

そうですね。なんで足のしびれや精神症状を選択肢に入れたのか？　わけがあります。

> **レベル3 上級者のためのミニ知識**
>
> ### 運動失調は小脳障害だけではない

小脳のほかにも脊髄障害，前庭障害，前頭葉障害でも運動失調は起こるのです。ですから，これらを区別しないといけません。それぞれの特徴をまとめます。

＜脊髄の障害で起こる運動失調＞
　脊髄の後ろのほうに，後索という場所があります。ここが障害されると足裏の位置の感覚が伝わらなくなるのでフラフラします。

このとき，足元をみれば症状は軽くなり，眼をつぶると増悪します。このように閉眼すると悪化する起立時の失調は「ロンベルグ徴候陽性」と表現されます。小脳性の失調では眼を開けていてもふらついていますので「ロンベルグ徴候陰性」になります。

小脳失調と違って脊髄性失調では，ろれつが回りにくいとか眼振がみられることはありません。

＜前庭障害で起こる運動失調＞

前庭は内耳にある平衡感覚を保つ場所です。障害されると体幹のバランスがとれなくなり「めまい」を伴う強い眼振が出ます。

子どもの頃，自分でクルクル体を回して遊んだことはないですか？　あれが前庭性めまいです。

やってみるとわかりますが，ろれつの障害はなく，四肢の失調はありません。（吐き気がくることがありますので，回り過ぎ注意です）

＜前頭葉性運動失調＞

前頭葉と小脳はつながっています〔☞p.108～109〕。したがって前頭葉の障害で小脳性失調と同様の症状が出ることがあります。線維連絡は交叉していますから，反対側の症状が出ます。右前頭葉障害による失調では左の手足にみられます。

Fさんは回復期リハビリ病院に転院後，数カ月して病棟を訪れてくれました。歩行もできて上肢の揺れもかなり目立たなくなっていました。

障害程度にもよりますが，小脳の病変ではかなり回復が期待できます。テント上病変による麻痺と比べると代償能力が大きいのは救いです。

小脳の機能代償能力

動物実験での極端な話ですが，小脳そのものは生後まもなく除去しても，その影響が目立たないことから小脳機能は大脳でも代償すると考えられています。逆にいえば小脳は大脳の機能の一部を受け持っている場所であるともいえるのです。

ただし人で，かつ成人の場合は話が違います。少しずつ増大し破壊された場合には症状がぎりぎりまでみつかりにくいので，ある程度の代償が働くのは確かです。しかし小脳の深部にある小脳核（歯状核など）まで破壊されると機能代償能力はかなり低くなる，すなわち後遺症が残りやすいことも脳外

科医は経験から知っています。

主任さん，小脳病変の患者さんを経験して，失調の症状以外になにか気づいたことがありますか？

主任ナース
はい，11歳のTさんのことです。小脳腫瘍があって手術を受けました。術後に言葉をほとんど発しなくなって心配しました。頭部の精査でも術後出血などはなかったようでした。手振りでの表現を交えて意思の疎通はとれたし，こちらからの話を理解するのも問題なかったです。そのような言語障害が小脳でも出現するのですか？

小脳病変での言語障害は四肢，体幹の動きと同様に『酔っぱらった』ときのようです。ろれつが回らなくなるのはよくみられます。言葉のリズムもおかしくて，とぎれとぎれになったり（断綴性），急に音量が大きくなったり（爆発性）しますね。でも言葉そのものが失われる（失語）ことはない。

ではなぜ言葉が出なくなったのでしょう？

レベル5 これは知っておくとお得

小脳性無言症

小脳の手術では正中構造である虫部を上下に長く切開する場合があります。すると術後に失語ではないけれど言葉を発しようとしない状態になることがあり，これは小脳性無言症と呼ばれます。

　小脳は音を構成する構音筋の動きを滑らかにする働きがありますが，これは意識しなくても自動的に行われています。しかしそれも実は学習されたあとに自動的にできるようになった状態です。この自動性が虫部に保存されていると考えられており，障害により言葉の構成筋に調整信号が送れなくなり，高度の場合，言葉を発するのをやめてしまうのだろうと考えられています。これは小児で発生しやすく，ほとんどの場合，回復していきます。数週間あるいは数カ月以内に回復がはじまりますが，回復途中も小脳性のろれつの回りにくさがみられます。回復まで不自由ですから，小脳を手術する場合，虫部の切開が長くならないように，あるいは虫部と左右小脳半球の隙間からアプローチして虫部自体の損傷を最小限にする工夫を脳外科医は行っています。

「失語」と「小脳性無言症」をみわける方法はあるのですか？

無言症は高度の運動性失語〔☞p.21〕や優位半球の補足運動野〔☞p.28〕の病変でも生じるので，「無言」の状態では鑑別はできません。ただし，先ほどもふれましたが，小脳性無言症の場合は，その回復過程で，ろれつの回りにくさが目立つのが特徴的です。

今回で小脳の話は終わりです。

●まとめ●
- ☑ 運動失調は小脳以外の病変でも起こる。
- ☑ 小脳失調と脊髄性失調，前庭性失調，前頭葉性失調は鑑別する必要がある。
- ☑ 脊髄性失調は目をつぶると悪くなる（ロンベルグ徴候陽性）。
- ☑ 小脳の機能代償能力は高い。
- ☑ 小脳病変では酔っぱらいのような構音障害が起こる。
- ☑ 小脳虫部障害で無言症が起こることがある。

26 大脳深部にある 大脳基底核の働き

➡口絵6

研修医: 今日から基底核についての話ですね。正直にいえば，学生時代には，ややこしくて敬遠していたところです。だから今回はちゃんと理解したいと思います。

U医師: 基底核は少し手ごわいけど頑張りましょう。では基礎からはじめます。

レベル3 上級者のためのミニ知識

基底核の解剖

　基底核は大脳の奥にうずもれていて脳の表面からはみえません。大脳の白質線維が脳の深部を走りますが，その中にポツポツとある灰白質（すなわち神経細胞）が基底核です。左右対称性にあります。

　脳の真ん中にある視床という場所も灰白質ですが，基底核とは一般に区別されます。基底核は視床の上にある**尾状核**，外側にある**被殻**と**淡蒼球**，下にある**視床下核**と**黒質**などをいいます（図51）。視床の内側は第3脳室という髄液のある部屋です。

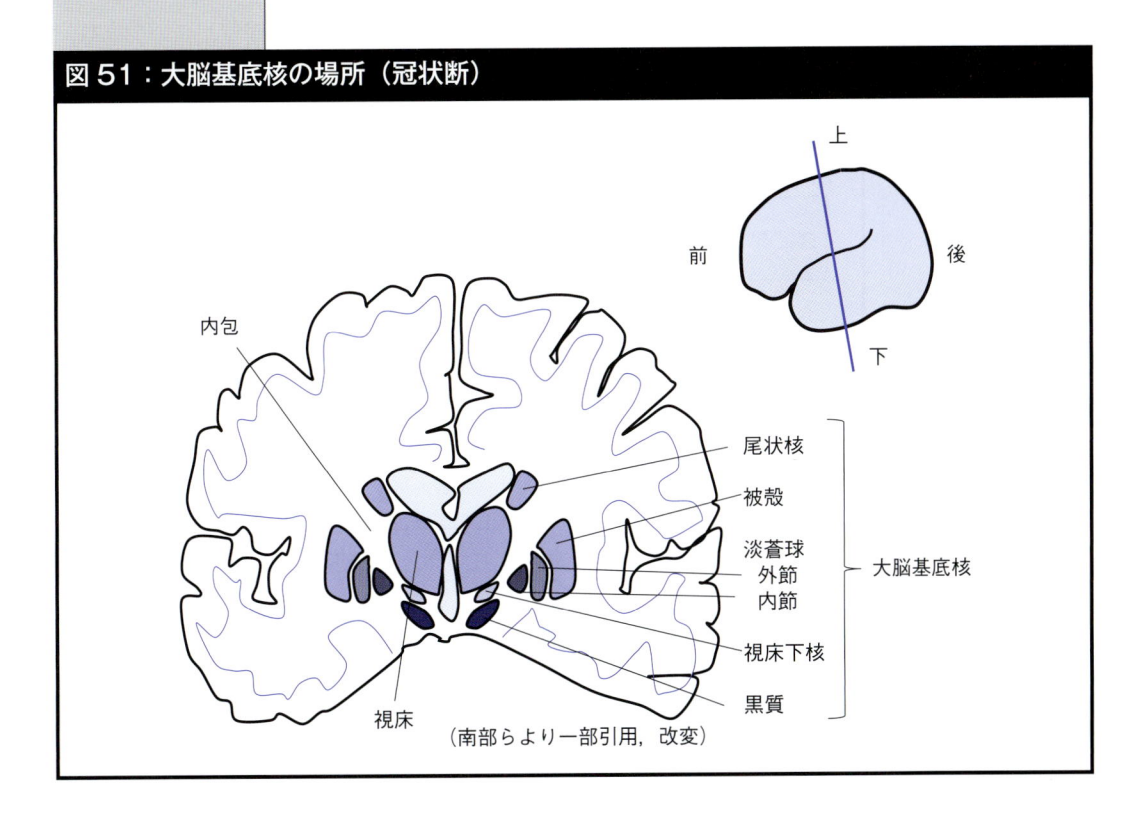

図51：大脳基底核の場所（冠状断）

（南部らより一部引用，改変）

被殻とか視床は高血圧性の脳出血をよく起こす場所です。この脳出血については別にまとめることにします。ここでは基底核の機能とその異常によって起こる疾患を勉強します。

> レベル3 上級者のためのミニ知識

基底核の機能

基底核は脳のいろんな場所とループ（輪）を形成して正常なリズムを作っています。運動，精神活動，自律神経のループとリズムです。ほかに記憶，認知にも関与しています。

> レベル3 上級者のためのミニ知識

運動ループについて

基底核と視床，運動皮質が形成するループは正常で滑らかな運動を生み出す回路です。

相互作用は興奮と抑制の関係が直接的あるいは間接的に絡み合って複雑ですが，1回は聞いて納得しておきたいという読者のために説明しておきましょう。

別図にも描きましたので参照してください**（図52）**。

> レベル6 もっと知りたければここを読む

黒質→被殻→淡蒼球内節→視床→運動野（そしてまた被殻）という流れの

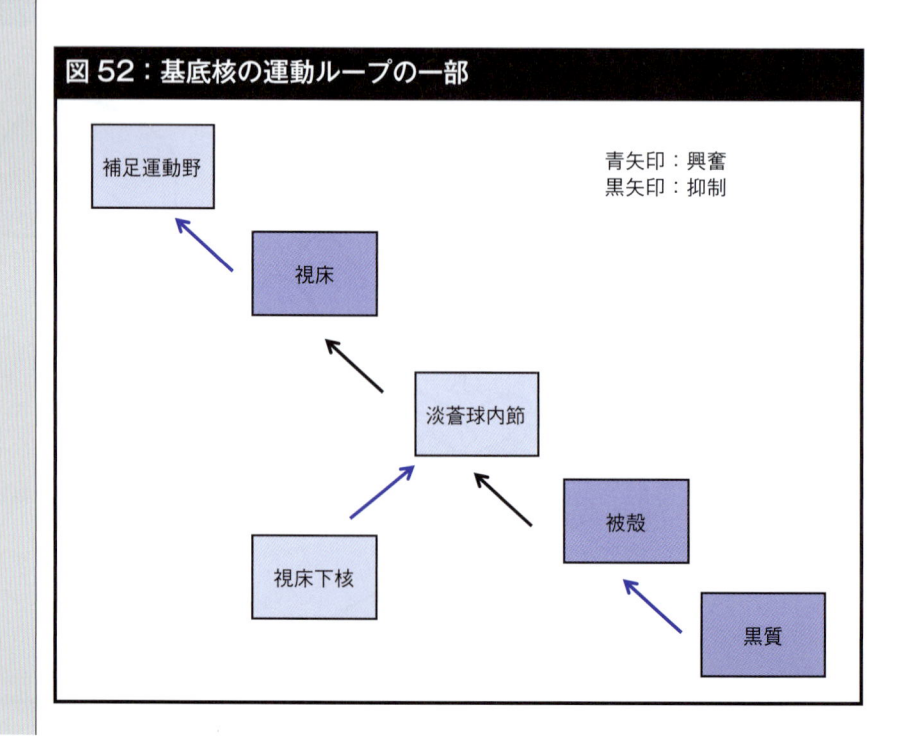

図52：基底核の運動ループの一部

青矢印：興奮
黒矢印：抑制

補足運動野
視床
淡蒼球内節
視床下核
被殻
黒質

線維連絡があり，さらに視床下核→淡蒼球内節という連絡があります。
　この流れをさかさまにたどってみましょう。
　まず視床は運動野の一部（第一次運動野のすぐ前にある補足運動野という場所ですが）につながっています。

『視床が活動すると運動野に興奮の信号を送ります』
（視床→運動野の矢印部分にプラス（＋）の記号を書き込んでください。図52 では'青矢印'で示しています。）

『基底核のうち淡蒼球内節が活動すると視床に抑制の信号を送ります。すると視床は活動が抑制されて運動野に興奮信号が送れません』
（淡蒼球→視床の矢印部分に今度はマイナス（－）をつけてください。図52 では'黒矢印'で示しています。）

『基底核のひとつの被殻は活動すると淡蒼球内節に抑制の信号を送ります（マイナスをつける）。すると淡蒼球内節の活動は抑制され，視床の活動を抑制する信号はなくなるので運動野に興奮信号が送られます』

『黒質はドパミンを使って被殻の活動を高めます（プラスをつける）。被殻は活動して淡蒼球内節を抑制し，視床の抑制がとれて運動野に興奮信号が送られます。結果的に運動野が興奮して運動が起こります』

『視床下核は活動すると淡蒼球内節に興奮の信号を送ります（プラスをつける）。淡蒼球内節の活動が高まると視床の活動は抑制され運動も抑制されます』

　このような流れの中でバランスがとれているのが正常状態です。
　運動野から出た身体を動かせという命令は内包，そして脳幹部分で交叉して反対側の脊髄を下っていく間に大脳基底核で円滑な運動が行われるよう調整されているのです。

うーん……。やっぱり手ごわい。

全部覚える必要はないです。運動を円滑にする回路があって，基底核が重要な役割をはたしていることが理解できたら十分です。

それだけ理解しとこうっと。

●まとめ●
- ☑ 基底核は大脳深部にある。
- ☑ 基底核とは尾状核，被殻，淡蒼球，視床下核，黒質などの総称である。
- ☑ 基底核と視床と運動野は運動のループを作っている。
- ☑ 運動のループが正常に働いて円滑な運動ができる。

27 基底核疾患
代表的なものはパーキンソン病

➡口絵6

前回は運動に対する大脳基底核ループについて説明しました。

実際に大脳基底核の機能を知るには，疾患の勉強をしたほうがわかりやすいでしょう。

まずは，パーキンソン病の患者さんについてです。最近，外科的治療のために脳外科病棟に入院する機会も増えました。さて，パーキンソン病を受け持ったことのある 👩 さん，どんな症状だったか説明できますか？

レベル2　初心者は絶対に覚えること

パーキンソン病の症状

2年目ナース：じーっとして，動きがゆっくりで，体が硬いけど，手足はふるえている状態。

U医師：その通り。特徴が捉えられています。医学用語で表現すると，無動（随意的な運動の開始ができない），動作緩慢（運動がゆっくりになる），筋固縮（筋緊張亢進），安静時にひどくなる振戦となります。

🧑 君，なんでそうなる？

研修医：ドパミン不足です。

U医師：中脳という場所にある黒質の神経細胞が変性するのが特徴。そうなると黒質神経細胞からの伝達物質であるドパミンがなくなるのです。

レベル6　もっと知りたければここを読む

もう一度，図52 を示します。図52 をみながら考えましょう。ドパミンが不足すると被殻の活動が落ち，淡蒼球への抑制がなくなるため，結果的に淡蒼球内節の活動が増加します。すると視床の活動は？

淡蒼球内節から興奮するなという命令がたくさんくるので，抑制。

運動野は？

視床から運動野を興奮させる命令が抑制されるので，運動野も抑制。

だから動かなくなる。

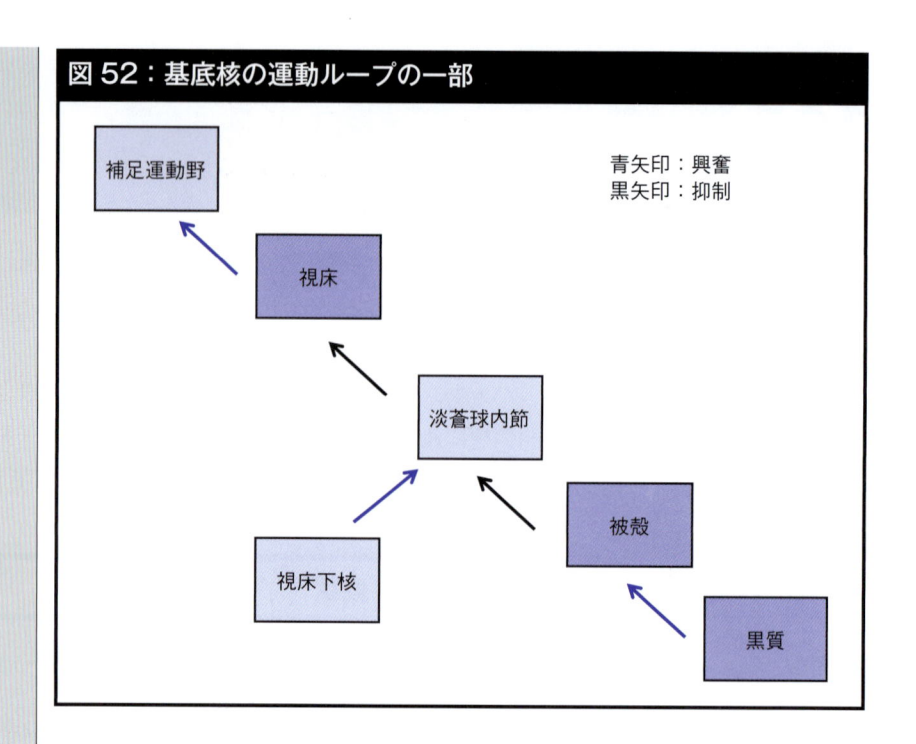

図52：基底核の運動ループの一部

青矢印：興奮
黒矢印：抑制

補足運動野
視床
淡蒼球内節
視床下核
被殻
黒質

なるほど。

実際にパーキンソン病患者さんの手術のときに脳内から活動を記録すると淡蒼球内節の活動，そして視床下核の活動は著明に亢進しています。この2つとも運動ループの中では運動を抑制する場所です。

淡蒼球内節とか視床下核はパーキンソン病の外科治療では目標とされる場所ですね。この前，手術につきました。

パーキンソン病は基底核病変によって運動が低下する病気の代表です。逆に運動が亢進する病気がありますが，知ってますか？

知りませーん。

神経内科病棟でないと出会う機会が少ないかもね。

レベル5 これは知っておくとお得

（名前だけでも知っておくとお得）

<バリスム>

脳外科病棟でも時に経験するのがバリスムという状態。
視床下核の小さな脳卒中で起こることがあります。 君，図52 を使っ

て説明してみてください。

視床下核の破壊では淡蒼球内節の活動は低下する。すると視床への抑制ができない。視床も運動野も興奮する。したがって脳卒中で破壊された反対側の手足に過剰な運動が起こる。

そう，けっこう激しく大きな運動。自然に改善する場合も多いけどね。

＊バリスム：急に手足を投げ出すような運動が繰り返されます。手で物を投げるような，足や膝を跳ね上げるような運動で体幹部に近い部分に強く起こります。

<ハンチントン舞踏病（ヒョレア）>
では被殻とか淡蒼球の細胞がなくなってしまうとどうなりますか？

被殻も淡蒼球もなくなれば，結局は視床への抑制がなくなるので運動は過多になる。

ハンチントン舞踏病っていう遺伝する疾患があって，尾状核，被殻，淡蒼球のいずれも細胞が脱落していきます。すると基底核全体の障害のため視床と皮質の抑制ができなくて，速くてさまざまな格好で踊るような奇妙な不随意運動がみられます。

＊ハンチントン舞踏病：常染色体優性遺伝で家族性に発生します。多くは中年以後の発症（すでに子孫に遺伝子を伝えている場合がある）。大脳皮質の細胞の脱落が広範囲に及べば，認知症，人格障害なども発症する。遺伝子検査で判明する。

以上，基底核疾患で出る不随意運動の両極端の状態を説明しました。

やっぱり難しくて，ややこしいなあ。

ため息しか出ないわ～。

基底核では，たくさんの神経細胞がバランスを保って運動を調整していること，それが障害された場合には不随意運動が出ること，そして運動が減少する場合も運動が過多になる場合もあることが理解されたら十分です。

レベル6 もっと知りたければここを読む

付録：その他の不随意運動

不随意運動にはほかにもいくつかあります。
　特徴を簡単に述べておきますね（「百聞は一見にしかず」です。実際にみないと以下の記述では想像するのも難しいかもしれません。そして下の説明がうまく当てはまらないことも多々あるでしょう。おおまかな記述ですのでご容赦を）。

　アテトーゼ：（舞踏病に比べると）ゆっくりと手足の先や舌をくねらす運動。

　ジストニア：筋肉の緊張による異様な姿勢をとる。伴う不随意運動は緩徐なことが多いとされるがリズミックに反復する場合もある。

　ミオクローヌス：ピクっとする短い運動。夢の中で高いところから落ちそうになって，身体がピクっとしたことはないですか。あの運動です。

　口部ジスキネジア：たえず口をモグモグ，舌を動かして唾がブクブク出ます。

　チック：急に顔をしかめたり，首をキュっと振ったり，肩をすくめたりします。「くそっ」とか汚い言葉を伴う場合はトウレット症候群といわれます。

　振戦：パーキンソン病のところでも出ましたが，いわゆる「ふるえ」です。パーキンソン病のふるえは動かしていないときに出る静止時振戦ですが，ある姿勢をとったとき（「前にならえ」の姿勢など）に出る姿勢時振戦や運動時（字を書くなど）に出る運動時振戦は疲労や寒冷など生理的な原因でも出ますし，加齢，アルコール中毒，小脳疾患，あるいは原因不明の本態性振戦でもみられます。
　じっとしているときに手指がプルプル，あるいは指先で丸薬をまるめるような振戦があり，動かすと軽くなる場合はパーキンソン病の振戦ではないかと疑います。

●まとめ●
☑ パーキンソン病は黒質ドパミンの不足で起こる。
☑ パーキンソン病は無動，動作緩慢，筋固縮，安静時振戦が特徴。

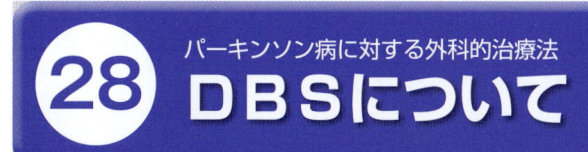

28 パーキンソン病に対する外科的治療法
DBSについて

→口絵6

（ここは少し専門的なので最初はとばしてもかまいません。DBSについて知りたいときに目を通してください。）

レベル5 これは知っておくとお得

＜不随意運動の外科的治療，とくに脳深部刺激療法について＞

U医師：DBSって聞いたことありますか？

2年目ナース：パーキンソン病に対する外科的な治療法ですね。日本語では確か脳深部刺激療法という……ですね？

脳深部刺激療法とはその名前の通り，脳の深部を電気で刺激することによって機能的に困っている症状を改善させようとするものです。パーキンソン病が対象として多いですが，大脳基底核疾患による不随意運動の治療に広く用いられています。

新人ナース：なんで不随意運動って出るのですか？

大脳基底核には必要でない動きを抑制して，必要な動きのみをさせる働きがあります。この制御が異常になれば滑らかに思った通りの（随意の）運動ができなくなり，不随意運動が出るというわけです。

不随意運動とは？
　「不随意運動」とは「意思に反する運動」のことですが，随意的ではない運動をすべて含めると混乱が生じます。例えば大脳皮質由来のてんかんによるけいれん，脳幹部由来の顔面けいれん，脊髄由来のミオクローヌス（大脳由来のミオクローヌスと同じような運動），筋肉のピクツキ（クランプ）も随意的な運動ではありません。したがってこれらの病態との鑑別の意味も含めて，現在では不随意運動とは一般に大脳基底核疾患によって生じる症状の一部を意味することが多いです。

主任ナース：大脳基底核疾患の外科治療って以前からあったのですか？

だいぶ前からされていたんです。現在は頭に特殊なフレームをつけて，詳しい病変部位を計測して手術する**定位脳手術**という方法がとられていますが，

以前はそういう装置もなかったので大変だったようです．あまり教科書に書いてないようなので簡単に歴史を紹介しますね．

＜定位脳手術導入前の外科治療＞

大脳基底核疾患にはパーキンソン病，本態性振戦，ジストニア，アテトーゼ，舞踏病（ヒョレア），バリスムなどがあります〔☞p.119〜122〕．1909年にアテトーゼに対して大脳皮質運動野の切除が行われ，その後パーキンソン病の振戦に対して適応されました．大脳皮質からの運動指令を脊髄に伝える経路を錐体路といいますが，1930年代からは脊髄の錐体路や中脳にある錐体路の大脳脚という場所の切除が行われ，手足の麻痺の出現とひきかえに不随意運動の治療が行われていました．しかし1940年代になって開頭手術による大脳基底核の切除が麻痺の合併なしにパーキンソン病の振戦や固縮を改善させることが示され，治療の中心となっていきました．さらに同時期に脳深部の特定部位に到達することが可能な定位脳手術装置が誕生して，大脳基底核疾患の外科的治療は大きく進歩したわけです．

大脳基底核が不随意運動治療の目標と注目されるまでにも，いろんな試みがなされていたんですね．

定位脳手術は頭蓋骨に小さな穴を開けて，脳の表面から針を刺して，肉眼ではみえない脳深部に正確に針の先端を到達させることができます．以前はその先端の部分の組織を焼いて治療を行うというものでした．

＜凝固手術から脳深部刺激療法へ＞

不随意運動の治療部位としてさまざまな脳内の場所が検討されてきました（覚える必要のない専門知識ですが，現在一般的なのは，パーキンソン病では視床中間腹側核，淡蒼球内節，視床下核といわれる場所が，本態性振戦には視床中間腹側核，ジストニアに対しては淡蒼球内節や視床吻側腹側核，ヒョレア-バリスムには視床吻側腹側核前部や淡蒼球内節という場所が目標にされています）．

脳を焼いても大丈夫なのかしら？

その場所が異常に興奮しているなら，凝固してしまうことで脳の神経回路によい影響を及ぼします．ただし目標とした部分の凝固破壊術では元に戻らない（不可逆的な）組織変化が生じます．

　問題は，もし凝固したい場所のすぐそばに重要な組織があって，凝固の影

響が及ぶと副作用が出るし，場合によってその副作用も永続する危険性があるわけです。

それはいやだな。

また，脳の左右のいずれか一方なら大丈夫でも，両方をいっぺんに凝固すると出る新たな合併症もあります。例えば両側視床手術の場合であれば構音・嚥下障害が発生するなど。

それも問題ですよね。

凝固破壊と同じような効果を得て，かつその目標点を扱って副作用が出たり，危なそうならやめることができる治療法を，皆求めていたんだね。その必要性が電気刺激療法に結びついたのです。

＜DBSの誕生＞

1987年Benabidという人が，振戦に対して視床の電気刺激術を施行し，従来の凝固術と同じくらい効果があることを報告しました。電気刺激は機能変化を脳に起こしますが，刺激をやめれば元の状態に戻ります。ですから，破壊術でしばしばみられた永続的な合併症が避けられますし，左右の脳を両側同時に手術することも可能です。電気刺激は強さも調節でき，安全性が高いことから急速に世界中に普及しました。

　このように，深部（Deep）の脳（Brain）を刺激する（Stimulation）治療法なのでDBSと呼ばれます。

　とくにパーキンソン病の運動症状の全般に効果的な標的部位である視床下核は，わずか9×7×4 mm（報告で多少異なります。アーモンドのような形）の大きさで間脳（脳幹の少し上）に存在するため，両側を同時に手術するには，今のところDBS治療は最適といえます**（図53）**。

そんな深くて，小さな場所に，よく正確に電極を置けますね？

解剖学的な計測，そしてその場所の電気的な活動も測定しながら行っています。術中に電気刺激をして効果を確かめる必要もあるので，患者さんの協力も重要なのです。

＜パーキンソン病に対する視床下核DBSについて＞

DBS治療が効くのはパーキンソン病であるため，まず確定診断が必要です。

図53：脳深部刺激電極設置（両側視床下核）直後のX線と頭部CT

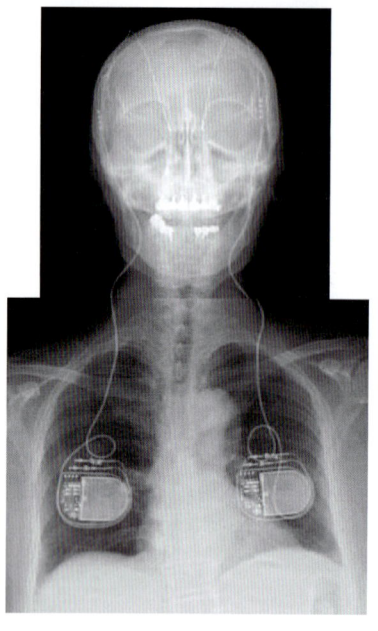

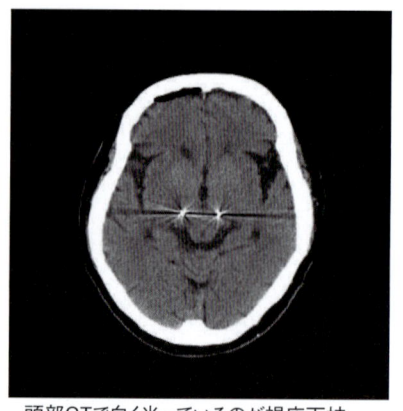

頭部CTで白く光っているのが視床下核に設置された電極です。
両側胸部には刺激用のバッテリーが埋め込まれています。

それ以外のパーキンソン症候群（症状はパーキンソン病に似ているが別の原因である疾患群）を除外するため，またDBSの効果判定を正確に評価するには神経内科との協力は欠かせません。

研修医：手術に至るまでに神経内科病棟に入院して評価を受けていますね。でもパーキンソン病の患者さん全員が対象ではないようですが。

パーキンソン病でもすでに病期が進行し過ぎてレボドパが効果のない場合は手術も無効なのです。
　<u>レボドパが効いて症状改善があれば手術も効きます。</u>視床下核DBSは進行期パーキンソン病の運動機能とADLを改善させます。

実際にパーキンソン病の患者さんへの説明はどのようにしているのですか？

患者さんと家族への説明のポイントは以下の通りです。

　（1）<u>視床下核DBSは振戦，固縮，無動などの運動症状の改善は期待できますが，パーキンソン病そのものを根治するのではない</u>ため，多くの非運動症状（認知症，自律神経症状など）には無効であることを十分に理解しても

126

らう必要があります。

　(2) もっとも効果がみられるのは，急なオフ期の到来で動けなくなるようなの日内変動を改善する「オフ期をオン期の状態にまで底上げする効果」であり，それまで頻回であった投薬回数も減少します。さらに視床下核DBSは薬の減量も可能（薬の肩代わり効果）になるため，薬剤による副作用としての異常運動（ジスキネジア）や精神症状などの改善に役立ち，薬が十分に増量できない場合やレボドパ投与に耐えられない場合にも有効です。

　(3) 視床下核DBSはパーキンソン病の運動症状のなかでも姿勢不安定性やすくみ足には効果が確実でない場合があります。
　（これらの症状に対しては，大脳皮質刺激とか脚橋被蓋核という場所の刺激の組み合わせが検討されています。動物実験では脊髄刺激の効果も報告され今後の臨床応用が期待されています。）

　(4) 治療成績や問題点など
　パーキンソン病に対して，視床下核DBS装置埋め込み後4～5年間経過観察された報告があり，薬剤の減量効果や有意な臨床効果の持続が示されています。現在までのところ視床下核DBSは全体的には精神症状にも改善効果のほうが多いとされていますが，なかには認知機能障害や精神症状が出現する場合，自殺企図などの報告もあり注意が必要です。大脳基底核は高次脳機能の前頭前野系，情動の辺縁系とも連絡があることから，DBSが認知機能，精神機能に及ぼす影響についてはわかっていないことも多いのです。手術の説明のときにも，ここまでお話するようにしています。

毎回，かなりの時間を使って説明していますよね。

パーキンソン病の場合は患者さんとご家族も勉強熱心な方が多いです。

＜手術のリスクなど＞
　DBSは大脳基底核疾患による不随意運動のみならず，難治性疼痛，さらに海外では強迫神経症，トゥレット症候群や群発頭痛などの治療にも用いられていて適応範囲はしだいに拡大してきています。しかしDBSは脳実質を扱う手術である以上，脳出血や感染のリスクは決して無視できるものではありません。術前に十分にリスクについて説明し，もし合併症が起こった場合にも，患者側と医療側はともに協力して対応していける信頼関係の構築は医療全般に共通のものです。DBSはその治療対象が難治性の病態を抱えた患

図 55：脳神経の位置

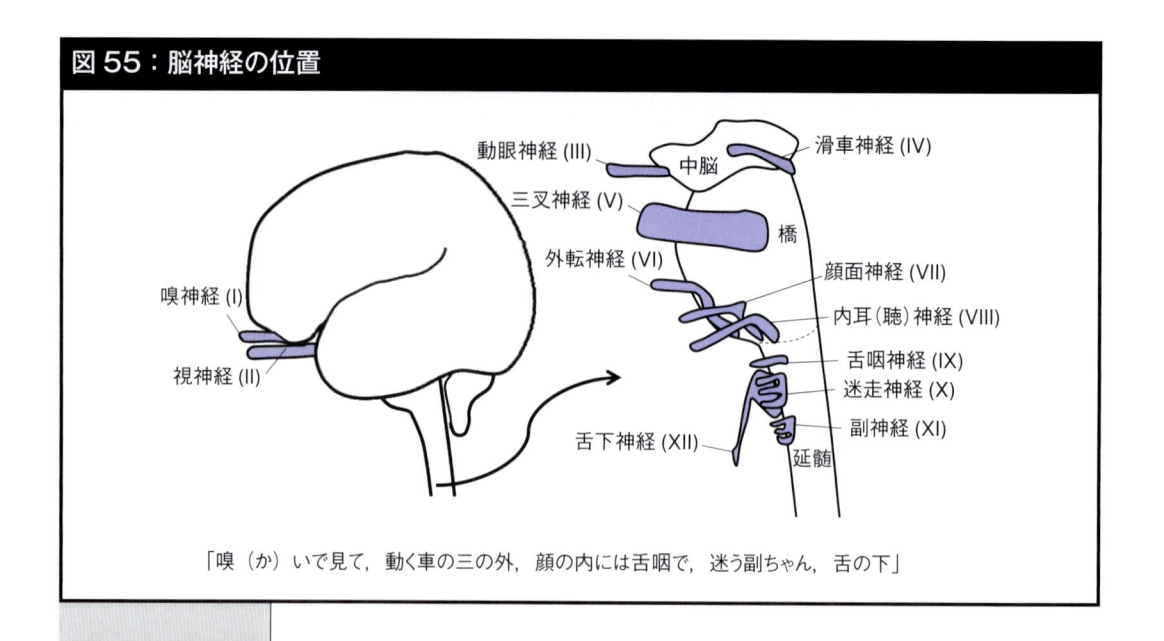

動眼神経 (III)
滑車神経 (IV)
中脳
三叉神経 (V)
橋
嗅神経 (I)
外転神経 (VI)
顔面神経 (VII)
視神経 (II)
内耳（聴）神経 (VIII)
舌咽神経 (IX)
迷走神経 (X)
舌下神経 (XII)
副神経 (XI)
延髄

「嗅（か）いで見て，動く車の三の外，顔の内には舌咽で，迷う副ちゃん，舌の下」

ろいろ想像しながら繰り返して唱えると記憶しやすいかも）。

それぞれ嗅神経（Ⅰ），視神経（Ⅱ），動眼神経（Ⅲ），滑車神経（Ⅳ），三叉神経（Ⅴ），外転神経（Ⅵ），顔面神経（Ⅶ），内耳（聴）神経（Ⅷ），舌咽神経（Ⅸ），迷走神経（Ⅹ），副神経（Ⅺ），舌下神経（Ⅻ）となります。

では，それぞれの解剖と機能について，主なものに的を絞って解説します。

＜嗅神経（第Ⅰ脳神経）＞

解剖：前頭葉が載っている前頭蓋窩の中央寄りに左右の嗅神経は前後に細長く配列しています（図54，55）。末梢は鼻粘膜の神経とつながり，中枢は内側に走行して大脳半球内面につながる経路と外側に走行して側頭葉につながる経路があります。

嗅神経の機能

レベル1　ここは基本

嗅神経が障害されるとどうなるでしょう？

臭いがわかりません。

正解。

＜関連疾患＞

この嗅神経のある頭蓋底はくも膜に「皺」が多いので，くも膜の細胞も多い。したがって，**くも膜の細胞から発生する腫瘍（髄膜腫という）**ができやすい場所です。しかも，かなり大きくなってから発見されることが多いのです。

58歳女性のDさんは直径5cmの大きな前頭蓋底髄膜腫でしたね（図56）。嗅神経近くのくも膜から発生したということでした。家族の話では数カ月前から料理の味付けが変わったと本人がいっていたそうです。嗅神経の障害と関係しますか？

臭いがわからなくなるのが，ゆっくりとなら本人の自覚はないことも多いです。そして料理の味付けの変化というのは，嗅神経障害でも起こりえます。実際に実験してみましょう。鼻を両方ともつまんで10分くらいしてから食事をしてごらん。

やってみます。

鼻がつまると味もわかりにくくなります。嗅神経障害によって，間接的な味覚障害が起これば味付けも変わるでしょう（☞次ページ「サイドメモ」）。

あれだけ大きくても前頭葉症状が，はっきりしなかったのが驚きです。

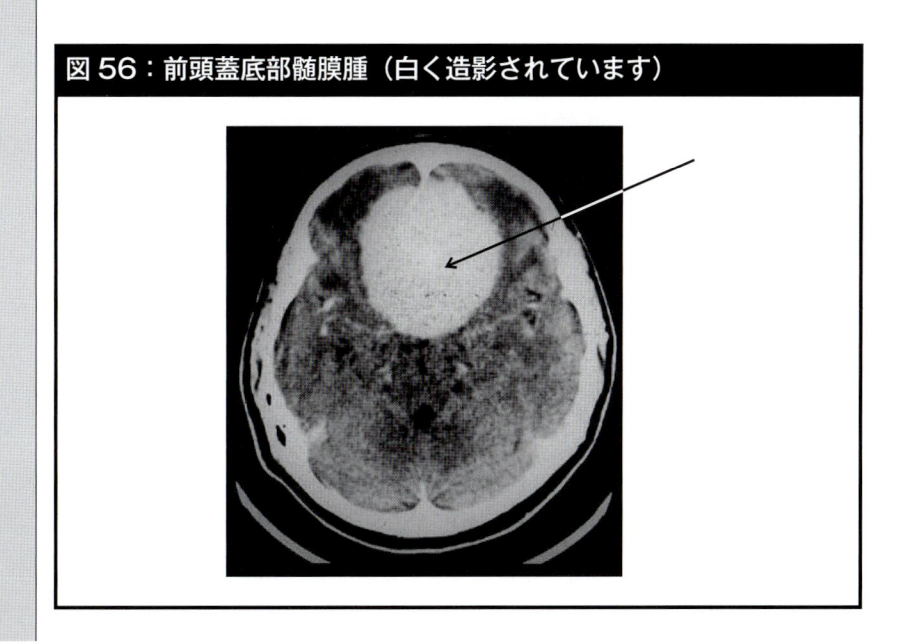

図56：前頭蓋底部髄膜腫（白く造影されています）

髄膜腫は脳の外側からの圧迫なので脳実質の破壊症状が乏しかったと思われます。

レベル6　もっと知りたければここを読む

サイドメモ

　鼻で臭いを感知するのは，吸気から鼻腔に入っていく経路（オルソネーザル）と口に入った食べ物の臭いが呼気とともに咽頭から鼻腔にいく経路（レトロネーザル）の２つを介しています。鼻をつまむとどちらの経路からも食事の臭いが入りません。臭いの情報は嗅皮質という場所からさらに前頭葉眼窩皮質や扁桃体へと運ばれます。

　前頭葉の底面にある眼窩皮質では，臭いと味（舌からの情報）と舌触りの情報が統合されています。

　鼻がつまると風味が低下するのは統合される情報が少なくなるからです。扁桃体に達した臭いの情報は情動反応（例えば動物なら敵の臭いに対する恐怖反応）を起こすといわれます。

●まとめ●
- ☑ 脳神経は 12 対ある。
- ☑ 嗅（か）いで見て，動く車の三の外，顔の内には舌咽で，迷う副ちゃん，舌の下。
- ☑ 嗅神経は前頭蓋窩にある。
- ☑ 嗅神経の障害では嗅覚低下と味覚低下が起こる。

30 視神経（第Ⅱ脳神経）

メガネでは矯正されない視神経障害による視力低下

→口絵9

レベル1～2 基本なので初心者は覚えること

視神経の解剖

嗅神経の後尾のすぐ後ろに視神経がみつかります**（図54, 55）**。眼球を収納している「眼窩（がんか）」とは視束管（しそくかん）という孔を通じてつながります。

視覚情報は眼のレンズ，網膜を経て視神経に伝わります**（図57）**。まっすぐに前をみたとき，左右の眼球網膜の右側には左側の視野が（網膜左側には右側の視野が）写ります。**視神経**を通じて頭蓋内に入ると左右の視神経がくっついている場所があり**視神経交叉（視交叉）**といわれます。その後ろは再び左右に分かれ**視索→視放線→後頭葉**という流れです。

<u>視神経交叉部では左右の眼球網膜に入った左視野の情報は右の視索以降へ，右視野の情報は左の視索以降へと伝達されます。</u>

<機　能>

U医師

以上のことから，視神経の障害ではひとつには**視力**，もうひとつは**視野**について考える必要があるわけです。

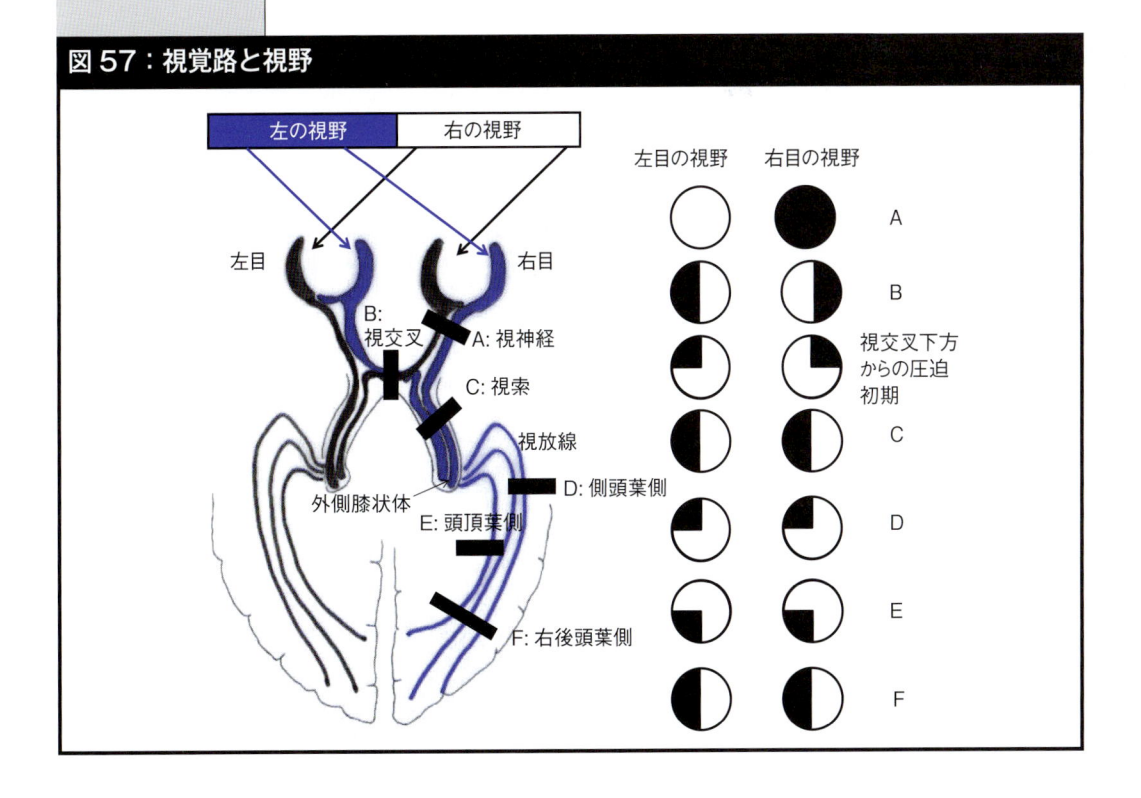

図57：視覚路と視野

左の視野／右の視野
左目／右目
A: 視神経
B: 視交叉
C: 視索
視放線
外側膝状体
D: 側頭葉側
E: 頭頂葉側
F: 右後頭葉側

左目の視野　右目の視野
A
B
視交叉下方からの圧迫初期
C
D
E
F

さてここで1つ質問。視力低下についてです。視力の低下は近眼，老眼，乱視などでも起こりますけど，視神経の障害による視力低下となにか違いがあるでしょうか？

新人ナース：いずれもみえにくいだろうけど……。

近眼，乱視，老眼になったとき，皆さんならどうしますか？

2年目ナース：メガネかコンタクトレンズをします。

それでレンズ（水晶体）のひずみ（屈折異常）を調整するわけですね。では網膜とか視神経が障害されたとき，メガネでよくなるかな？

そーか，メガネはレンズ（水晶体）だけの調整だから，網膜や視神経の矯正は無理。

そこがまず大切なポイント。視力低下がレンズで矯正されるかどうか。視神経障害では矯正されない（図58）。 レベル2 初心者は絶対に覚えること

脳外科の外来には矯正レンズが置いてあるのですか？

それはないけど，患者さんに聞けばいいし，ほかに屈折異常を調べる簡単なピンホール視力検査という方法もあります。

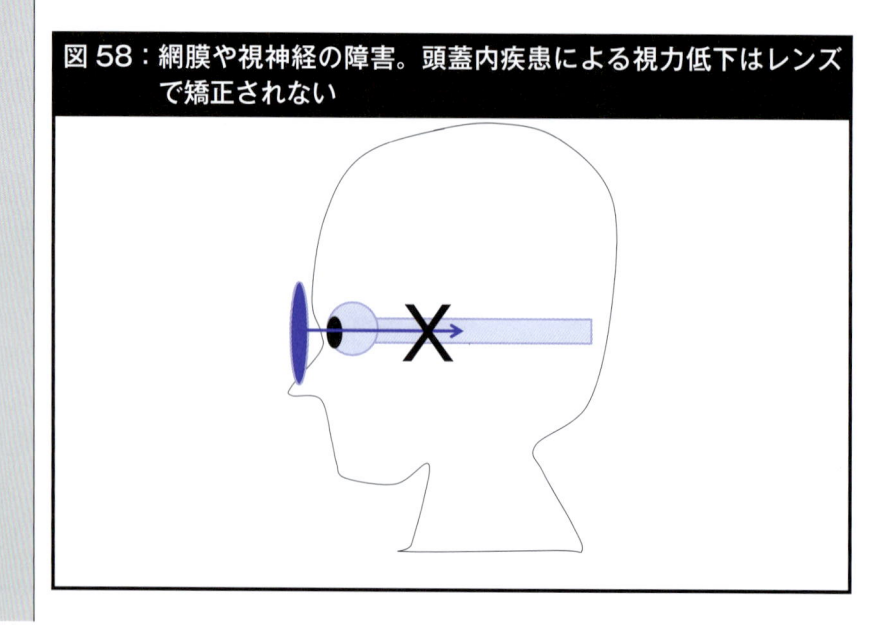

図58：網膜や視神経の障害。頭蓋内疾患による視力低下はレンズで矯正されない

レベル3 上級者のためのミニ知識

ピンホール視力検査

　もし，あなたの眼が悪いのなら試してみてください。人差し指を親指の付け根までまるめて直径1mmくらいの小さな穴を作る。そして中を覗いてみてください。壁掛け時計の文字などみえにくかったのが，はっきりするでしょう。小さな穴から光の束が集約されて，かつレンズの中心にまっすぐに入って網膜に到達するのでレンズの屈折異常が矯正されるわけです。

　メガネをかけても矯正されないなら眼底検査，それで異常なければ頭部CTやMRIという順番になります。

　頭蓋内疾患による視力障害はレンズで矯正されない（図58）。

　それが原則ですね。

主任ナース　視野については？

　神経の教科書なら必ず絵入りで説明されています。ここでも整理しておきます。

レベル2 初心者は絶対に覚えること

視野障害

（図57を使って理解をしてください。レベル2～3だけど，すべてをいっぺんに覚えようとしなくていいです）

　図57-A：片側の視神経障害が起これば障害側の目がみえません（盲）。これは視神経にできる腫瘍（視神経膠腫）や視神経が頭蓋骨を貫く部分（視神経管とか視束管といわれる）での骨折などで起こります。

　図57-B：視神経交叉部での障害では両耳側半盲といって左右の眼とも外側部の視野がみえなくなります。例えば視神経交叉近くにできる髄膜腫（鞍結節部髄膜腫という専門的な名前があります）や下垂体腺腫により起こりやすいです。

　図57-C：片側視索の障害では反対側の同名半盲（右視索なら両眼視で左視野がみえない，右目も左目も左側がみえない）となります。

図57-D,E:片側視放線の障害では反対側の同名半盲となります。ただし視放線というのは,上下に広がってから後頭葉に収束します。途中で側頭葉側に視放線の下部分が,頭頂葉側に視放線の上部分が通ります。したがって側頭葉側で視放線が障害されると同名半盲だけど上半分の視野が欠けるし,頭頂葉側での障害では下半分が欠けます。

図57-F:片側後頭葉の障害→反対側の同名半盲。

うーん,細かいですね。いやになりそう。

それは困るので,そうだね〜。視交叉障害で両耳側半盲,それより後ろでは同名半盲だけを覚えておきましょうか。 レベル2 初心者は絶対に覚えること

＜関連疾患と病態＞

両耳側半盲について

いつも大スクリーンの前で映画を観賞するのだけど,最近『左右に出る字幕がみえにくくなった』という訴えがあれば両耳側半盲を疑います**(図59)**。

　視交叉の真ん中の圧迫では左右の目は,いずれも外側の視野がみえなくなります**(図57-B)**。視野の外側を慣習的に耳側,内側を鼻側と呼ぶので,両眼の耳側の半盲,略して両耳側半盲といいます。

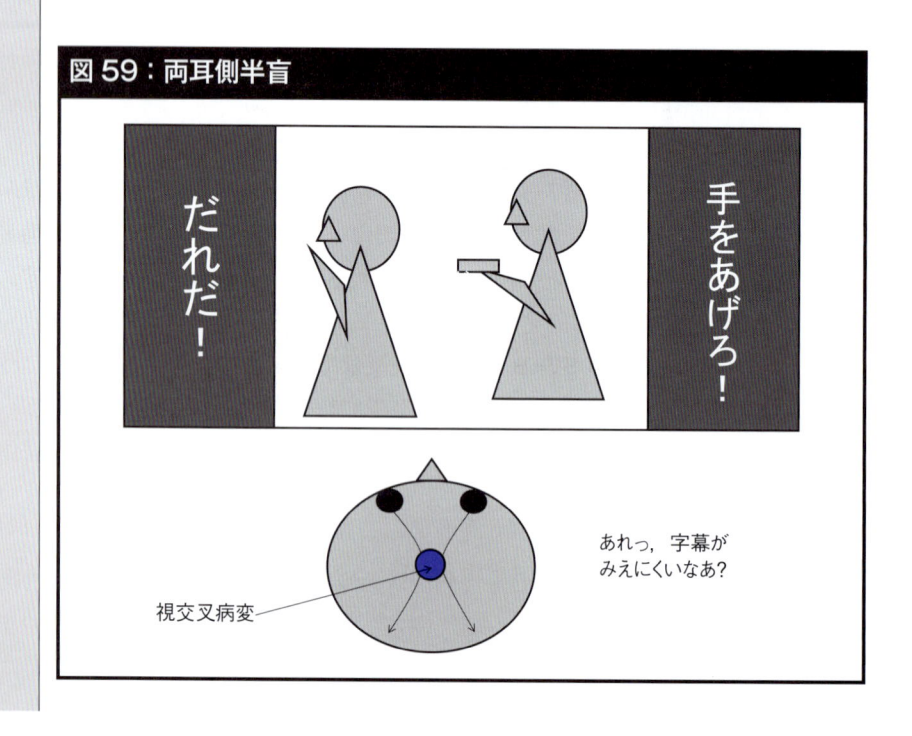

図59:両耳側半盲

だれだ！
手をあげろ！

あれっ,字幕がみえにくいなあ?

視交叉病変

ウンウン。

脳外科ではよくみかける状態で，<u>視交叉の真下にある下垂体という場所から腫瘍が発生したときにも出る症状</u>*です。これは映画をみていて字幕がみえにくくなったということで気づかれることも多いようです。

両耳側半盲は臨床上大切なのですね。

その症状で病変の場所（視交叉）がわかるからね。

> レベル5 これは知っておくとお得

視野障害と日常生活

同名半盲のなかでも上がみえにくい場合とか，下がみえにくい場合とかでは，どっちが不便なのかしら？

例えば側頭葉てんかんの手術で，一側の側頭葉を広く切除した場合，側頭葉側の視放線が一部障害されます。そのときは同名半盲で，かつ上 1/4 盲が出ることが多いです。でも日常生活ではあまり困らない。しいていえば右側頭葉切除後に出現した左上 1/4 の同名半盲では，右ハンドルの自動車を運転するときに左上にあるバックミラーを「ちらっと」みることができない。しっかりと頭を動かしてみるように指導する必要はあります。

頭頂葉の障害で下 1/4 の同名半盲の患者さんでは，階段を降りるときが怖いといっていました。下がみえにくいのは不自由でしょうね。

●まとめ●
- ☑ 視神経障害では視力と視野について検査する。
- ☑ 視神経障害の視力低下はメガネで矯正されない。
- ☑ 視覚情報はレンズ→網膜→視神経→視神経交叉→視放線→後頭葉へと伝わる。
- ☑ 視交叉障害で両耳側半盲が起こる。

---

*視神経交叉の下からの圧迫があると，初期には両耳側の上半分の盲が起こり，両耳側上 1/4 盲といわれます（図57）。

30．視神経（第Ⅱ脳神経）

31 眼球運動に関連する脳神経
動眼神経（第Ⅲ脳神経），滑車神経（第Ⅳ脳神経），外転神経（第Ⅵ脳神経）

➡口絵 9

■動眼神経（第Ⅲ脳神経）■

これは脳外科臨床ではとても大切な神経ですので，よく理解しましょう。

レベル1 ここは基本

動眼神経の解剖

動眼神経は中脳に核があります（図60）。そこから出て**海綿静脈洞**＊の外壁の中を通って，**上眼窩裂**＊＊から眼窩に入り眼球を動かす筋肉につながります（図60, 61）。臨床的に重要な点は，途中で①小脳テントの前縁近傍を走行すること，②内頸動脈の外側を走行することです。

＊海綿静脈洞：下垂体を入れているトルコ鞍という場所の外側にあります。硬膜で囲まれた部屋で左右にあり，脳を灌流してきた静脈血が豊富に溜まっていて，その部屋を内頸動脈が貫通しています（図62）。

＊＊上眼窩裂：眼窩の上に横方向に開いている隙間で，頭蓋内から眼球運動と知覚に関係する神経（動眼神経，滑車神経，外転神経，三叉神経の第1枝）が眼窩内に入る割れ目です（図61）。

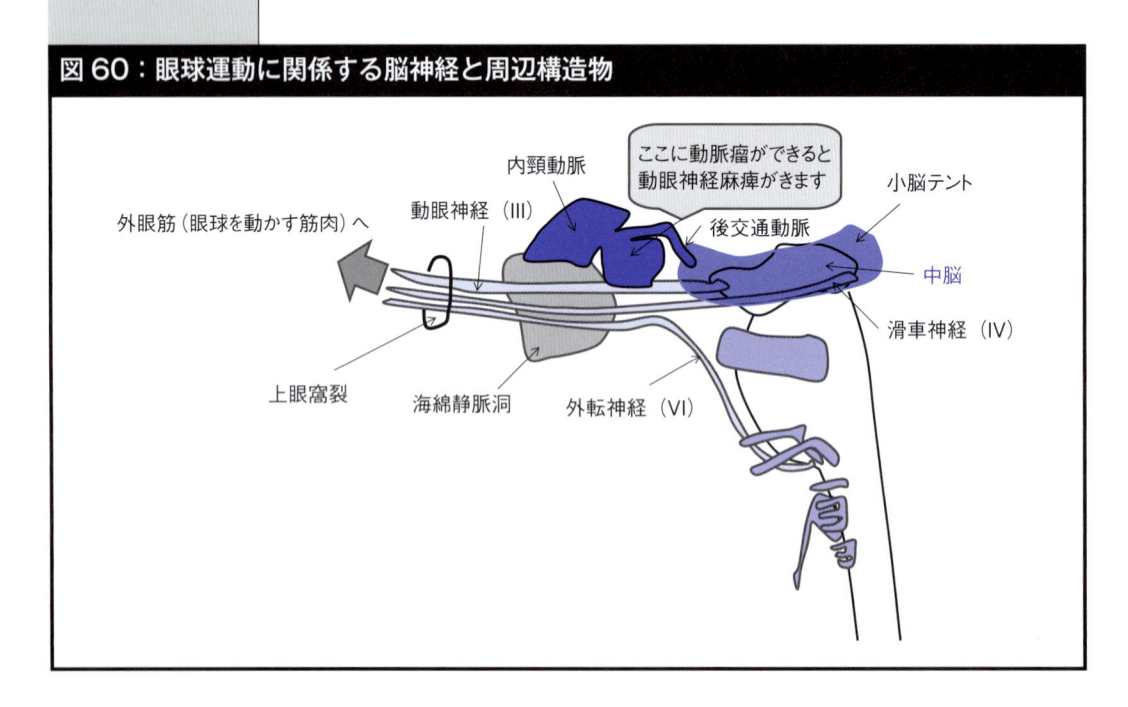

図60：眼球運動に関係する脳神経と周辺構造物

（外眼筋（眼球を動かす筋肉）へ／内頸動脈／動眼神経（Ⅲ）／ここに動脈瘤ができると動眼神経麻痺がきます／後交通動脈／小脳テント／中脳／滑車神経（Ⅳ）／上眼窩裂／海綿静脈洞／外転神経（Ⅵ））

図61：海綿静脈洞と上眼窩裂

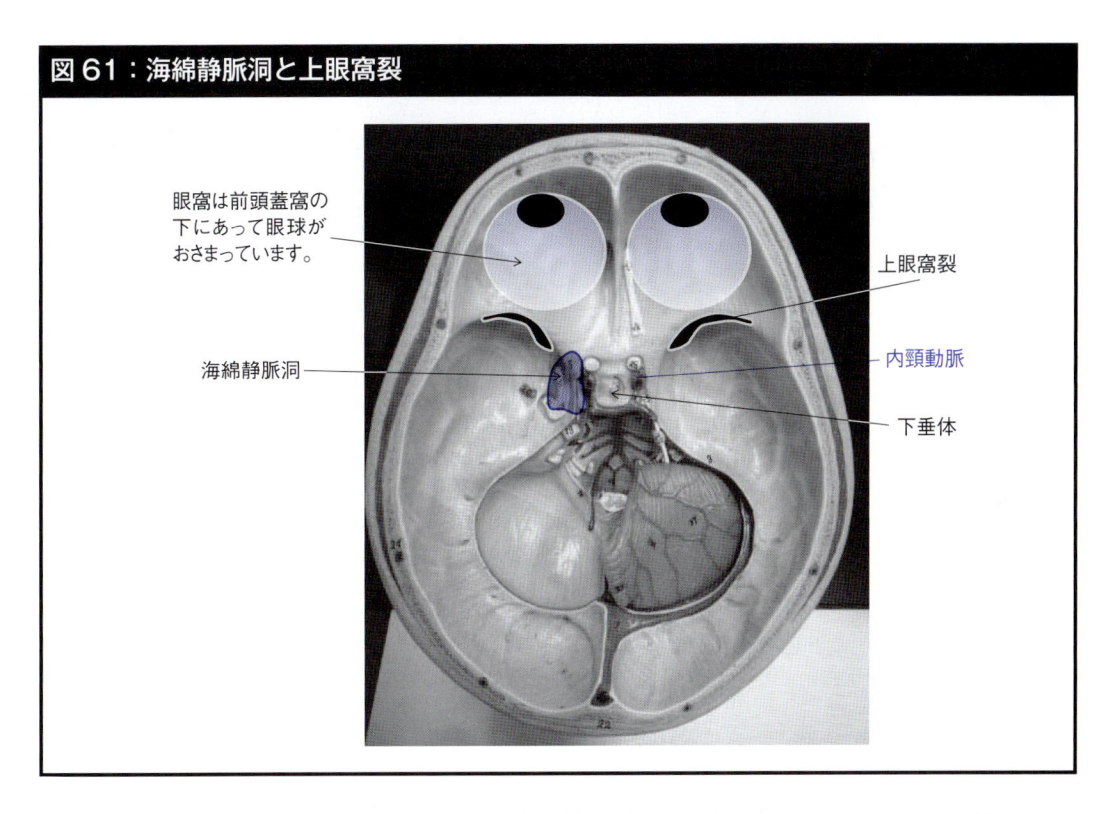

眼窩は前頭蓋窩の下にあって眼球がおさまっています。

上眼窩裂
海綿静脈洞
内頸動脈
下垂体

図62：海綿静脈洞の冠状断

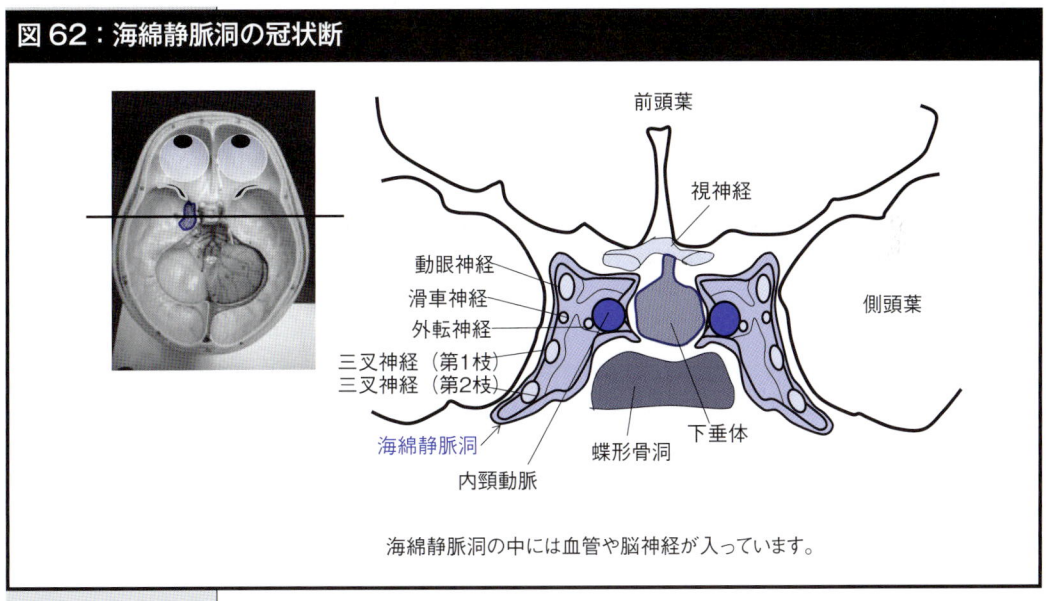

前頭葉
視神経
動眼神経
滑車神経
外転神経
三叉神経（第1枝）
三叉神経（第2枝）
海綿静脈洞
内頸動脈
蝶形骨洞
下垂体
側頭葉

海綿静脈洞の中には血管や脳神経が入っています。

> レベル2　初心者は絶対に覚えること

動眼神経の機能

　動眼神経は眼球運動のなかで<u>上下方向と内側（鼻の）方向に眼球を動かします</u>。<u>まぶた（瞼）を上に持ち上げる筋肉（眼瞼挙上筋）も動かしています</u>。また，<u>瞳孔の大きさを調整し，光が入ると瞳孔が収縮します</u>（対光反

射)。

U医師: 例えば『右の動眼神経が障害される』とどういう症状が出ますか(**図63**)？

2年目ナース: 左の眼は正常に動くけど，右は眼球運動が制限されるから『物が二重にみえる』と訴える。

それを**複視**といいます。右の眼球が外側以外に動かない(外転させるのは外転神経の働きだから，それはできる)。

さらに，瞼を上に上げられないので『眼が開かなく』(眼瞼下垂)なる。

瞳孔は？

収縮できないから開く(散大)。

> **レベル2 初心者は絶対に覚えること**
>
> ### 動眼神経についての臨床的重要事項
>
> 瞳孔の大きさに左右差があり，大きい側で対光反射が鈍いなら，すぐに医師に連絡すること。とくに急に出現した場合や頭痛なども伴っていたら超緊急！

新人ナース: どうしてですか？

図63：右動眼神経麻痺

正面視
右眼瞼下垂，右瞳孔散大

左方視
麻痺側は眼球内転ができない。

右方視
麻痺側も眼球外転はできる。

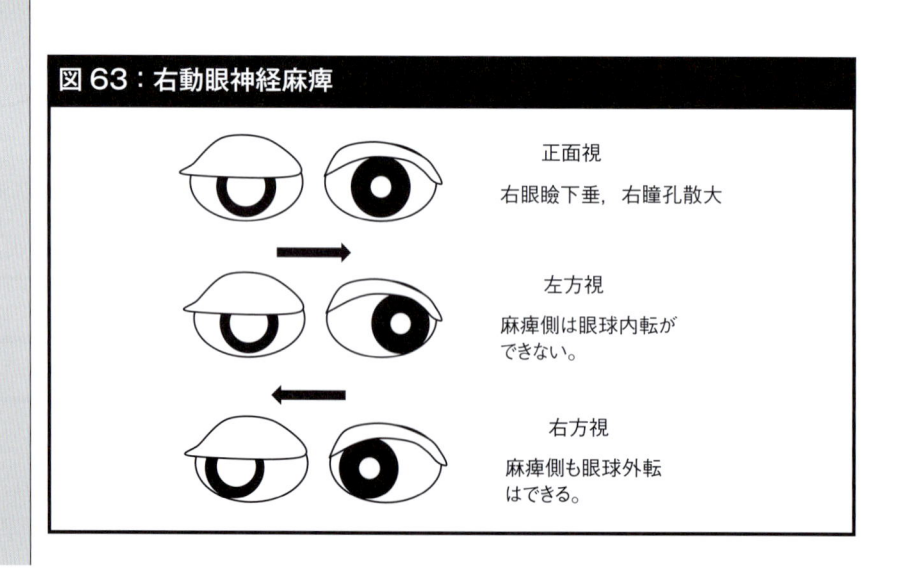

そのような場合には，①小脳テントから脳組織がはみ出して動眼神経を圧迫する状態（小脳テントヘルニア），つまり脳幹への強い圧迫が起こっているかもしれないし，あるいは②内頸動脈が急に膨らんだり破裂して動眼神経を麻痺させる状態（内頸動脈瘤）の可能性があるからです**（図60）**。

主任ナース：いずれも生命に直結する状態なのよ。絶対に覚えてね。

『物が二重にみえるんです』といわれると脳外科医はドキっとしてしまう。

でも，近視や乱視でも二重にみえますよね。

レベル3　上級者のためのミニ知識

心配な複視

そう，だから複視が起こるのは，片方の眼でみたときか，両眼でみたときかを聞いています。

　片一方の眼でみたときに物が二重にみえるなら，レンズの歪みとか網膜の異常などを考えて，まずは眼科的な目の検査が必要となる。

　しかし，両方の目でみて複視を訴えるなら急いで頭蓋内の検査をまず行う。脳動脈瘤がなければゆっくりと糖尿病の検査など（動眼神経麻痺をきたすことがある）を計画すればいい。

レベル5　これは知っておくとお得

メモ：動眼神経は周辺から圧迫されると散瞳が先で，その後に眼筋麻痺という順番で出現します。一方，糖尿病はその逆であることが多い。理由は瞳孔の収縮に関与する線維は神経の外周にあり圧迫に弱いから。逆に炎症や虚血（糖尿病などが原因）では神経の中心部のほうがやられやすいためといわれています。

●まとめ●
- ☑ 動眼神経麻痺では眼球運動障害による複視が出る。
- ☑ 動眼神経麻痺ではまぶたが下がる。
- ☑ 動眼神経麻痺では瞳孔が大きくなる。
- ☑ 瞳孔の左右差が出て，大きい側で対光反射も鈍いようなら医師に知らせる。

■滑車神経(第Ⅳ脳神経)■

レベル1 ここは基本

滑車神経の解剖

　中脳に核がある。線維は脳幹の背側に向かって走行しながら反対側に交叉して脳幹の外に出ます。その後,橋の回りをぐるりと後ろから前に回って海綿静脈洞の外壁の中を通り,上眼窩裂から眼窩に入ります**(図60)**。

レベル3 上級者のためのミニ知識

滑車神経の機能

　滑車神経の機能を理解するのは少し苦労します。
　ポイントは,障害されると<u>複視</u>を訴えるが,とくに<u>下をみると強い</u>。そして<u>頭を傾ける</u>ようになる,ということ。

どうして頭を傾けるのですか?

　以下はちょっと詳しい説明です。滑車神経による眼の動きのメカニズムについてです。

レベル4 ちょっとハイレベルな知識

　滑車神経は上斜筋という眼球についている筋肉を収縮させるのですが,この筋は眼球の後方内側から斜め上に走って,眼窩の内側上壁の骨が吊り輪(滑車)のようになった部分を通って,走行方向を外側に変えて眼球の真上に付着しています**(図64)**。したがって,この筋が収縮すると眼球は回転するように動きます。具体的には眼球を内側かつ下側(鼻先をみる方向)に動かします。

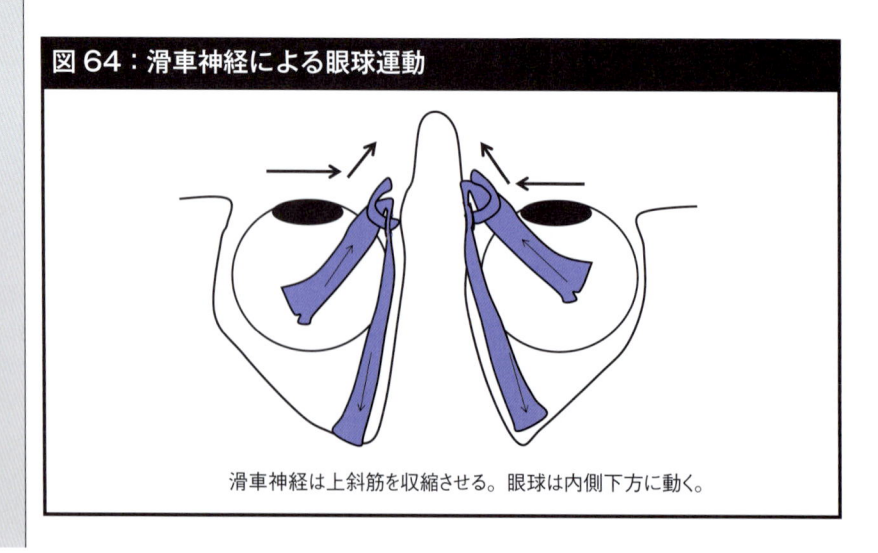

図64:滑車神経による眼球運動

滑車神経は上斜筋を収縮させる。眼球は内側下方に動く。

図65：右滑車神経麻痺の頭位代償

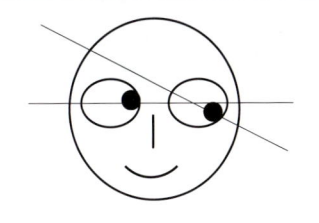

左下をみると複視が出現する。
（右目は内側下方を向けないため）
左右眼球の視軸がずれている。

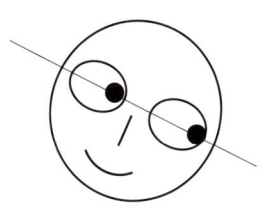

頭を健側に傾けて視軸を一致させると複視が改善する。

　片方の滑車神経麻痺で上斜筋が動かないと「前や上をみるときはいいけど，階段を降るときに二重にみえるので怖い」とよく訴えます。
　複視を軽減させるためには左右の眼球の傾きの差を小さくする必要があります。麻痺した眼が内側下方に下がらないぶんを頭を反対側（右上斜筋麻痺なら左側）に傾けて代償するようになります（図65）。

> **まとめ**
> ☑ 滑車神経麻痺でも複視が出る。
> ☑ 滑車神経麻痺では鼻先をみようとすると複視が強い。

■外転神経（第Ⅵ脳神経）■

　これは6番目の脳神経ですが，動眼神経や滑車神経と共同で眼球運動を調整しているので，順番を繰り上げて説明します。

〔レベル1 ここは基本〕 外転神経の解剖

　脳幹の橋に核があり，線維は前方から出て海綿静脈洞に入って上眼窩裂から眼球の外側についている外直筋につながります（図60）。

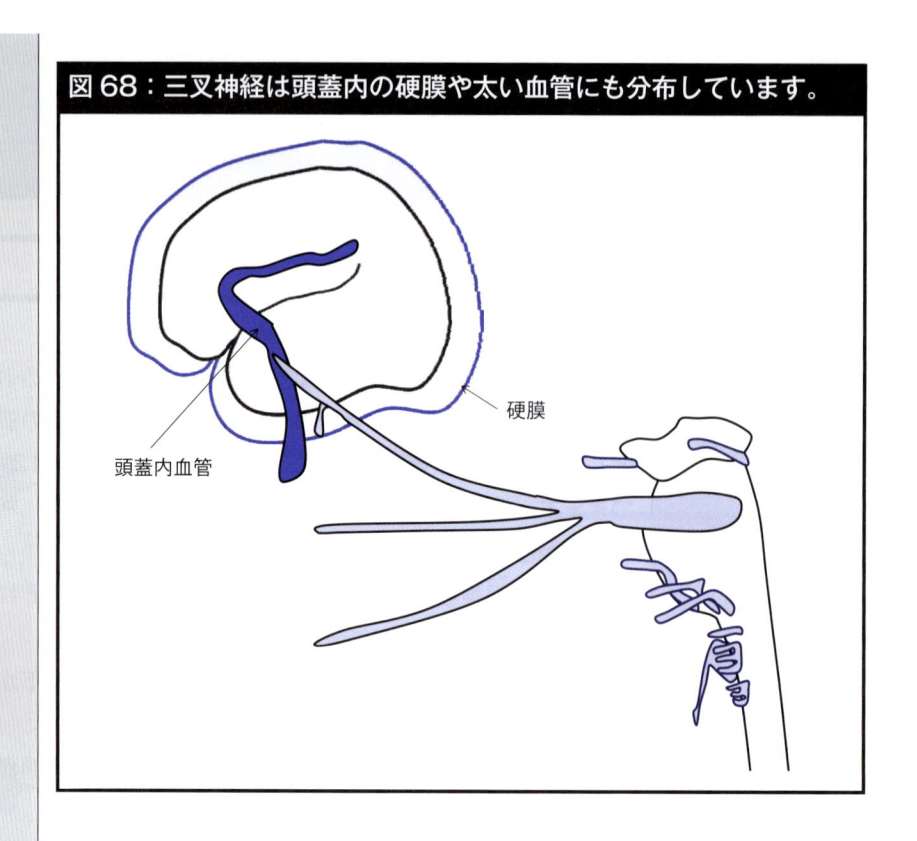

図68：三叉神経は頭蓋内の硬膜や太い血管にも分布しています。

硬膜
頭蓋内血管

■三叉神経の機能■

三叉神経の感覚系

　三叉神経感覚系の第1，2，3枝はそれぞれ顔面の上，中，下の知覚に関与します（図67）。
　第3枝の舌への分布は，顔面神経の一部である中間神経と一緒になって舌の前2/3の感覚に関与します。

U医師　ですから，三叉神経の機能が落ちるとどうなりますか？

新人ナース　顔を触った感じが鈍くなる。

　しびれたりもします。歯を抜くときに麻酔がかかりますが，あれも三叉神経を薬で麻痺させているのです。
　なお，テント上の頭蓋内病変による頭痛は三叉神経が感受していることは大切な事実（図68）です。脳自体が痛いのではなく三叉神経の分布している硬膜や血管が痛いのです。

レベル3 上級者のためのミニ知識

三叉神経の運動系（図69）

　耳の前で顎の関節部分を触りながら，口をぐっと噛みしめてみてください。硬く筋肉が盛り上がるのがわかります。これが咬筋で，三叉神経が麻痺すると弱くなります。さらに口をあ〜んと大きく開けるのは三叉神経支配の筋肉（翼状筋）の働きです。三叉神経の麻痺が起こると，下顎は弱いほうに（麻痺側）に偏位します。

レベル3 上級者のためのミニ知識

三叉神経痛

脳神経外科領域での関連疾患としては「三叉神経痛」があります。患者さんについて覚えている人はいますか？

主任ナース
だいぶ以前の患者さんですが，数年間苦しんだという顔面半分の激痛で入院した60代の男性がいました。右半分の顔は洗顔もできない状態で垢だらけ。少しでも顔に触れたら飛び上がるように痛いといってました。右下の歯も痛むということで，近くの歯科で5，6本抜歯されていましたが痛みは変わりませんでした。

今はこの疾患について知られてきましたが，以前は不必要な抜歯などを受けた患者さんは多かったと思います。

虫歯の痛みに似ているのですか？

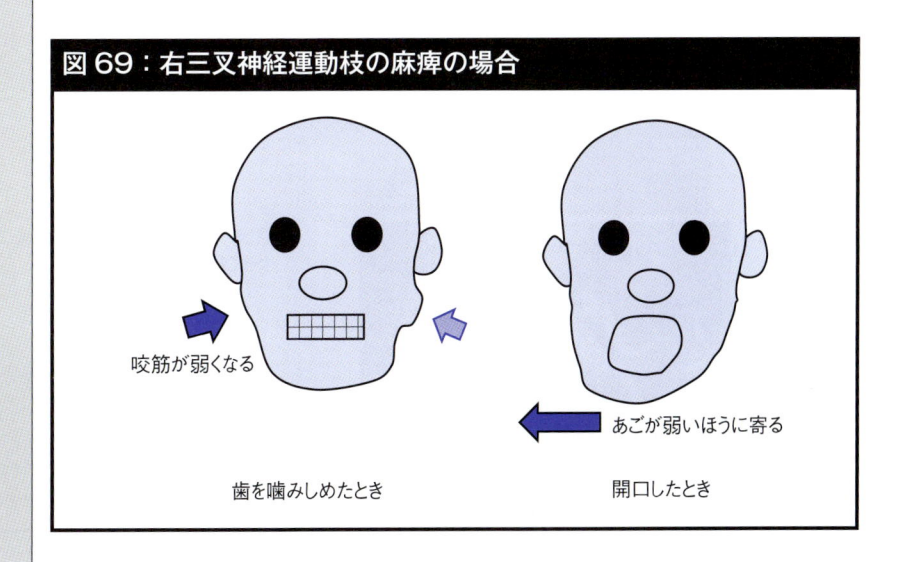

図69：右三叉神経運動枝の麻痺の場合

咬筋が弱くなる　　　　　　　　あごが弱いほうに寄る

歯を噛みしめたとき　　　　　　開口したとき

レベル4 ちょっとハイレベルな知識

三叉神経痛は三叉神経の第2,3枝領域に起これば虫歯の痛みと間違えるかもしれません。ただし神経痛の痛みには特徴があります。神経自体の自発放電なので，1回の発火の持続時間はせいぜい数秒から数十秒。ズキズキっときていったんおさまり，また起こるというように繰り返します。虫歯も神経痛様の痛みがありますが，基本は炎症なので，持続する痛みとか腫れぼったい感じなどの違和感があるのが普通。三叉神経痛のように神経そのものの発火現象では間欠期（かんけつき）には正常であるのが原則です。

研修医
短時間でも痛みのない間欠期があれば神経痛を考えるということですね。

もう1つの特徴は顔面に三叉神経が出る孔が3カ所あって，眉毛の内側の眼窩の上（眼窩上孔），眼窩の下（眼窩下孔），下顎部分（オトガイ孔）です。三叉神経痛のときは，それらの近くを軽く圧迫すると痛みがよく誘発されます。ちょうどその場所でなくても，顔面で疼痛が常に誘発される場所（誘発帯，英語でトリガーゾーン）があるのが特徴です**（図70）**。トリガーゾーンがない場合は本当に三叉神経痛なのか疑う必要がありますね。

その患者さんは，手術で痛みが消えて喜んでいました。

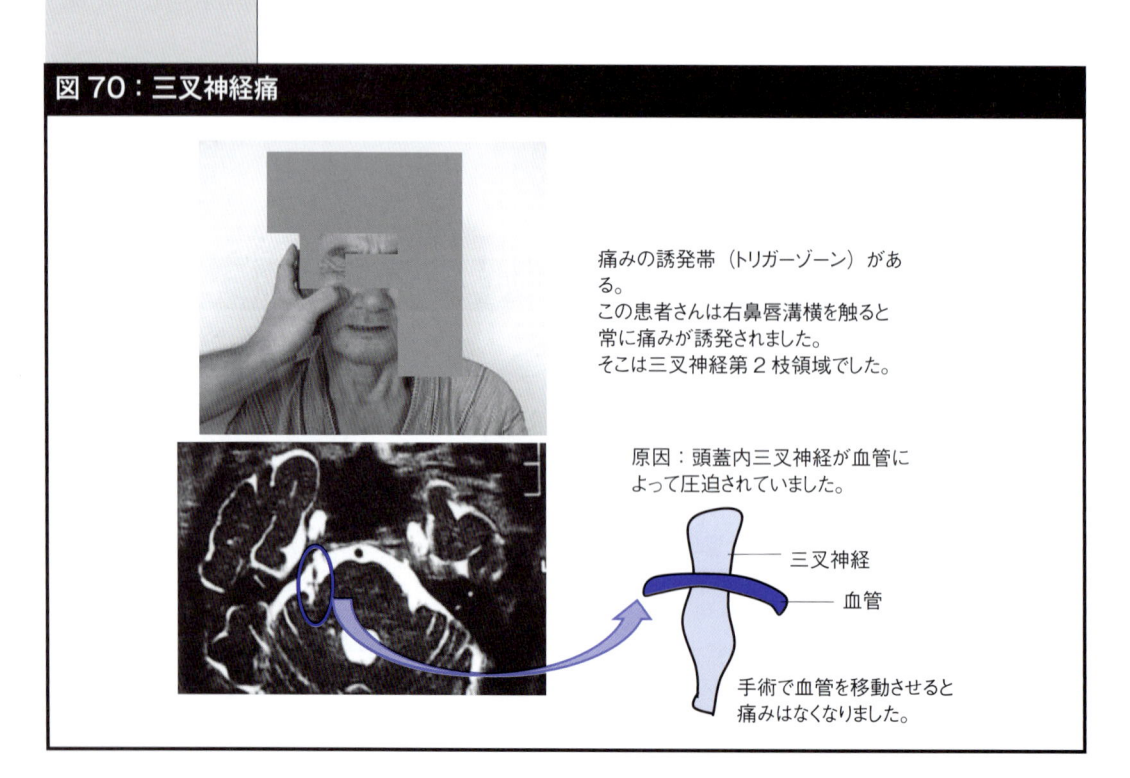

図70：三叉神経痛

痛みの誘発帯（トリガーゾーン）がある。
この患者さんは右鼻唇溝横を触ると常に痛みが誘発されました。
そこは三叉神経第2枝領域でした。

原因：頭蓋内三叉神経が血管によって圧迫されていました。

― 三叉神経
― 血管

手術で血管を移動させると痛みはなくなりました。

レベル3 上級者のためのミニ知識

三叉神経痛に対する手術

三叉神経痛では，原因が脳幹部から三叉神経が出る部分に血管が当たっていることが多いので，それを解除する手術（**微小神経血管減圧術**）は効果的です**（図70）**。

●まとめ●
- ☑ 三叉神経は顔面や頭蓋内硬膜，頭蓋内血管の感覚を伝える。
- ☑ おでこは第1枝，上唇は第2枝，下唇は第3枝。
- ☑ 三叉神経痛では顔や歯が痛む。
- ☑ 三叉神経痛では発作間欠期がある。
- ☑ 三叉神経痛には神経血管減圧術は有効である。

33 主に表情筋の運動を司る 顔面神経（第Ⅶ脳神経）

➡口絵9

> レベル1 ここは基本

顔面神経の解剖（図71）

　顔面神経核は橋下部にある。橋と延髄の移行部から神経が出て，小脳と橋の間（小脳橋角部）を走り，聴神経とともに内耳道に入る。**顔面神経管**という骨の通路を抜けた後に表情筋に分布します。おでこにシワを寄せる**前頭筋**と，眼をギュっとつぶる**眼輪筋**などを動かす「上枝」と，頬を動かす頬筋，口をすぼめる**口輪筋**，頸の表面の広頸筋などを支配する「下枝」に分かれます。

　運動枝以外に舌前2/3の味覚に関与する中間神経と呼ばれる感覚の分枝もあります。

> レベル2 初心者は絶対に覚えること

顔面神経の機能（図72）

　顔面表情の筋肉を動かします。ただし顔面神経の「上枝」の部分は左右の大脳半球運動野から支配されています。ですから大脳病変での片麻痺がきて，手足と顔面の下半分が動かなくてもおでこにシワを寄せることができます。しかし顔面神経の核から末梢で障害されると，上枝も下枝も障害されて顔半分の上から下まで動かなくなります。

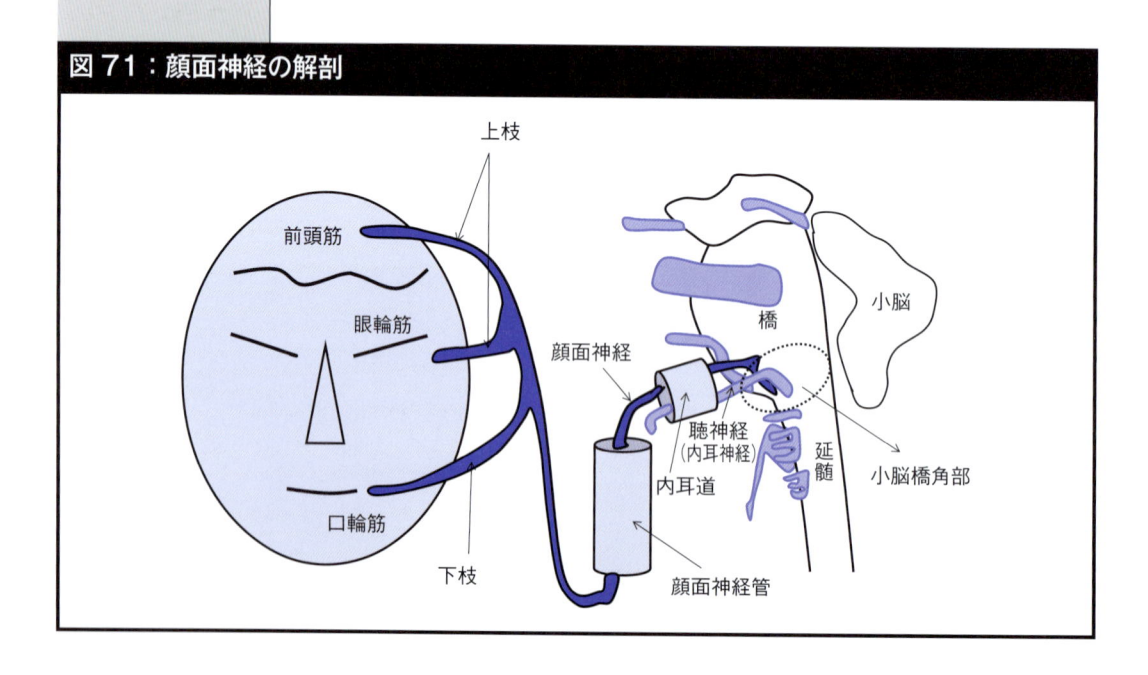

図71：顔面神経の解剖

（前頭筋，眼輪筋，口輪筋，上枝，下枝，顔面神経，聴神経（内耳神経），内耳道，顔面神経管，橋，小脳，延髄，小脳橋角部）

図72：顔面神経麻痺のパターン

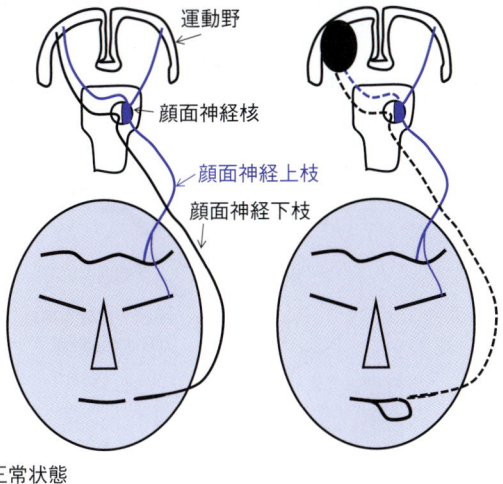

- 運動野
- 顔面神経核
- 顔面神経上枝
- 顔面神経下枝

正常状態
おでこのシワ寄せや目をつぶるのは両方の運動野から信号がきています。口をすぼめるのは反対側の運動野からの信号だけです。

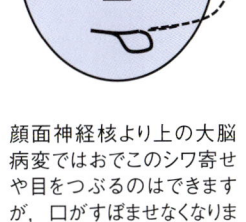

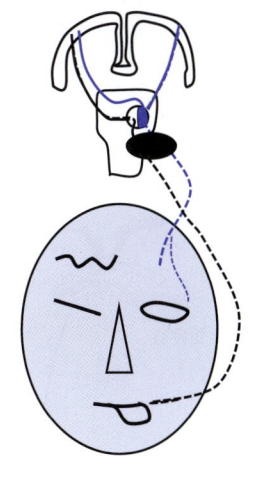

顔面神経核より上の大脳病変ではおでこのシワ寄せや目をつぶるのはできますが、口がすぼませなくなります。

顔面神経核以下の病変ではおでこのシワを寄せられず閉眼もできず、口もすぼませません。

U医師：大脳の梗塞とか出血の患者さんで、麻痺があってもおでこにシワが寄るかどうかは、観察してみてください。おでこのシワは寄るはずです。

顔面神経の脳外科関連疾患

2年目ナース：片側顔面けいれんの患者さんがいました。左の顔半分がピクピクして、あまり頻回になると眼が開かないくらい（図73）。学校の先生だったけど人前に出られなくなったといってました。これはどうして起こるのですか？

これは頭蓋内の顔面神経に血管が当たって起こる病気です（図73）。
　三叉神経痛と同様で脳幹から神経が出た直後で、脳の中で曲がった血管によって神経が圧迫されているためです。ですから、その血管を神経からはずしてしまうとよくなります。

手術のあとは仕事にも復帰できて、とても喜んでました。
　その人は耳鳴りもつらかったっていってたけど、顔面けいれんと関係するのですか？

片側顔面けいれんに耳鳴りを伴うことはしばしばあります。

図73：片側左顔面けいれん

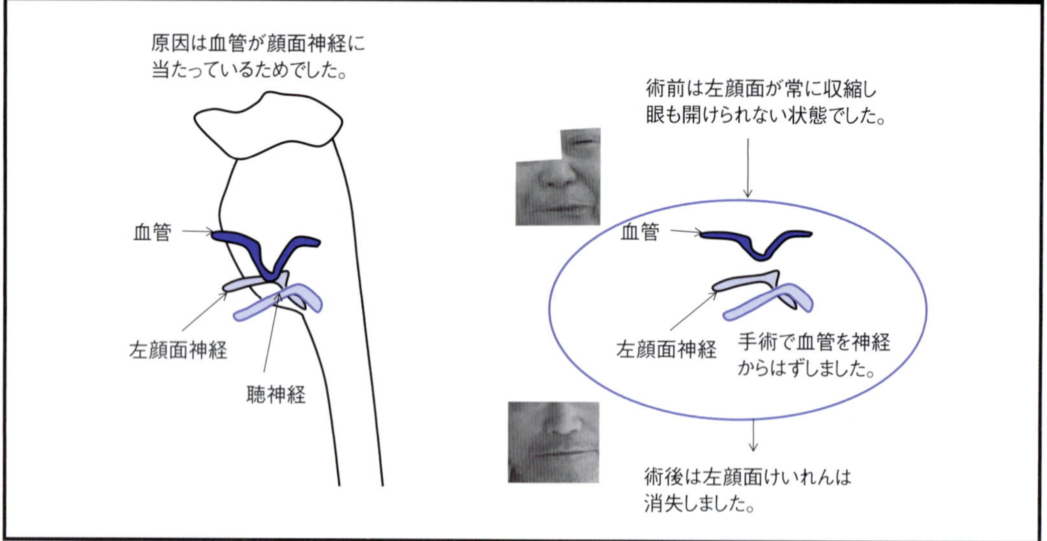

原因は血管が顔面神経に当たっているためでした。

血管
左顔面神経
聴神経

術前は左顔面が常に収縮し眼も開けられない状態でした。

血管
左顔面神経
手術で血管を神経からはずしました。

術後は左顔面けいれんは消失しました。

研修医：顔面神経と耳の神経（聴神経）が近いから一緒に圧迫される？

おっと，いきなりそこまで飛ばないで。確かに小脳橋角部では2つの神経はくっついているくらいに近いんだけど**（図73）**……。

レベル5　これは知っておくとお得

片側顔面けいれんに伴う耳鳴りの成因としては，実は<u>顔面神経は鼓膜の内側にあるアブミ骨筋を動かしている。</u>だから，けいれんによってその筋肉が収縮して低い耳鳴りが出るというのが一般的な考えです。

一般的というなら，そうでないものもあるのですか？

まだ診断するのが難しいけど，頭蓋内で聴神経が圧迫されると耳鳴りやめまいを起こすことも確かにあるようなんだ。ただし耳鳴りは加齢変化でも起こるので，どうしたら手術が効くタイプの耳鳴りなのかと診断できるか，現在も研究中なのです。

●まとめ●
- ☑ 顔面神経は脳内では聴神経の近くを走る。
- ☑ 顔面神経は表情筋を動かす。
- ☑ 顔面神経麻痺では表情筋の麻痺が出る。
- ☑ 顔面神経は神経核より上の病変ではおでこのシワを作れる（口すぼめはできない）。
- ☑ 顔面神経は神経核より下の病変ではおでこのシワも作りきれない（口すぼめもできない）。

34 聴覚と平衡感覚を司る 聴神経（＝内耳神経）(第Ⅷ脳神経)

→口絵9

レベル1 ここは基本

聴神経の解剖（図74）

聴神経は2つの神経から構成されています。1つは**蝸牛神経**＊で，もう1つは**前庭神経**です。蝸牛神経の核は橋下部にあり，前庭神経の核は延髄から橋にかけてあります。聴神経は橋と延髄の境界部分から出て**小脳橋角部**を走り内耳道に入り蝸牛神経は蝸牛に，前庭神経は三半規管と耳石器のある前庭につながります（脳幹側から末梢へと説明しましたが，情報の流れからすると逆方向です）。

レベル2 初心者は絶対に覚えること

聴神経の機能

蝸牛神経は音を脳幹，そして大脳へ伝達します。前庭神経は頭や身体の位置を感知して，**身体の姿勢バランスを調整するための情報**を脳幹，そして大脳に運びます。

聴覚の情報は意識にのぼり自覚されますが，頭や体のバランス調整は無意

＊蝸牛というのはカタツムリのことです。形が似ているのでそう名づけられました。

図74：聴神経（蝸牛神経＋前庭神経）

蝸牛と三半規管は頭蓋骨の中にあります。

蝸牛神経
内耳道
聴神経（内耳神経）
小脳橋角部
前庭神経
耳石器（前庭）と三半規管（バランス）
蝸牛（音）

識でされているので機能障害が起こらない限り自覚することがありません。ですから前庭機能は反射的な調整が重要な役割をはたしています。

前庭眼反射と眼振

レベル3 上級者のためのミニ知識

　前庭眼反射とは「頭の傾きや動き」に応じて「眼球の位置」を調整する反射です。頭部の回転方向と逆方向に眼球が動いて，網膜に写る像を一定にしようとします。そのときに前庭機能障害があると，うまくいかないので補正しようとして眼振がみられます。

カロリックテスト（図75）

レベル3 上級者のためのミニ知識

U医師：前庭眼反射障害の有無をみる検査だけど，どんなものか知ってる？

研修医：耳に水を入れて眼振（がんしん）が誘発されるのをみる。

そうですね。誘発されたら，注入側の前庭神経機能は正常ということ。

レベル4 ちょっとハイレベルな知識

　実際には仰臥位で頭部を30度挙上させて温水（43〜44℃）か冷水（30℃）20 mLを10秒くらいで外耳に注入。正常では温水は注入した側

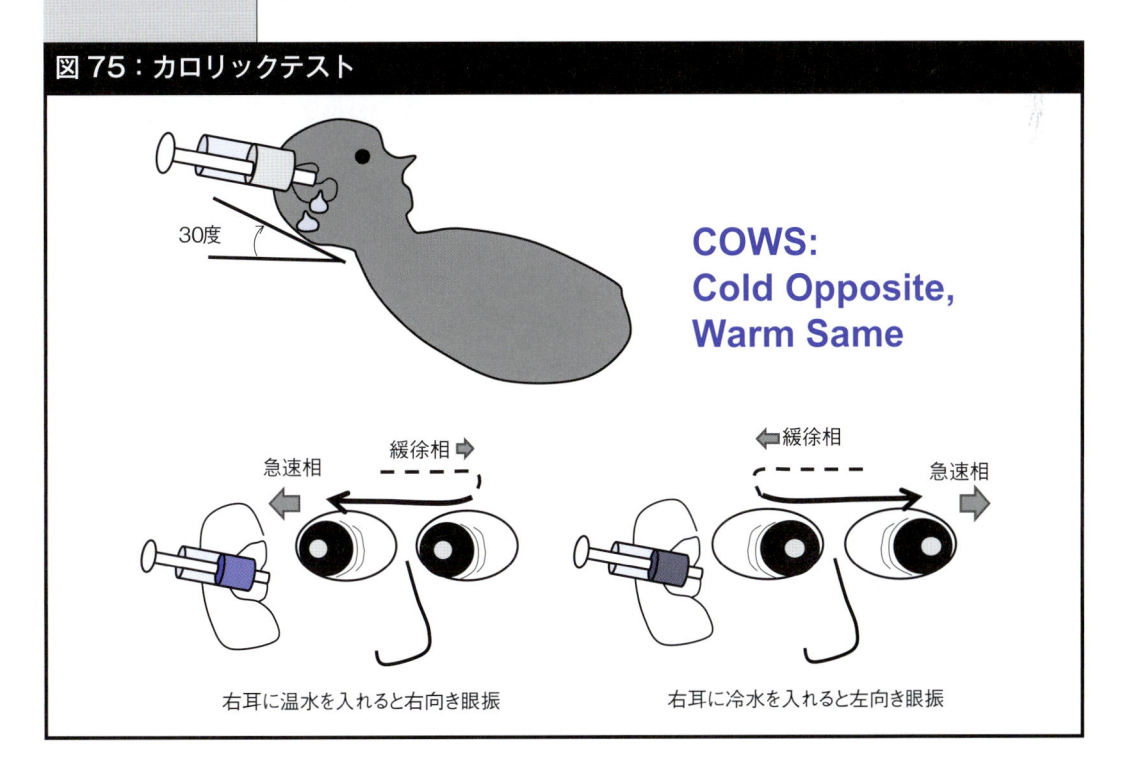

図75：カロリックテスト

30度

COWS:
Cold Opposite,
Warm Same

急速相 ← 緩徐相 →　　　← 緩徐相　急速相 →

右耳に温水を入れると右向き眼振　　　右耳に冷水を入れると左向き眼振

の向きに，また，冷水は注入した側とは反対側の向きに眼振が出る。
　例：右耳に冷水を入れると眼球は繰り返し右にゆっくり動き（緩徐相），
　　　さっと左に動く（急速相）。この<u>急速相の向きが眼振の向き</u>と定義さ
　　　れています。
　覚え方としてはCOWSが有名です（Cold Opposite, Warm Same）。

主任ナース：脳死判定のときにもしていましたね。

脳死では脳幹反射の消失の確認が重要なので，それも行います。そしてまったく眼球の動きが誘発されないことを確認します。

レベル6　もっと知りたければここを読む

付録：病態失認の改善

　右頭頂葉障害で左麻痺の否認が起こる場合があることを頭頂葉の項目で述べました〔☞p.88〕。そのような患者さんの左耳に冷水注入を行うと一時的に自分の麻痺を認めるようになる現象が知られています。この理由は不明ですが，頭頂葉に投射する前庭系領域あるいはその他の投射系の変化が左側への注意を喚起するのだろうと推察されています。

●まとめ●
- ☑ 聴神経は蝸牛神経と前庭神経の2つからなる。
- ☑ 蝸牛神経は音を伝える。
- ☑ 前庭神経は重力変化，回転や加速の運動を伝える。
- ☑ カロリックテストは前庭機能の検査である。

35 聴神経腫瘍に代表される 聴神経の脳外科関連疾患

→口絵 9

U医師: 聴神経といったら思い浮かぶ疾患は？

2年目ナース: 聴神経腫瘍（図76）。シーピーアングル腫瘍。

レベル3 上級者のためのミニ知識

その2つの呼び名は同じ意味ではないので注意。**聴神経腫瘍**というのは名前の通り聴神経からできた腫瘍。聴神経には2種類あるといったけど、ほとんどは前庭神経からできる腫瘍です。シーピーアングルというのは**小脳橋角部（図71，74）**という場所の英語の略名（CP angle とは Cerebello-Pontine Angle のこと）です。ですから、シーピーアングル腫瘍でもっとも多いのは聴神経（前庭神経）腫瘍だけど、ほかの種類の腫瘍（髄膜腫とか類上皮腫など）も発生します。

新人ナース: シーピーアングルは場所のことなのか。

ここでは聴神経腫瘍に話を絞りましょう。前庭神経にできた小さな腫瘍がだんだん大きくなる場合の症状を考えてみてください。

図76：左聴神経腫瘍。術前（左）と術後（右）

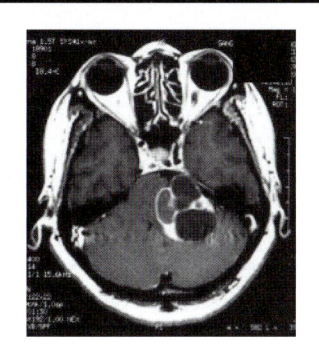

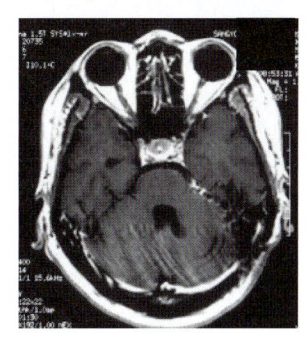

術後顔面神経麻痺なく喜んでいました。

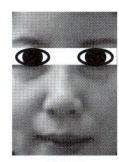

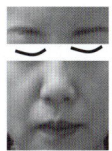

開眼　　閉眼

前庭神経から発生するのだから，最初の症状はフラツキとか眼振かな〔☞ p.154, 155〕？

研修医

理論的にはそうですね。

ただし前庭機能は小脳あるいは反対側の前庭神経で代償されるので，その症状は自覚されなくなることも多い*。ですから，数カ月フラツいたけど改善したから大丈夫とはいえない。もっとも，それからしばらくすると聴力障害が出てきます。前庭神経と蝸牛神経は頭蓋内で一緒になっているからね（図74）。

聴力低下の起こり方になにか特徴はありますか？

聴神経腫瘍は良性なので，発育もゆっくりです。ゆっくりと，いつの間にか耳が遠くなっていく，という感じ。高い音が聞こえなくなる**高音性難聴**(こうおんせいなんちょう)になるので，電話の音声が聞き取りにくく，電話の受話器を当てる側がいつのまにか反対側になっていたということも多いです。年のせいと思っていたという人もいました。ただし，突発性難聴(とっぱつせいなんちょう)のように急にくる場合も1割ほどあることが知られていて，『聴神経腫瘍で急な難聴の発生はしない，とはいえない』のも重要なことです。

聴力低下だけでは診断は難しいですね。

耳鼻科での聴力検査でも聴神経鞘腫は『**感音性難聴**(かんおんせいなんちょう)』というだけしかわからないからね。でも中耳炎などによる『**伝音性難聴**(でんおんせいなんちょう)』とは区別される。

その2つの難聴の意味がわかりません。

レベル3 上級者のためのミニ知識

伝音性難聴と感音性難聴（図77）

音を伝える外耳から中耳部分の障害で起こるのが伝音性難聴で，音を感じる蝸牛や神経（蝸牛神経），そしてそれより中枢の障害で起こるのを感音性難聴といいます（図77）。

その2つ，どうやって区別するのですか？

---

*実際の調査でも聴神経鞘腫の初発症状としては聴力障害や耳鳴りのほうがフラツキより多いことが知られています。

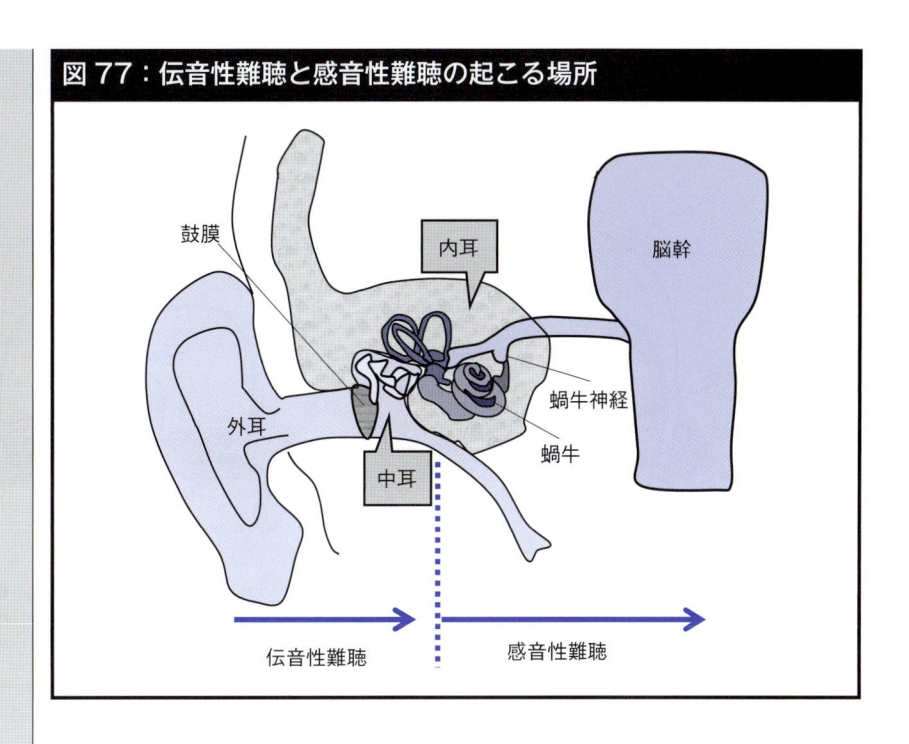

図77：伝音性難聴と感音性難聴の起こる場所

鼓膜　内耳　脳幹　蝸牛神経　蝸牛　外耳　中耳

伝音性難聴　　感音性難聴

> 受け持ちの先生は，音叉を使ってウェーバーとかリンネとかいいながら2つを鑑別するといってたわ。

ウェーバーテスト（Weber test）と リンネテスト（Rinne test）

レベル3　上級者のためのミニ知識

＜ウェーバーテスト（図78）＞
　音叉をブーンと振動させておでこの真ん中に当てます。この振動は頭蓋骨を通じて，直接内耳に伝わります。正常なら右耳にも左耳にも同じくらい響きますが，伝音性難聴のときには，難聴のある側に響きます。

レベル4　ちょっとハイレベルな知識

　音叉を実際に響かせて自分のおでこに当てて，片方の耳を指で塞いでごらんなさい。塞いだ側によく響くのがわかります。
　音叉がない場合でも実験できます。片方の耳を指で塞いで口を閉じて「ふ～ん」と声を出してみます。そうすると塞いだ側に声音が響くのがわかります（両耳塞いだあと，片耳を離してみるとはっきりします）。
　これは耳を塞ぐと空気を伝導する余計な雑音が入らなくなるし，頭蓋骨が響いて伝わる音の逃げ場がなくなるからです。

レベル3　上級者のためのミニ知識

　感音性難聴では音叉の振動はよい神経の側で大きく感知しますので，よいほう（難聴のない側）に響きます（図78）。

図78：ウェーバーテスト

伝音性難聴 / 感音性難聴

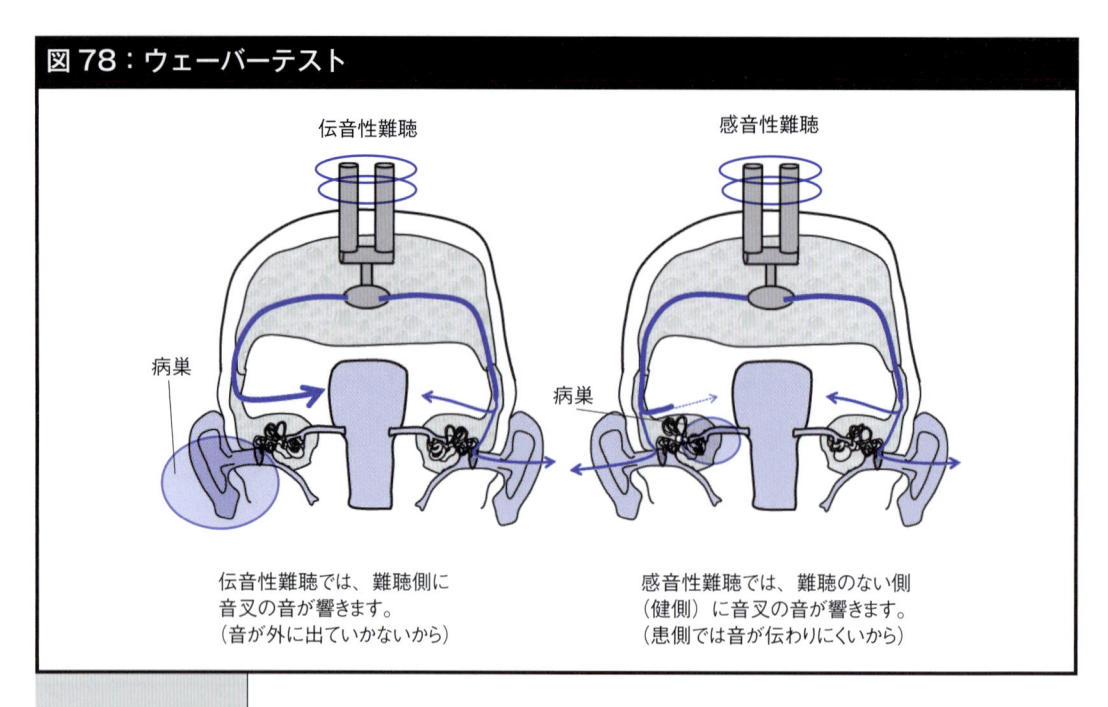

病巣

伝音性難聴では、難聴側に音叉の音が響きます。
（音が外に出ていかないから）

感音性難聴では、難聴のない側（健側）に音叉の音が響きます。
（患側では音が伝わりにくいから）

＜リンネテスト（図79）＞

　片方の耳の後ろの乳様突起に響いた音叉を当て，響かなくなってから音叉を耳の穴に近づけてブーンとする音が聞こえるかどうかを試します。伝音性難聴では外耳から中耳が障害されているので音は骨を伝わっていく。ですから骨への音叉の振動が消えてから，耳の穴に音叉を当てても空気振動が伝わらず聞こえません。これを骨伝導＞空気伝導と表示し，リンネは陰性といいます。感音性難聴では骨伝導も空気伝導も神経を伝わるときに同じくらいに落ちます。でも空気を伝わる音のほうが骨を伝わる音よりも長く続くので，空気伝導のほうが残るのです（空気伝導＞骨伝導）。

> レベル5　これは知っておくとお得

難聴の人が伝音性か感音性かを推定するのに，声の大きさも参考になります。

どういう違いがあるのですか？

感音性難聴の人は自分の声も小さく聞こえるから自然と声が大きくなる。伝音性難聴では骨を伝わって響いてきた自分の声は（神経障害はないので）十分に聞こえるので，普通あるいは小声のこともある。自分で両耳を塞いで話しても，自分の声はよく響いて聞こえるでしょう？。

なーるほど。

図79：リンネテスト

伝音性難聴　　　　　　　感音性難聴

骨伝導

空気伝導

骨伝導＞空気伝導　　　　空気伝導＞骨伝導

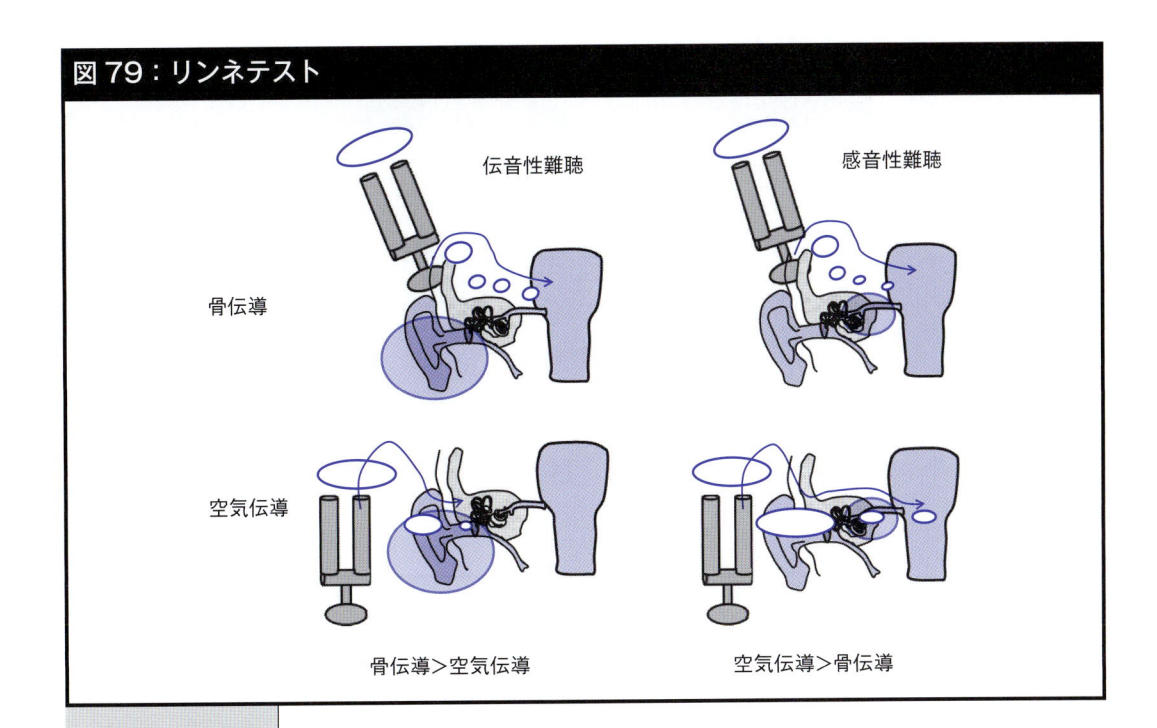

レベル6　もっと知りたければここを読む

　聴神経腫瘍の話に戻りましょう。どんどん増大するとさまざまな症状が出てきます（図80）。これは解剖をみながら理解する必要があります。顔面神経はすぐそばにありますし，小脳はすぐ後ろ，すぐ上には三叉神経があるし，すぐ下のほうには嚥下機能を調整する下位脳神経がある。腫瘍が発育すると，それぞれの障害される症状が出てきます。

（医学生以外は，ここはとばしてもかまいません）
　<u>ブルンス眼振</u>というのも有名です。腫瘍による橋延髄接合部の障害で病変側に眼球を向かせると大きな振幅で頻度が少ない（正常側を向くと逆に小さな振幅で頻度が多い）眼振が出る。ときどきみられます。

　かなり大きな腫瘍で顔はしびれていても（三叉神経の症状），顔面神経麻痺がはっきりしない患者さんも多いですね。

　運動神経は感覚神経より弾力があって抵抗性が強いのかもしれないね。顔というのは人間，とくに女性にとってはとても大切。ですから手術のときは顔面神経の温存には最大限の努力を脳外科医は払っています。

　聴神経腫瘍で顔面神経を残すには手術時間も長くなりますね。でも顔面神経を温存するためには，時間をかける価値がありますね（図76）。

35．聴神経の脳外科関連疾患

図80：聴神経腫瘍が増大した場合，近くの脳神経や小脳の症状が出てくるのがわかります。

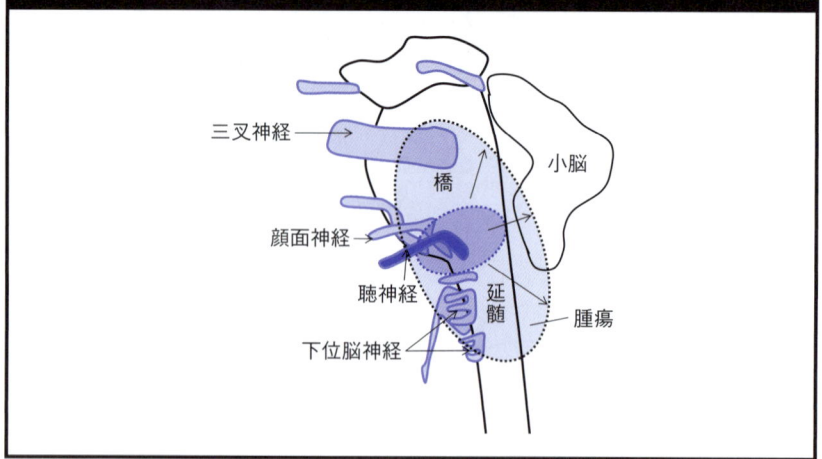

三叉神経
橋
小脳
顔面神経
聴神経
延髄
下位脳神経
腫瘍

● まとめ ●
- ☑ 聴神経腫瘍は小脳橋角部にできる腫瘍の代表格である。
- ☑ 聴神経腫瘍による聴力低下は感音性難聴である。
- ☑ ウェーバーとリンネのテストで伝音性と感音性難聴を区別する。

36 嚥下に関する神経
舌咽神経（第Ⅸ脳神経），迷走神経（第Ⅹ脳神経）

→口絵⑨

■**舌咽神経（第Ⅸ脳神経）**■

レベル1 ここは基本

舌咽神経の解剖（図81）

舌咽神経は延髄から数本出て，すぐにまとまった後，頸静脈孔という穴を通じて頭蓋外に出ます。そして咽頭の筋肉に運動神経を，<u>舌の後ろ1/3や咽頭に感覚神経を分布</u>します。

レベル2 初心者は絶対に覚えること

舌咽神経の機能

嚥下に関係する筋の一部を支配。そして舌の後ろ1/3の味覚を伝えています。舌と咽頭の知覚が大きな働きです。

新人ナース
……咽頭ってどこでしたっけ？

U医師
のどの奥に指をずっと突き当たるまで突っ込むと触るのが咽頭後壁，その横に扁桃があり，舌の付け根が舌根部。それらの知覚を伝えるのが舌咽神経です。そこを触るとどうなる？

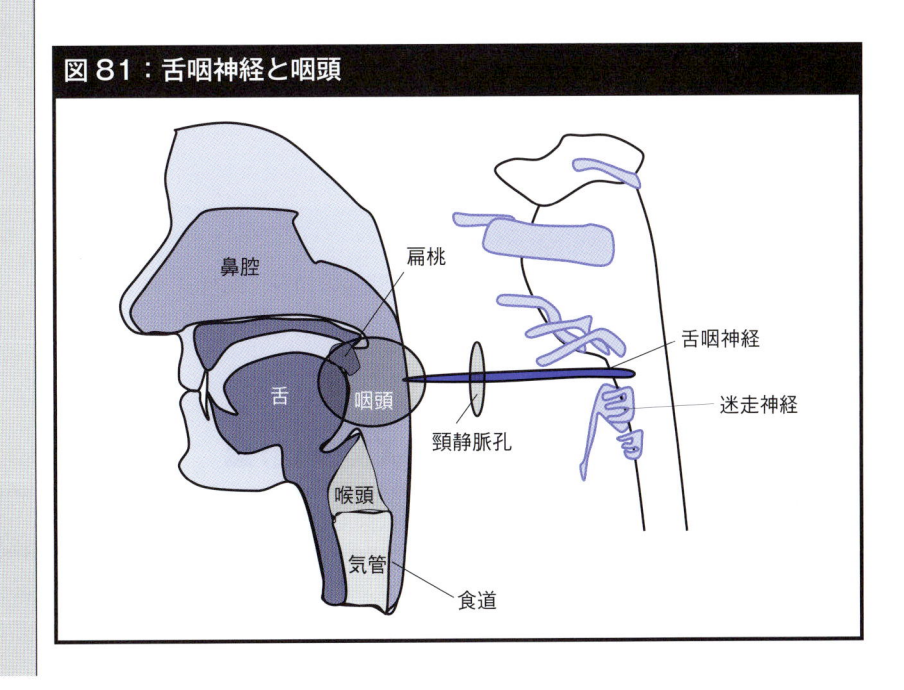

図81：舌咽神経と咽頭

鼻腔／扁桃／舌／咽頭／頸静脈孔／喉頭／気管／食道／舌咽神経／迷走神経

163

ゲーと吐き気がきます。

それが**咽頭反射**。ただし，この反射は舌咽神経で感じた情報が延髄に伝わって，そこから迷走神経を介して嘔吐反応へとつながる反射弓を有しています。

研修医　つまり，咽頭反射は舌咽と迷走神経の共同作用ということですね。

レベル3 上級者のためのミニ知識

舌咽神経の脳外科関連疾患

舌咽神経痛：これは三叉神経痛〔☞p.147〕や片側顔面けいれん〔☞p.151〕と同じように，頭蓋内で神経が血管（など）によって圧迫されて起こる痛みです（三叉神経痛より頻度は少ない）。咽頭や軟口蓋の激痛で，その痛みは耳の奥に響きます。神経痛ですから痛みは発作的で，痛みのない間欠期があります。

Jさん覚えていますか？

2年目ナース　食事のときに激痛があるということで来院しました。物を飲み込むとき痛みが走って動作が止まり，つらそうでした。

診断をつけるために，痛い側の軟口蓋と咽頭部分にキシロカインスプレーをふりかけてみると，痛みがおさまり，これで舌咽神経痛と診断が確定されました。とりあえず，抗てんかん薬投与で軽減したので経過観察中ですが，痛みが再発するなら手術も考えるという方針となりました。

> **まとめ**
> ☑ 舌咽神経は舌奥と咽頭の知覚に関与する。
> ☑ 咽頭を触ると咽頭反射が出る。

■迷走神経（第Ⅹ脳神経）■

レベル1 ここは基本

迷走神経の解剖（図82）

神経は延髄を出て頸静脈孔を通じて頭蓋外にいき，口蓋と咽頭と喉頭の筋肉に分布する。そして外耳道の感覚とか，内臓運動・内臓感覚の神経を含ん

図82：迷走神経の分布

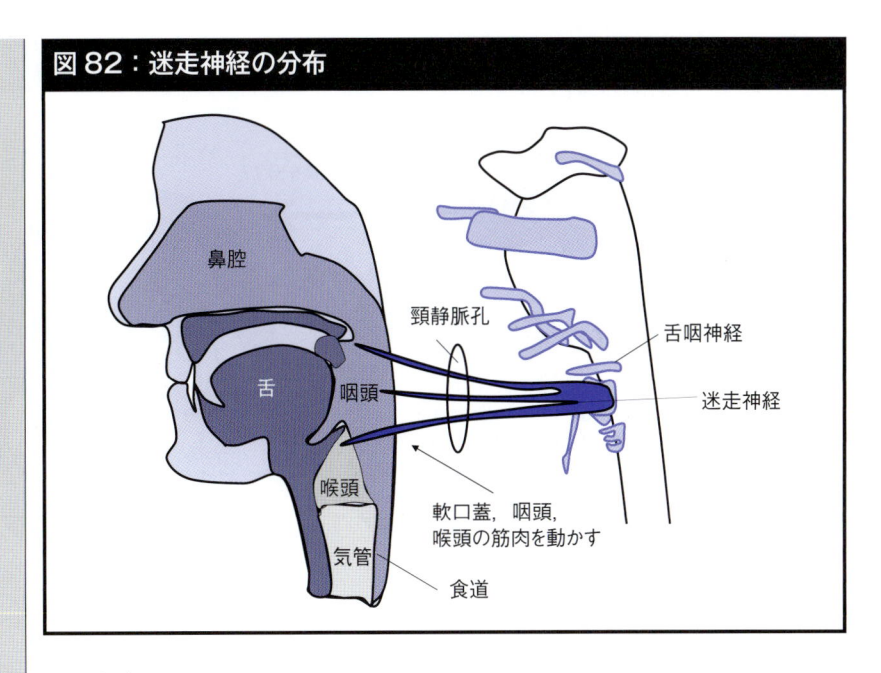

鼻腔
頸静脈孔
舌咽神経
舌
咽頭
迷走神経
喉頭
軟口蓋，咽頭，喉頭の筋肉を動かす
気管
食道

でいます。

> レベル2 初心者は絶対に覚えること

迷走神経の機能

嚥下運動の中心的役割をはたしています。

この神経が障害されると軟口蓋の挙上ができません。

ナンコウガイって？

説明します。口を大きく開けて指で上の歯の後ろをずっとなぞってください。固い部分が硬口蓋（こうこうがい）で，その奥に柔らかいところがあり，そこが軟口蓋（なんこうがい）。「あ～」といったときに上に上がります。口の奥を鏡でみながら確かめてごらん。

片方の神経が障害されると，その側の軟口蓋が上がらない。

> レベル3 上級者のためのミニ知識

カーテン徴候（図83）

軟口蓋のもっと奥が咽頭後壁になるけど，そこが麻痺すると「あー」って発声したときに収縮しない。つまり，麻痺した側の咽頭壁は健常側の収縮した側に引っ張られる。その状態はちょうどサ～っとカーテンを一方に（健常側に）引いたようにみえるのでカーテン徴候と呼ばれています。

36．舌咽神経（第Ⅸ脳神経），迷走神経（第Ⅹ脳神経）

図83：左迷走神経麻痺の場合

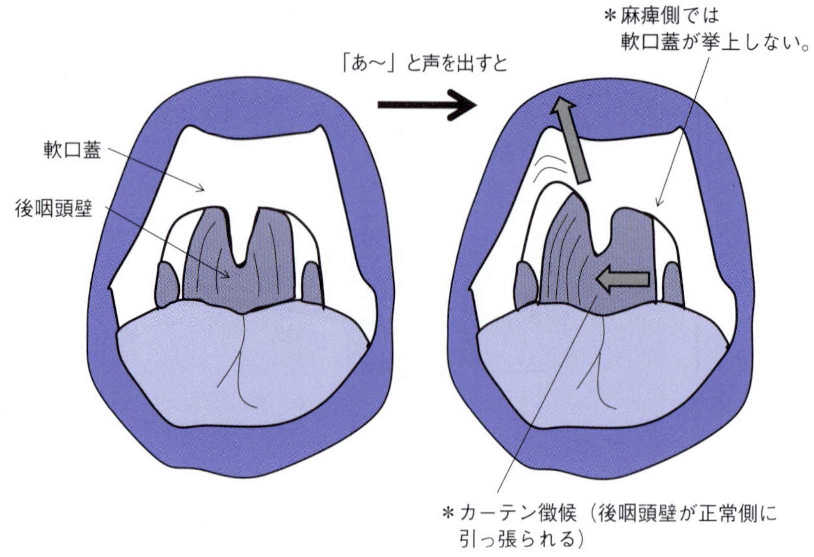

「あ〜」と声を出すと

軟口蓋
後咽頭壁

＊麻痺側では軟口蓋が挙上しない。

＊カーテン徴候（後咽頭壁が正常側に引っ張られる）

🧑 カーテン徴候って，軟口蓋ではなくて，もっと奥の咽頭の片方の障害で起こるのですね。

👨 どちらも迷走神経障害だから，一緒にみられることがほとんどだけどね。
（有名な教科書で軟口蓋挙上の左右差がカーテン徴候と書いてあるものもありますが……。）

> **レベル3 上級者のためのミニ知識**

その他の症状

さらに，迷走神経は末梢で反回神経と名前を変えて声帯を動かしています。声帯麻痺になると，そこが閉じないので声がしわがれる（嗄声）し，水分が入ってむせてしまう（誤嚥）。

また，迷走神経麻痺では鼻声になるので，それをはっきりさせるには「おさわがせしてすみません」といわせるとよいと紹介されています（「検査ですからね」と説明していってもらうほうがよさそうです）。

●まとめ●
- ☑ 迷走神経障害で出るカーテン徴候は後咽頭壁の動きでみる。
- ☑ 迷走神経障害では軟口蓋が挙上できない。
- ☑ 迷走神経障害では嗄声，誤嚥，鼻声をみる。

37 副神経（第XI脳神経）と舌下神経（第XII脳神経），有名な症候群

首を回し，肩をすくめ，舌を出す働き

➡口絵 9

■ 副神経（第XI脳神経）■

レベル1 ここは基本

副神経の解剖（図84）

神経核は延髄から頸髄にかけて上下に長く，延髄から出る**延髄根**と脊髄から出る**脊髄根**があります。延髄根は迷走神経と同じ走行と分布をしています。脊髄根はまとまった後，舌咽，迷走神経とともに頸静脈孔を通じて頭蓋外に出て，**胸鎖乳突筋**と**僧帽筋**という筋肉に分布します。

レベル2 初心者は絶対に覚えること

副神経の機能（図84）

副神経は運動神経で知覚には関与しません。胸鎖乳突筋は顔を反対側に向け，僧帽筋は肩の挙上をします。

U医師　自分で確かめてみましょう。顔を右に向けながら右手で右頬を押して抵抗を加えてください。そして左手で頸の筋肉を左右触ってみて。左頸で硬く緊張

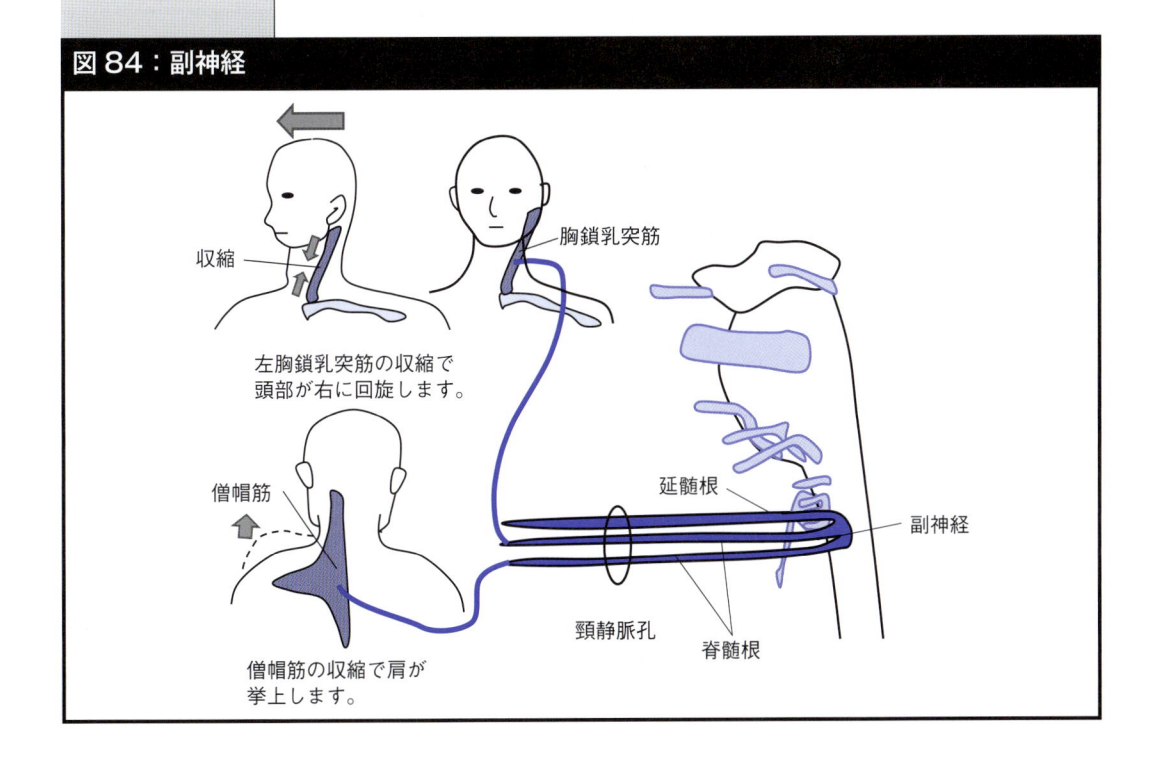

図84：副神経

- 収縮
- 胸鎖乳突筋
- 左胸鎖乳突筋の収縮で頭部が右に回旋します。
- 僧帽筋
- 延髄根
- 副神経
- 頸静脈孔
- 脊髄根
- 僧帽筋の収縮で肩が挙上します。

している筋肉があります。それが胸鎖乳突筋。僧帽筋による肩の挙上というのは肩をすくめさせる働きです。

> まとめ
> ☑ 副神経は胸鎖乳突筋と僧帽筋を動かす。

■舌下神経(第XII脳神経)■

レベル1 ここは基本

舌下神経の解剖(図85)

延髄の中央寄りの神経核から出て、大後頭孔のすぐ横にある舌下神経管という場所を通って舌を動かす筋肉に分布します。

レベル2 初心者は絶対に覚えること

舌下神経の機能

舌下神経も副神経と同様に運動神経のみからなります。舌の運動です。

舌下神経が麻痺すると『べ〜』と舌を前に出す力がなくなります。健常側の

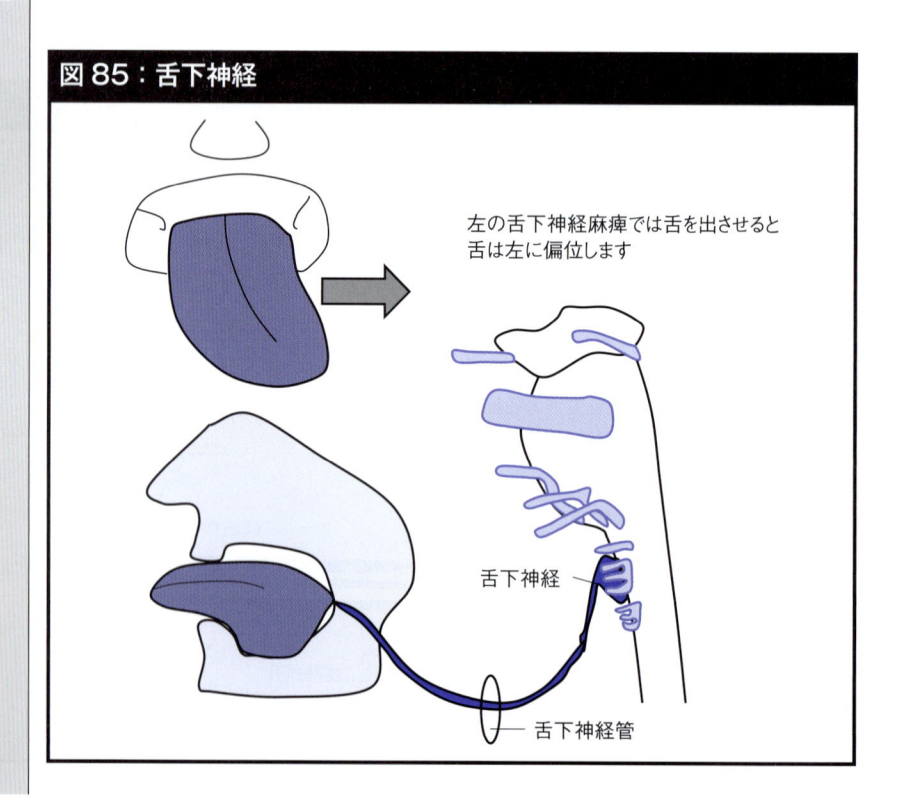

図85：舌下神経

左の舌下神経麻痺では舌を出させると舌は左に偏位します

舌下神経

舌下神経管

突出する力に負けて舌の先端は麻痺側に偏位します（図85）。長期になると麻痺側は萎縮もみられるようになります。

●まとめ●
- ☑ 舌下神経は舌を前に出す働き。
- ☑ 舌下神経の麻痺と同じ側に舌は偏位する。

レベル3 上級者のためのミニ知識

有名な症候群について

脳幹部では脳神経核はお互いに近くにありますし，運動情報を伝える**錐体路**もそばを走っているので脳幹部内病変ではさまざまな組み合わせで障害が起こります。

錐体路は延髄で交叉するので（図86），延髄より上での障害では，障害された側の脳神経核と反対側の運動麻痺が出ることがしばしばあり『**交叉性片麻痺**』といわれます（以前は**交代性片麻痺**といわれていました）。

例えば一側中脳の障害で障害側の動眼神経麻痺と反対側の上下肢麻痺が起こる場合，ウェーバー症候群といわれます（図86）。

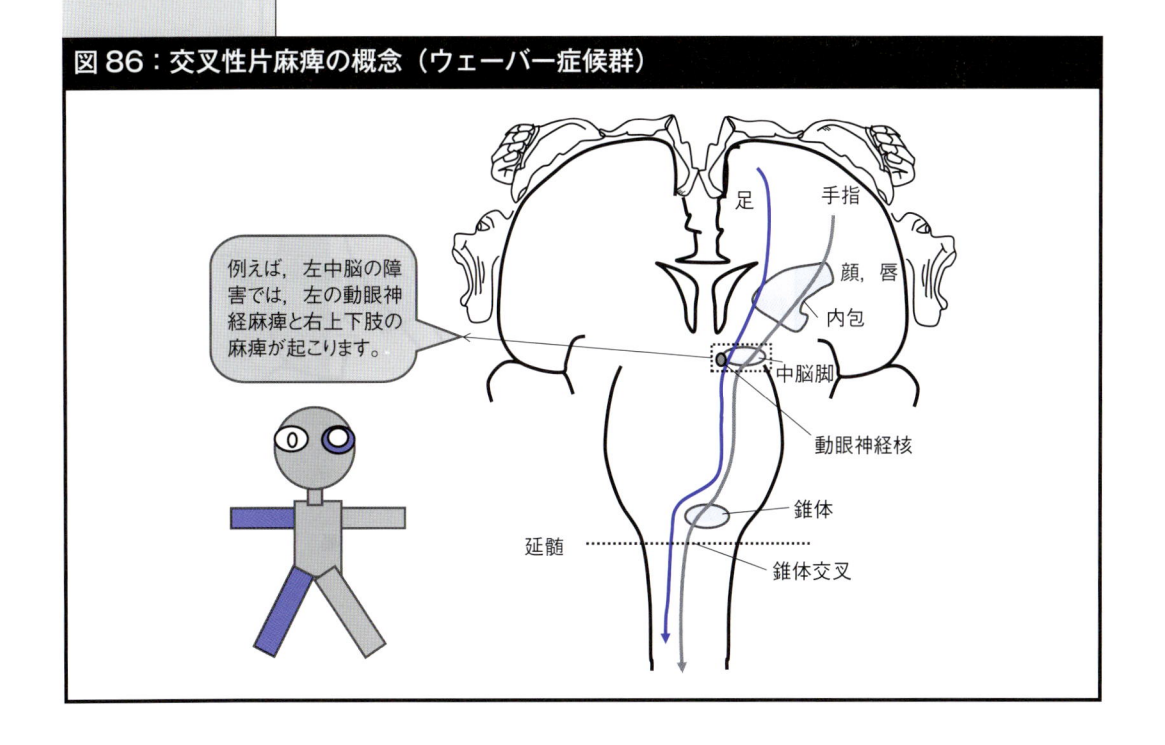

図86：交叉性片麻痺の概念（ウェーバー症候群）

例えば，左中脳の障害では，左の動眼神経麻痺と右上下肢の麻痺が起こります。

足
手指
顔，唇
内包
中脳脚
動眼神経核
錐体
延髄
錐体交叉

ます。

視床下部は自律神経（交感神経と副交感神経）の調整，体温の調整，身体の水分（尿排泄）調整，摂食の調整などが行われています。

脳幹部は各種脳神経の働きを担う場所ですが，意識覚醒の中心部分であり，延髄は呼吸や心拍の調整をする生命維持にもっとも重要な場所です。

間脳に関連した疾患と臨床症状

> レベル2　初心者は絶対に覚えること

視床は全身の体性感覚を中継し調整して大脳皮質に送る中継点です。ですから，その障害によって感覚異常が起こります。

どんな感覚異常だと思いますか？

2年目ナース：右視床の大きな出血をきたした患者さんが入院しています。左半身の触った感じもまったくわかりません。足の裏の感覚もないので起立歩行訓練がなかなか進まないとリハビリ担当の先生がいっていました。

研修医：小さな右視床出血の患者さんでは左半身のしびれが主でした。

視床の病変によって病変と反対側の顔面，手足，体幹の知覚低下が起こるわけですね。

小さな病変によるしびれのみなら，我慢してもらっていますが，それが数カ月から数年して，とても不快な痛みに変わることがあるので，注意が必要です。

視床痛ですね。

視床痛で非常につらい場合は，さまざまな薬物療法，外科療法を組み合わせる必要があります。

> レベル6　もっと知りたければここを読む

視床は単一の塊ではなくて，機能的には多数の亜核に分かれています。その中にはパーペッツ回路（側頭葉の項で記載した記憶の回路 ☞ p.48）の一部もあり，基底核や運動皮質とつながって運動ループ（錐体外路系といいます）の一部もあるため〔☞ p.116〕，それらに関連した症状が出ることがあります。

●まとめ●
- ☑ 間脳は視床と視床下部からなる。
- ☑ 視床は体性感覚の中継点である。
- ☑ 視床の障害で反対側の感覚障害をきたす。

意識の内容としては，時間や場所あるいは自分の名前や生年月日がいえたら，まあよいだろうと判定します。

以上の意識レベルと内容の関係をしっかり理解するためには意識の発生概念に関する知識が必要です。

|レベル1 ここは基本|

基礎知識：意識の発生機構

ポイント：意識レベル（覚醒度）が十分でないと意識内容は把握できない。

大脳にはいくつもの電球があり，そのおおもとの電源と調節スイッチは脳幹部の上行性網様体賦活系にあるとイメージします（図96）。正常人で意識が清明な状態とは脳幹部電源から十分な電流が流されて，大脳にあるすべての電球が明るく輝いている状態です。電球の数は多いので，その一部が切れても意識は保たれますが，電源である脳幹部に障害が及ぶと意識障害が起こります。単純化すると，このような感じです。だから意識レベルの上昇には脳幹部が強くかかわり，覚醒している場合の意識の内容がまともであるためには大脳皮質の役割が大になります。

ここでは大脳皮質はいろんな機能を分担しているパーツであると考えます。つまり中心前回の運動野や後頭葉の視覚野など，ある機能が脳のある部分に局在している状態を思い描いてください。片方の運動野の電球が切れると片麻痺が起こるし，一側後頭葉にある電球が壊れると半盲が生じますが，それだけで意識障害があるとはいいません。さらに高次の脳機能である言語野が障害され失語症になっていても，意識は清明な状態は多いし，逆に意識が清明でなければ失語を伴っているのかどうかの判定は難しいということになります。

一方，脳幹部が障害を受ければ覚醒が十分でなくなります。脳幹部の電源からの電流が少なくなると二次的に大脳皮質の電球も暗くなり，意識内容の変化が生じるためボーとして応答内容が不正確で鈍くなります。脳幹部からの電流がさらに低下すると傾眠から昏睡になり（意識レベルの変化），不可逆的に途絶えると大脳から脳幹全体の機能もなくなって脳死になります（脳死については後述）。

|レベル6 もっと知りたければここを読む|

メモ

「この患者さんの意識ははっきりしています」（脳神経外科医）
「意識が十分とはいえません」（心理学者）
意識について異分野同士が話すと，こういう食い違いが起こりえます。「自己意識（自分自身の過去，現在，将来についての意識といわれている）」

という意識がどこで発生するのかを調べている研究者によると，大脳皮質の前頭連合野という場所が重要とされています。「自己意識」のように意識の内容を広く含んで論じる場合には前頭連合野は単なる電球の1個とはいえなくなります。

また「自己と環境についてわかっている状態を意識清明という」という定義にこだわりすぎると，右頭頂葉病変で起こる左半側空間無視（左の世界を無視してしまう）や病態失認（左手足が動かないのに動くという）の患者さんは意識障害の状態なのか，痴呆や精神病も意識障害なのかという問題が生じます。混乱するようなことを書いてしまいましたが，意識というのをどこまで広げて定義するかによって話している内容が食い違ったり，脳の障害部位のイメージが異なることがありうるということです。

高次の意識について勉強したい人は「ワーキングメモリー」「ミラーニューロン」「クオリア」「意識の知・情・意」などをキーワードとしている文献や単行本を参照していただきたいと思います。

●まとめ●
- ☑ 自己と環境についてわかっている状態を意識清明という。
- ☑ 意識を判定するには，意識レベル（＝覚醒度）と意識の内容について調べる。
- ☑ 意識レベル（覚醒度）が十分でないと意識内容は把握できない。

42 意識を評価するスケール
意識を捉える

→口絵 7

レベル2 初心者は絶対に覚えること

意識の評価

救急医療の実践の場では意識をみるには覚醒度を重要視している点をここで確認して話を進めましょう。

U医師：具体的にはどのようにして意識を評価していますか？

2年目ナース：看護チャートに載っている Glasgow Coma Scale に沿って捉えています。

意識の覚醒度を表現するのに清明、傾眠、混迷、半昏睡、昏睡などの言葉が古くからありますが、定義がまちまちなため共通の評価スケールが必要になり、有名な Japan Coma Scale（JCS）（3-3-9 度方式ともいう）や Glasgow Coma Scale（GCS）が生み出されました。これらは測定者によるばらつきをできるだけ小さくしようとして生み出された急性期の頭蓋内粗大病変を伴う患者向けの評価法です。この 2 つはどの神経学の本にも必ず書いてあるので省こうかとも思いましたが、以下の話を理解するには手元にあったほうがよい。したがって、記述を簡単にして表に示しました（表 1, 2）。また最近はこの 2 つを併せた Emergency Coma Scale（ECS）という評価法も提案されているので記載しておきます（表 3）。

今みている患者さんが眠っているのか意識障害の状態か、どう判断していますか？

研修医の先生は"正確にみられるのか"なんて失礼なことをいうけれど、応答してくれるかどうかを見逃さないようにしていますよ。

どの水準まで覚醒するのか、もっとも上の意識水準におけるベストレスポンスを捉えなければなりませんが、そのためには外から与えられた刺激に対する応答のしかたが重要となります。JCS を用いて例をあげてみましょう。

一緒に居間でテレビをみていた母親が目を開けてはいるけれどなんとなく様子がおかしい。あなたはどうするか？

表1：Japan Coma Scale（JCS）（3-3-9度方式）

Ⅰ 覚醒している
1　清明とはいえない。
2　失見当識あり。
3　名前，生年月日がいえない。

Ⅱ 刺激すると覚醒する
10　呼びかけで開眼。
20　揺さぶると開眼。
30　痛みで開眼。

Ⅲ 痛み刺激で覚醒しない
100　払いのける動作。
200　顔や手足が動く。
300　まったく動かない。

表2：Glasgow Coma Scale（GCS）

A. 開眼		B. 発語		C. 運動機能	
自発的に	（4）	指南力良好	（5）	命令に従う	（6）
音声で	（3）	会話混乱	（4）	疼痛部認識する	（5）
疼痛で	（2）	言語混乱	（3）	四肢屈曲反応	
開眼せず	（1）	理解不明の声	（2）	逃避	（4）
		発語せず	（1）	異常	（3）
				四肢伸展反応	（2）
				まったく動かず	（1）

表3：Emergency Coma Scale（ECS；日本神経救急学会・案）

1桁：自発的に覚醒（開眼・発語・動作をみる）	
見当識あり	1
見当識障害・発語なし	2

2桁：刺激で覚醒（開眼・発語・動作をみる）	
言葉により	10
痛み刺激により	20

3桁：刺激しても覚醒せず（開眼・発語なく，運動反応のみをみる）	
四肢運動（払いのける・曲げる）・表情で反応す	100
両上肢屈曲（除皮質姿勢）	200 F（屈曲）
両上肢伸展（除脳姿勢）	200 E（伸展）
反応なし	300

「今の番組おかしかったね」
「……そーだね～」

応答するけどゆっくりで変です。ボーとしている（Ⅰ-1）。

看護師のあなたは「私がだれかわかる？」「ここどこかわかる？」と聞くが「ユ～ちゃんの部屋でしょう」と場所を間違えた（Ⅰ-2）。

「お母さん，自分の名前いってみてよ！」と問うても「むにゃむにゃ」という返事で名前がいえない（Ⅰ-3）。でも覚醒している状態（Ⅰ桁）。

そのうちにグウグウといびきをかきだした。なにかおかしいのか，それとも眠っているだけなのか気になる。どうするか？　常識的に考えてまず呼びかけてみる（Ⅱ-10）。起きないなら次に揺さぶる（Ⅱ-20）。それでもだめなら，どこかをたたいてみる（痛みを加えてみる）でしょう（Ⅱ-30）。これらの刺激で目を開けて反応してくれるかどうかをみる。刺激で覚醒する状態（Ⅱ桁）。

ここまでに反応しないなら，すでに救急車を呼んでいるに違いない。
　病院に到着すると医師は，「検査ですからね」とあなたに断りを入れたうえで痛み刺激を与える。痛みを払いのける様子か（Ⅲ-100），そこまでないけど身体のどこかを動かすのか（Ⅲ-200），まったく無反応か（Ⅲ-300）。覚醒しない状態（Ⅲ桁）。こういう流れです。

このようにJCSは頭蓋内病変が生じた場合の意識変化を覚醒度という軸に沿って評価するのに便利であり，具体的にイメージしやすい。一方GCSは開眼と言語と運動の反応を独立させて評価し，その合算をする方式で広く用いられています (表1, 2)。覚醒という言葉を用いずに3つの反応で評価するので具体的です。例えば「この患者さんは眠りがちなんだけど呼べば起きます」といった場合，JCSではⅡ-10なのかと想像する場合があるかもしれません。しかし実際のベストレスポンスは会話もほとんど普通にできるので，せいぜいⅠ-1であったということが起こります。その場合でもGCSでは開眼3，言語5，運動6で合計14点と迷わず点数化できます。しかし，総計だけで「さっきまで14だったけど今11点です」といわれてもなんのことかわかりません。具体的に，さっきまで言語が問題なかったのに，今は理解不明になったとか，運動反応が落ちたとか説明してもらわないと困ります。意識という難しいものを扱う以上，どんな方法でも完璧でない

のはしかたがありません。

　かなり前になりますが，勉強会のときにある看護師さんから質問を受けました。

「事故によって四肢が動かない人で，声が出ず，目も腫れあがって開けられない場合はどう評価しますか？」

「脊髄損傷で呼吸器装着状態で，かつ顔面外傷がある場合が考えられる。言葉が聞こえて理解していたら顔のどこか動かすし，首より上の知覚が保たれていれば，眼窩の上にある神経（三叉神経の枝で上眼窩神経という）を強く押さえれば顔をしかめるでしょう」

「耳も聞こえなかったら？　顔の痛みも感じなかったら？」

「外からの刺激を与えても反応をみる方法がなければ，自発的な反応がないかを注意深くみるしかない。こちらからの刺激に反応しなくても眉毛が動いたり，舌で気管チューブを押しだそうとする場合はそれなりの反応は残っていることになる」

　このような極端な場合は JCS でも GCS でも評価は最低の点数になるでしょう。しかしその場合でも経時的変化を評価することが大切となります。顔や目の腫れがとれれば反応の有無を評価できますし，反応の残存がある場合は注意深い観察をすればどうにかわかるものです。それが不可能な患者の大脳や脳幹の機能を把握するには，脳波や誘発電位による評価が必要です。

レベル3　上級者のためのミニ知識

＜あざだらけにしないで＞

いい加減な判定を避けるためには，十分な痛み刺激を与える必要がある。どのような痛み刺激をしていますか？

爪の付け根をペンで押さえたり，胸骨を強く押したりしています。

手足や身体の皮膚を指でつねる人がいますが，青あざだらけになるので感心しません。家族も気にすることでしょう。男性でも女性の患者さんでも，乳首はその点有利です。また耳の後下方に乳様突起がありますが，その前で下顎骨後方にあるくぼみも指で押すとかなり痛く，痛み刺激には有効です。

●まとめ●
☑ 急性期の意識の評価法にはJapan Coma Scale（JCS）（3-3-9度方式）やGlasgow Coma Scale（GCS）が広く用いられている。

43 意識障害

除皮質硬直，除脳硬直を覚えよう

➡口絵7

見逃してはならない意識障害のレベル

U医師：ここまでなら意識が回復する可能性があるという段階と，ここまでくると回復しないし命が危ないという段階がある。これらが見逃してはならない意識レベルになるんだけど，どのようなものでしたか？

2年目ナース：じょ，じょ，名前，ど忘れしました。

レベル2　初心者は絶対に覚えること

これは絶対に理解してほしい。たとえ名前を忘れても，どのような状態かは知っておかないといけません。大脳には深部に間脳という部分があり，ここは視床と視床下部を含みます。大脳半球に出血，梗塞，脳挫傷などが起こって**間脳が障害**されると覚醒ができなくなります。そのときに痛み刺激を加えると異常な姿勢をとります。上肢を肘部で屈曲し，下肢を伸展するもので，大脳皮質からの抑制が失われた状態なので，大脳皮質を取り除いたという意味で，**除皮質硬直**または**除皮質姿勢**と呼びます〔図97，メモ（p.192）〕。

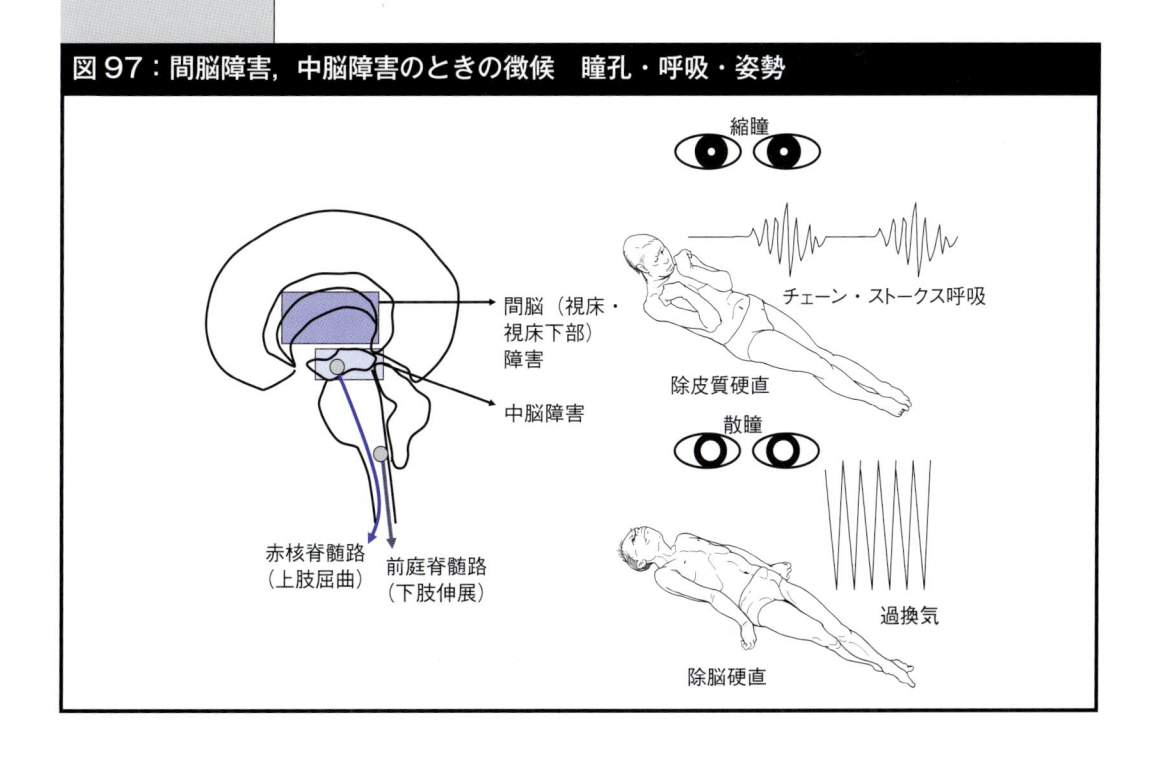

図97：間脳障害，中脳障害のときの徴候　瞳孔・呼吸・姿勢

間脳（視床・視床下部）障害
中脳障害
赤核脊髄路（上肢屈曲）
前庭脊髄路（下肢伸展）

縮瞳
チェーン・ストークス呼吸
除皮質硬直

散瞳
過換気
除脳硬直

なぜ，そんなに大切なのか。理由があります。それは，この状態であればなんらかの処置，例えば，手術で間脳を圧迫している出血部分を取り除いたりすれば意識は元に戻る可能性があるからです。このときの瞳孔は，視床下部にある瞳孔を開く交感神経の中枢が障害されるため**縮瞳気味**になります。呼吸は**チェーン・ストークス呼吸**という特徴的なパターンを示します。あれ，呼吸していないのかな，と観察していると小さな呼吸からしだいにはっきりとした呼吸になる。ああよかったと思っていたら，またしだいに小さくなり一時的に無呼吸になる。このパターンを繰り返します。

　脳幹の障害が間脳を越えて，さらに深部の中脳にまで及ぶとどうなるか。中脳は小脳テントより上の大脳と，その下の構造物の間にあります。大脳全体の機能が失われた状態なので，大脳を取り除いたという意味で，**除脳硬直**とか**除脳姿勢**と呼ばれ（メモ），上肢は肘部で伸展し下向きになります。下肢は除皮質硬直のときと同じで伸展したままです**（図97）**。中脳には瞳孔を収縮させる動眼神経の核がありますが，その障害で**瞳孔は散大**します。呼吸はまるでマラソンの運動をしているときのような，深く回数も多い**中枢性過換気**といわれるパターンを示します。この姿勢をとるとおとなでは助からないか，助かっても多くは植物状態になります**（図98）**。したがって，もし夜中に観察している患者さんが除皮質硬直や除脳硬直を示しだしたら，当直医をたたき起こすべきです。

　昔，植村研一先生（浜松医科大学名誉教授）はこの重要性を医療関係者に広めるために標語を作りました。私は研修医時代にその本を読んで今でも覚えていて，看護師さんや，ポリクリの学生に伝えています。「上肢が上向きゃ，まだまだいける可能性。上肢が下向きゃ**植物状態**！」と**（図97，98）**。

レベル4　ちょっとハイレベルな知識

メ　モ

もう少し詳しい除皮質硬直と除脳硬直の説明

　実践的には本文中の記述で十分ですが，実は後で述べる脳死を理解すると

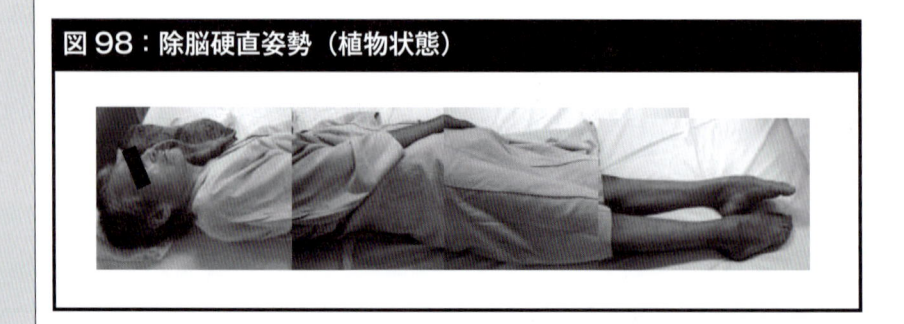

図98：除脳硬直姿勢（植物状態）

きのために，除脳硬直と除皮質硬直がどうして起こるのかもう少し理解していたほうがよい．覚えなくていいがザッと読んでください．

ヒトの上肢の姿勢はもともと肘部で屈曲するようになっていて，これは中脳に起始し屈筋に分布する赤核脊髄路の働きで生じます**（図97）**．下肢の姿勢はもともと伸展するようになっていて，これは脳幹部のもっとも下の延髄に起始し伸筋を支配する前庭脊髄路の働きです**（図97）**．これらを大脳が抑制しているので，正常人は自由に上下肢の屈伸ができるわけです．大脳からの抑制力がなくなると中脳以下が生きていれば，上肢屈曲，下肢伸展という除皮質硬直が起こります．中脳が障害されて，延髄は機能している状態になると，赤核脊髄路の機能はなくなって上肢は屈曲しなくなりますが，伸筋を支配する前庭脊髄路の機能が優位になるので上肢も下肢も伸展する除脳硬直になります．

脳ヘルニアとの関係（図99）

レベル3 上級者のためのミニ知識

脳は硬い硬膜や頭蓋骨に囲まれているので，脳内病変の出現により抵抗の弱い部分へ脳組織が押し出される．大脳病変で脳組織が小脳テントより下へ落ち込むことを，ヘルニアが起こる場所の名前をとって**小脳テントヘルニア**（あるいは落ち込む組織の名前をとって**鉤ヘルニア**）といいます．この場合，

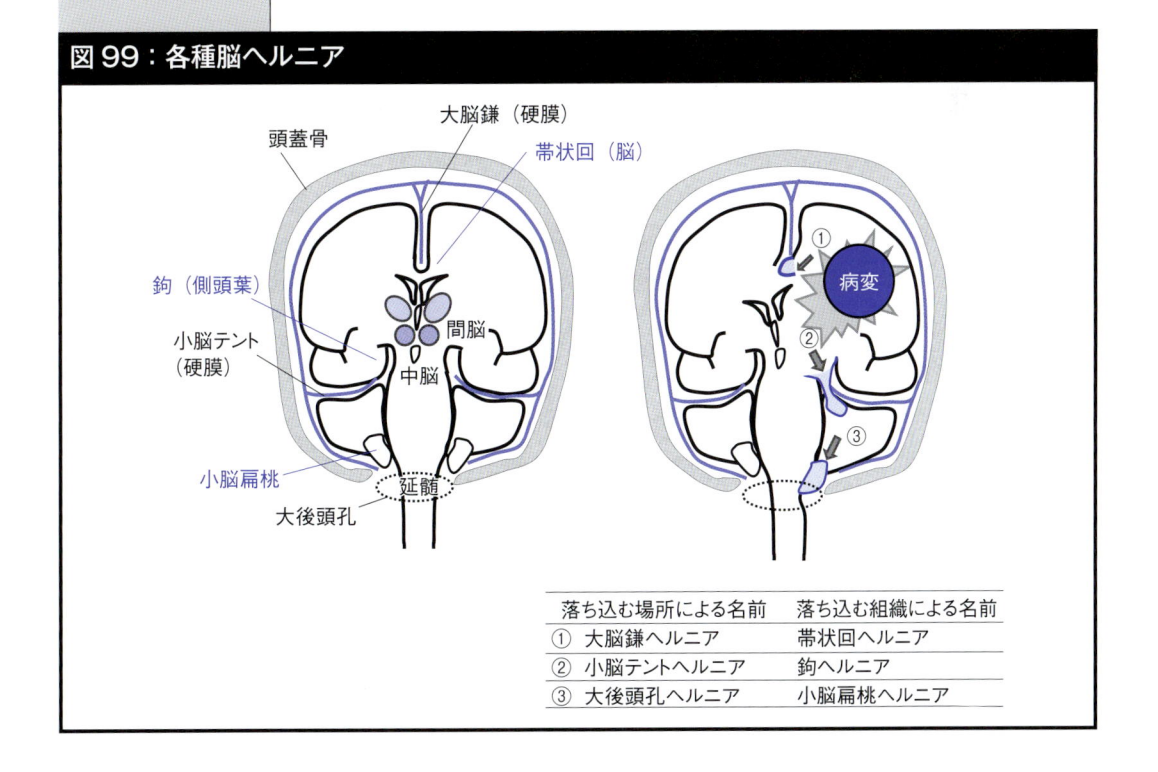

図99：各種脳ヘルニア

落ち込む場所による名前	落ち込む組織による名前
① 大脳鎌ヘルニア	帯状回ヘルニア
② 小脳テントヘルニア	鉤ヘルニア
③ 大後頭孔ヘルニア	小脳扁桃ヘルニア

初期には間脳障害，進行すると中脳障害の症状がみられます。なお，小脳のもっとも下方の扁桃部分が大後頭孔に落ち込む状態を，**大後頭孔ヘルニア**あるいは**扁桃ヘルニア**といいますが，延髄が圧迫されるため呼吸異常～呼吸停止をきたします。

さまざまな意識状態の呼び名

植物状態という言葉が出てきたけど，どんなものだろう？

新人ナース：応答はないけど生きている状態。　〈レベル2　初心者は絶対に覚えること〉

　もうイメージできると思います（**図100**）。大脳半球が機能しないため言葉は発しないし意思の疎通ができません。脳幹部は機能しているため睡眠・覚醒リズムは保たれ，もちろん呼吸器なしでも呼吸はできるし心臓も動いています。もともと，植物は移動して食事を摂取することがないという概念から出てきた言葉です。日本脳神経外科学会の定義では「自力移動不可能，自力摂食不可能，尿尿失禁状態，声は出ても発語はない，開眼や離握手命令にはかろうじて応じても，それ以上の意思疎通ができず，眼球で物を追っても認識はしない，という状態が3カ月以上続いた場合」をいう。あたかも永続的なようだが，最近，脳や脊髄の電気刺激で植物状態からの脱却に成功する例も出てきています。

〈レベル4　ちょっとハイレベルな知識〉

ほかに整理しておくべき状態を説明しておきます。
（1）**失外套症候群**：外套とは大脳皮質のこと。したがって植物状態と同

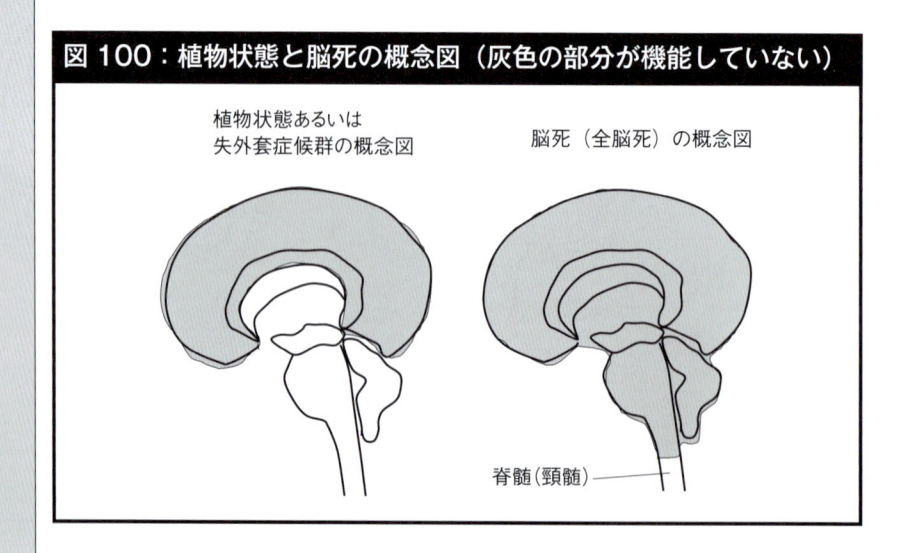

図100：植物状態と脳死の概念図（灰色の部分が機能していない）

植物状態あるいは失外套症候群の概念図　　　脳死（全脳死）の概念図

脊髄（頸髄）

じようなイメージでよい（図100）。

　(2) **無動性無言**：動かなくて言葉が出ないという意味なので、植物状態でも失外套症候群でもこの状態になります。ただし、両側の前頭葉や間脳〜上位脳幹部が障害された場合にも同じようになります（もともとは視床下部近傍の第3脳室腫瘍を有する患者の状態を表現するのに使われた言葉です）。

　(3) **閉じこめ症候群**：四肢麻痺と無言の状態のため、あたかも植物状態にみえますが意識は清明です。脳幹部の脳底動脈閉塞がほとんどの原因で、脳幹の中で眼球の上下運動と、まばたきをする機能が保たれます。2人の看護師に聞いてみると「有名だけど、みたことがない」らしい。私自身は数名出会ったことがあります。「目をパチパチさせてください」で反応をみて、「今度は1回だけまばたいて」と質問を変化させて意思疎通ができるかを確かめます。脳幹部の障害で動きのない患者さんには、このような呼びかけをしてみる必要があります。相手はその問いかけを待っているかもしれません。

もし、私がその状態なら、気づいてもらったらうれしいと思う。気をつけておきます。

> ●まとめ●
> ☑ 除皮質硬直は上肢が上を向く。
> ☑ 除脳硬直は上肢が下を向く。
> ☑ 除皮質硬直、縮瞳、チェーン・ストークス呼吸は間脳障害。
> ☑ 除脳硬直、瞳孔散大、中枢性過換気は中脳障害。
> ☑ 除皮質硬直は救命の可能性あり。

44 脳死
脳幹を含む全脳の不可逆的機能停止

レベル3 上級者のためのミニ知識

脳死について

　残念ながら，どのように手をつくしても「脳幹を含む全脳の不可逆的機能停止」である脳死状態（図100）になる患者さんはいます。厚生省（現・厚生労働省）の脳死判定基準は，原疾患がはっきりしている器質的な脳障害を前提として，（大脳半球機能がないため）脳波消失，（脳幹機能廃絶のため）深昏睡，自発呼吸消失，瞳孔は固定し，すべての脳幹反射が消失している状態であり，念のために6時間以上の経過で変化がないことを確認する，というものです（成人の場合）。

　また薬物中毒，代謝・内分泌障害や低体温状態は脳死と非常に類似する場合がありますが，回復することも多く脳死判定の対象にしてはなりません。そして脳死は人工呼吸器がなければ生じ得ない状態です。呼吸器がついていないのに深昏睡の患者をみて脳死という表現をしてもらっては困ります。呼吸器によって酸素が肺に送り込まれ，機能している心臓のポンプ作用で血液が脳以外の全身に送り込まれるため顔色も保たれ，身体は温かく，脳以外の臓器が機能している状態です。家族が「まだ生きている感じ」をもつのも無理はありません。この場合，医師ができるのは脳死状態であることを説明することくらいです。できるだけ身体をきれいにしてあげてくださいと看護師さんたちにお願いしています。

　脳死かどうかは無呼吸テストを含む正確な神経学的検査と患者情報，頭部CTあるいはMRIスキャンの所見，脳波所見，除外項目の確認などを総合しながら診断のステップを踏む必要があります。とくに臓器移植にかかわる際は，慎重かつ厳密な診断を下さなければ問題になる場合も多いことは，医療関係者は周知のはずです。

レベル4 ちょっとハイレベルな知識

　最後に脳死の病態生理を理解しているかどうか小テストを行いたいと思います。

テスト1 「脳死状態では除脳硬直は出てもよいか？」

　→よいと答えた人は，メモ：**もう少し詳しい除皮質硬直と除脳硬直の説明**〔☞p.192〕を読み直してほしい。除脳硬直は延髄の働き（前庭脊髄路）が生きている状態で生じます。ついでに除皮質硬直は，前庭脊髄路に加えて中

脳の赤核脊髄路が機能している必要があります。中脳も延髄も脳幹部です。脳死のときには脳幹部機能は廃絶しているべきなので除皮質硬直も除脳硬直も認められません。逆にいえば，それらの姿勢が出れば脳死ではありません。

> テスト2 「脳死状態では膝蓋腱反射やアキレス腱反射は出るべきか？それとも出てはいけないか？」

→これは，医学生に聞いても必ず間違える，いじわるな問題です。看護師さんは実際にハンマーを持って診察する機会がないので，ピンとこないかもしれません。実は「出るべきだ」に賛成した人，「出てはいけない」に賛成した人，どちらも間違い。脳死は脳幹を含む全脳の不可逆的機能停止でありますが，脊髄は含まれません（図100）。腱反射は脊髄反射なので出ても出なくてもよいのです。

この脊髄反射にわざわざ触れたのは，脳死で問題になることがあるためです。

ラザロ徴候（図101）

もし脳死の患者さんが，ゆっくり両腕を挙上して胸の前で合わせたり，膝や足首の関節をゆっくりと屈伸させたらどう思う？

図101：脳死患者でみられたラザロ徴候（脊髄性自動運動）

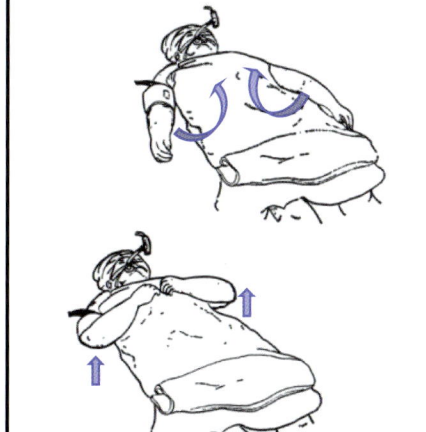

呼吸器をはずすと，両手を「ゆっくり，ゆっくりと」胸に運ぶ運動がみられました。腕を肘部で屈曲し，ベッドサイドから浮かせました。下腹部から前胸部に両手を合わせ，口に手を運ぶような自発運動でした。

そのときに書いたスケッチです。（日本で最初の報告）

（浦崎永一郎，福村昭信，伊藤義広，他：ラザロ徴候と呼吸様運動を示した脳死患者についての考察. 脳神経（Brain and nerve），40(12)：1111-1116, 1988）

新人ナース　ええ〜！　ショック。それって脳死なんですか？

そうだよね。だれでも驚くよね。
　このような反応はラザロ徴候といって複雑な脊髄反射の一種と考えられています。
　私が最初にみたのはくも膜下出血の患者さんでした。この反応が出たとき，脳死判定を間違ったのでは，と不安になったほどです。外国雑誌で同様の徴候が記載されていたのを後日みつけました。ただしラザロという名前の由来がしばらくわかりませんでした。〔似たような名前のお店が目にとまり（美容院でした），「ラザロって知りませんか？」と聞いたことがあります。変な顔をされました。当然ですね。〕そうこうするうちに，クリスチャンの女性から聖書に書いてあると教えられました（図102）。読んでみるとキリストによって死後生き返らされた人の名前でした*。

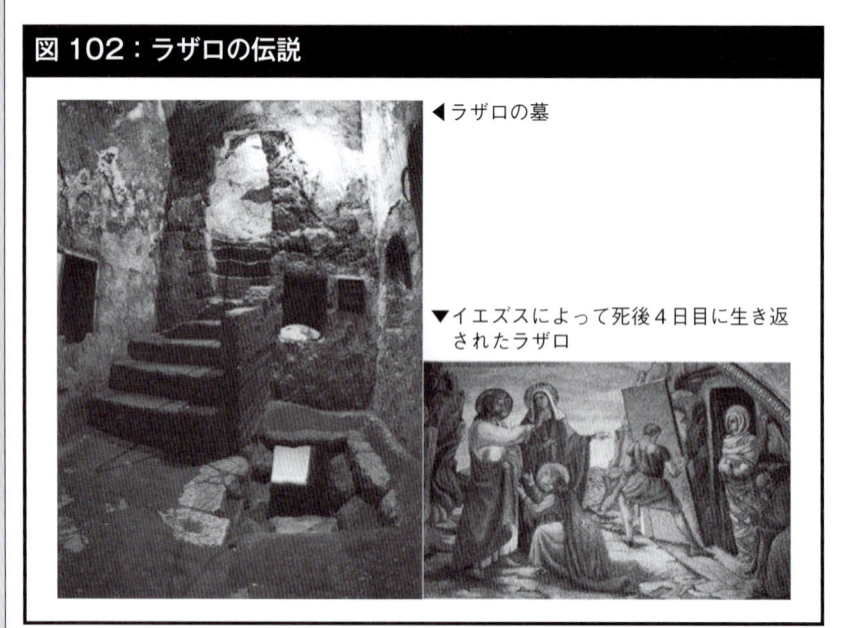

図102：ラザロの伝説

◀ラザロの墓

▼イエズスによって死後4日目に生き返されたラザロ

〔ミルスト編集部・編：イスラエルに見る聖書の世界（新約聖書編）．ミルスト，東京，1990, p.103. より．許諾を得て掲載〕

＊ヨハネ福音書　　第11章　第1節〜44節
　死んだ人（ラザロ）の姉妹マルタは，「主よ，もう臭くなっています。四日目ですから」
　と言った。（中略）
　イエズスは大声で，「ラザロ，出て来なさい」と叫ばれた。
　すると，死んでいた人が，手と足を布で縛られたまま出て来た。
　顔の周りは手拭いで縛られていた。イエズスは人々に，
　「ほどいてやって，行かせなさい」と仰せられた。

（新約聖書　訳者―フランシスコ会聖書研究所）

私の経験では，これらの患者さんに電気生理学的手法を用いた検査をしたところ，脳幹機能廃絶，脊髄機能温存という結果が得られたので脳死の定義には矛盾しません。ただし，例えば家族の希望により脳死状態患者さんの呼吸器をはずす場合には，このような運動が出現する可能性について一言付け加えておいたほうがよいと思います。

　脳死が人の死かどうかについては臓器移植がかかわると微妙かつ複雑な問題があることは皆さん知っておくべきでしょう。

　生き返ったのが本当かどうかまでは知りませんが，ラザロのお墓はイスラエルのエルサレム，ベタニア地方に残っているようです（図 102：St. LAZARUS TOMB という看板まで立っているとのことでした）。

●まとめ●
- ☑ 脳死とは（日本では）脳幹を含む全脳の不可逆的機能停止をいう。
- ☑ 脳死状態では脊髄反射はあってもよい。
- ☑ 脳死状態でも時に複雑な運動をみることがある（ラザロ徴候）。

45 せん妄と認知症
せん妄は軽度の意識障害，認知症は意識障害ではない

せん妄

脳神経外科領域では，せん妄という軽度の意識障害の状態によく遭遇します．意識障害について説明してきたので，ここで述べることにします．

ただし，このせん妄の状態を，痴呆（認知症）と誤解する場合がよくあるようですので，両者の区別をしておきましょう．「意識が少しボーとしてわけがわからなくなっているのがせん妄で，意識がはっきりしているのが認知症」と，捉えてください．

レベル3 上級者のためのミニ知識

せん妄と認知症の鑑別

せん妄というのは急に出現し意識障害を伴っているもの．認知症は意識障害はなく，数日とか1週間とかで急に出現するものではありません．ただし認知症の患者さんがせん妄を呈する場合はあります．

U医師

■せん妄■
脳神経外科の術後状態でも，ときどきみられます．夜間になると出現しやすく，それは夜間せん妄といいます．

せん妄の患者さんからは，どんな訴えを聞いたことがありますか？

2年目ナース

『壁やベッドに黒い虫が出てきた』『黒い背広とサングラスをかけた男たちが周りを取り囲んでいる』『小さな子どもたちの騒ぐ声がする』などさまざまですが，とくに虫が這っているという訴えは多いようです．

若い患者さんにもみられますが高齢者で頻繁にみられます．このせん妄は軽い意識障害の状態で生じるとされていますが，実際には患者さん自身も現実でないことがわかっている場合も多いようです．

どのような対応をしていますか？

『じっと白い天井をみていて刺激がないとだれでもそうなるのですよ．しっかりと目覚めれば消えるから大丈夫ですよ』と説明するようにしています．

せん妄は，昼間寝ていて夜間の睡眠が浅い場合や，脱水や薬物の影響などが原因で生じます。後者の場合は原因治療が第一ですが，前者の場合の治療の原則はしっかりと覚醒してもらうか，しっかりと睡眠をとってもらうかのいずれかです。周りを明るくして刺激を与える。会話をはっきりとかわすとなくなってしまうことも多いのです。睡眠をしっかりとってもらうために一時的に抗うつ薬や精神安定薬を服用してもらう場合もあります。

以上は軽症のせん妄の場合ですが，時に非常に不安になり多弁になり，興奮状態になって暴れ出す患者さんもいます。術後は危ないので注意あるいは説得すると，理解してくれた感じがした。と，一瞬目を離したすきにベッド上に仁王立ちになって落ちそうになっていたり，点滴をはずして走り出したりして冷や汗をかいたというような経験は，大なり小なり，皆さんもあるのではないでしょうか？ 抑制をしようとするとかえって興奮して暴力をふるう場合もあります。意識障害があり混乱しているので説得，説明のみでの危険回避はできません。眠剤を中途半端にあげるとかえって増悪したりします。対処の方法はケースバイケースですが，私は家人の協力を得て，可能なら来てもらうようにしています。顔をみて安心しておとなしくなってくれれば助かりますし，その状態を家人にも理解してもえるという意味もあります。

一般的な薬物療法が効き目なく，夜間に目がぎらぎらして家人にまで暴言をはいたり，暴力をふるう場合はどうしたらよいのか。家人に説明したうえで，睡眠覚醒のリズムを整えてもらう意味から，まずしっかりとした睡眠から開始するため，麻酔導入薬（例えばドルミカムなどを少量ずつ）の点滴を眠るまで使用することもあります。眠ったら中止し，翌朝に自然覚醒するのを待ちます。そのときにも症状が残っているような重症の場合は，向精神薬の組み合わせや増量が必要な場合もあります。もちろん麻酔導入薬点滴の場合は呼吸・循環動態の観察を怠ってはなりません。そしてせん妄がある場合には脳に器質的変化がきていないかどうか（術後の血腫など），あるいは脱水や電解質の異常がないかを検査しておくべきなのは大前提で，これらをスキップして睡眠へ誘導する治療をすすめているわけではありません。

■認知症■

せん妄との鑑別に必要なので，少し説明しておきます。

認知症は以前は「痴呆」とも呼ばれていましたが，蔑称の響きが強いということで廃止になりました。

専門の定義のいくつかをまとめますと，「いったん獲得した知的機能が脳の障害によって低下していき，日常生活や社会生活に支障を及ぼす状態であ

る。ただし意識障害はない」といえます。

　認知症は「物事を記憶する力，思い出す力が低下する。自分の思いや考えをまとめることができない。そして時間や場所，他の人と自分との関係を知る（見当識といいます）などの知的機能が低下する。そしてもっとも特徴的なのはそれらの知的機能の障害を指摘されても認識することができない（病態の失認）ため一見気にしていないような反応をする」のが特徴です。記憶障害があるだけでは認知症ではないのです。

　外来で「物忘れ」を主訴に多くの方が「自分は認知症になったのではないか？」と心配して訪れます。

　認知症の患者さんは自分自身の知的機能の低下を知的に理解するのはできないけれども情緒には感じるために不安が強いといわれています。脳の知的な機能低下は認知症の中核症状で現在は改善させるのが困難といわれています。一方，中核の症状が原因ではあるけれど，心理的な要因，状況的な要因が加わって出てくる周辺症状というのがあって，具体的には「物取られ妄想」，「嫉妬妄想」「徘徊」「便いじり」「収集癖」「攻撃性」などがあげられています。これらはケアする人にとってはかなり困る，苦しむ症状ですが，暮らしのなかから出てくる反応性のものであるので，さまざまなケアの工夫，精神科的アプローチで改善させることができるといわれています。一筋縄ではいきませんので，今後の研究が必要です。

●まとめ●
- ☑ せん妄は軽度の意識障害である。
- ☑ 認知症は意識障害ではない。

46 脊髄・脊椎

脊椎はいわゆる背骨，その中を脊髄が通っている

➡口絵10 11

新人ナース：今回からのテーマは脊髄，脊椎って聞いたけど，それって整形外科の分野じゃないですか？

U医師：神経と骨を扱うので，脳外科でも整形外科でも扱う疾患なんだよ。

レベル1〜2 基本なので初心者は覚えること

脊髄の解剖（図103, 104）

延髄から下に伸びるのが脊髄で，脊髄からは左右に**脊髄神経**が分かれます*。

脊髄神経は上から下に向かって頸髄から頸神経が8対（首という英語のcervicalのCを頭文字にしてC1〜C8神経といいます），胸髄から胸神経が12対（胸の意味のthoracicのThをつけてTh1〜Th12），腰髄から腰神経が5対（腰のlumbarのLをつけてL1〜L5），仙髄から仙骨神経が5対（仙髄神経ともいわれます。仙骨のsacralからとってS1〜S5）ずつ出ています（図103）。そしてもっとも尾側からは尾骨神経が1対出ていますので合計31対となります。**脊髄神経の根本の部分（脊髄に近い部分）はとくに神経根と呼ばれています**（図104）。

こんなにたくさんの脊髄神経の1本1本の働きを全部覚えるのは大変です。

まずは，日常臨床でもっとも多い疾患によって出現する脊髄と脊髄神経（神経根）の症状，および，生命に直結する場所（呼吸機能に関係する部分）について理解すればよいのです。そのポイントは後述します。

レベル1 ここは基本

脊椎のカーブ（図105）

次に，脊髄を入れている器（骨）について理解しておきましょう。脊椎と呼ばれます。いわゆる背骨ですね。

レベル3 上級者のためのミニ知識

---

*もう少し詳しくいえば，脊髄から出た末梢の神経が脊髄神経ですが，その根本を神経根といいます（図104）。そして脊髄の前方から出て主に運動神経からなるものを前根，脊髄後方から出て主に感覚神経からなるのを後根といいます。それらが一緒になって脊髄を覆っている硬膜から出ていきます。つまり**神経根には運動神経と感覚神経がある**わけです。

臨床的には脊髄そのものの症状と，それから枝分かれする神経根の症状というように大きく2つに分けて考えるのです。

203

図103：脊髄・脊椎の解剖

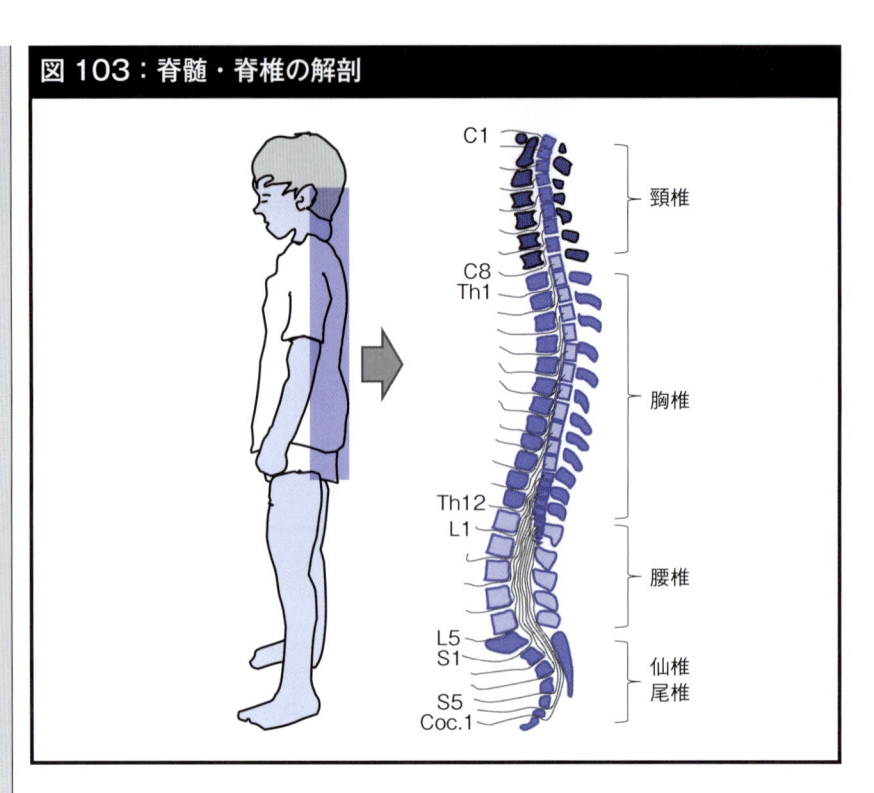

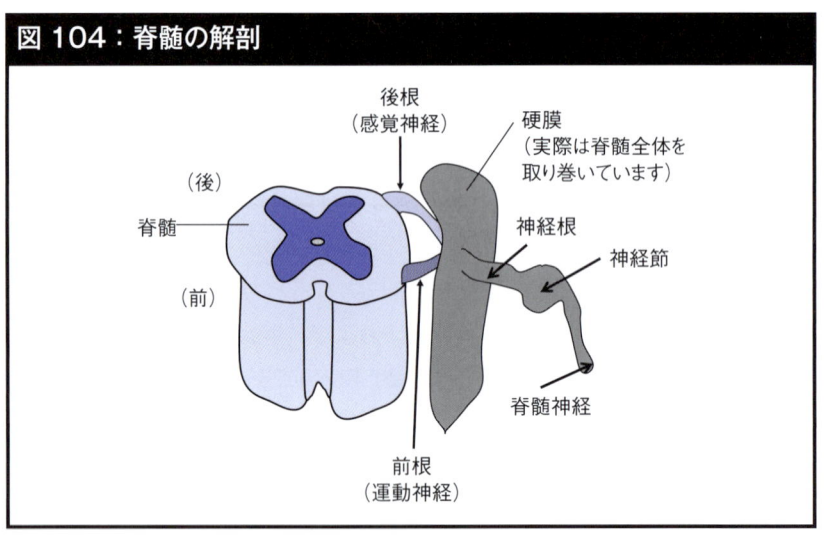

頸椎
C1
C8
Th1
胸椎
Th12
L1
腰椎
L5
S1
S5
Coc.1
仙椎
尾椎

図104：脊髄の解剖

後根（感覚神経）
硬膜（実際は脊髄全体を取り巻いています）
（後）
脊髄
（前）
神経根
神経節
脊髄神経
前根（運動神経）

👨 突然の質問だけど，魚の脊椎はどんな格好をしている？

👧 サンマの骨は，食べるときよくみています。魚ではほぼ，まっすぐです。

👨 そうですね。『魚の頃まっすぐだった脊椎はやがて陸上生活に適応するため曲がりをもった。そして脊椎は重力と戦いながら病気に悩むようになった』といえます**（図105）**。

？？？

つまり，胎児，乳児，成人になるにつれ背骨の格好が変わっていき，**成人になると頸椎は前彎（側面からみて前方にカーブ），胸椎は後彎（後方にカーブ），腰椎は前彎**となってバランスをとり，起立，歩行ができる姿勢を形成します。でもそのために，重力の負荷が強くかかる部分が生じて障害が起こりやすくなるのです。

そこはどこだろう？

考えていきましょう。まず頸椎と胸椎と腰椎でもっとも可動性の少ない場所はどれだろう？　前屈や後屈をしてみるとわかりますね。

頭は前後によく曲がるし，腰も手を床につける格好や背中を反らせると，まあ動きます。とすれば胸椎がもっとも動きが少ないかなあ？

そうですね，胸椎は肋骨もくっついていて，頸椎，腰椎に比べると動きは少ないです。ということは逆に動きによるストレスも少ないということですね。だから加齢によって背骨が変性して生じる病気は頸椎と腰椎に多い。

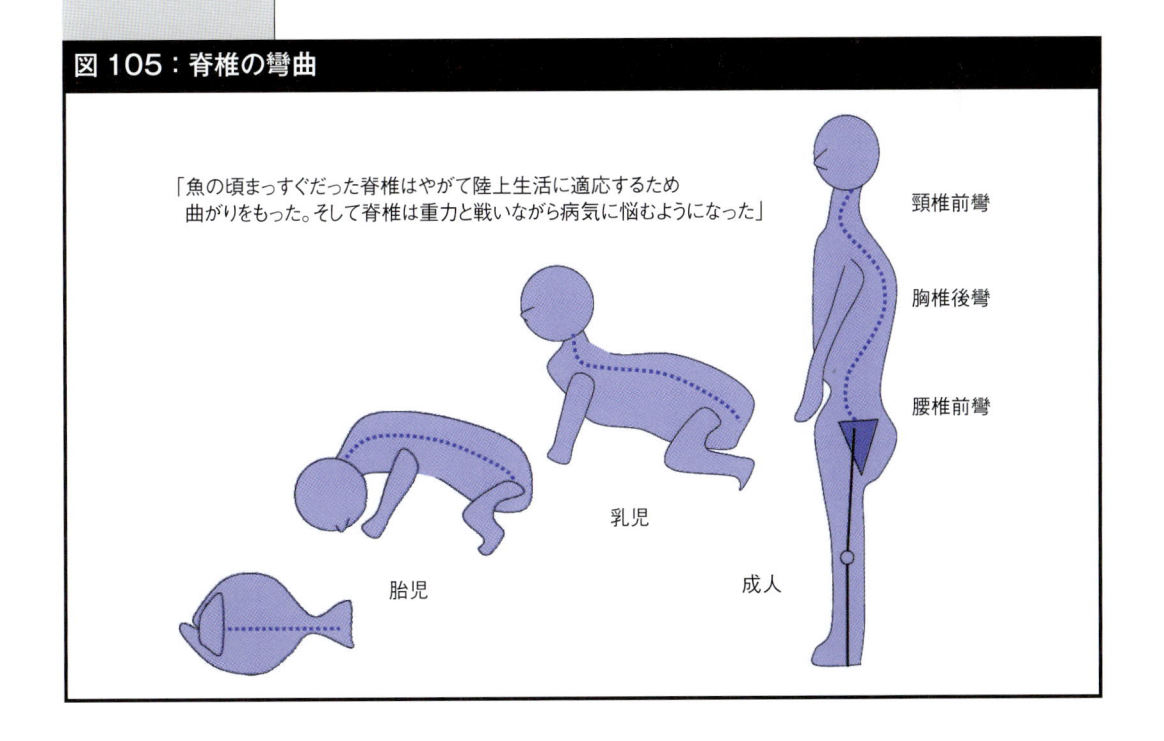

図105：脊椎の彎曲

「魚の頃まっすぐだった脊椎はやがて陸上生活に適応するため曲がりをもった。そして脊椎は重力と戦いながら病気に悩むようになった」

頸椎前彎
胸椎後彎
腰椎前彎

胎児　乳児　成人

👧 胸椎には，まったく起こらないのですか？

👨 そうではないです。骨がもろくなると胸椎にも病変（例えば圧迫骨折など）は起こります。あくまで頸椎，腰椎に比べたら少ないという意味です。

> ●まとめ●
> ☑ 脊髄から脊髄神経が出るが，その根本を神経根という。
> ☑ 頸神経は8対，胸神経は12対，腰神経は5対，仙骨神経は5対ある。
> ☑ 頸椎は前彎，胸椎は後彎，腰椎は前彎が正常の状態。

47 脊椎の仕組み

脊椎の絵をみて構造を覚えよう

→口絵10 11

レベル1 ここは基本

脊椎の構造（図106）

脊椎の構造を立体的に理解するのは意外に難しいのです。解剖図を書きましたので，下の項目をチェックしながら図と照らし合わせてみてください。頸椎を例に示します（図106）。

◇図106 ①，②をみてください。①は頸椎を側面からみて真ん中部分で縦切りにしたもの，②は頸椎の1個を左後ろ，やや上からみた絵です。
　脊椎は前方（お腹の方向）に大きな椎体という骨が，後方（背中の方向）に椎弓，棘突起という骨があり，それら前方と後方の要素は左右で椎弓根という骨でつながります。上の椎体と下の椎体との間にあるのが椎間板という軟骨です。

◇椎体の後面と椎弓根内面，椎弓内面で囲まれた円柱状の空間を脊柱管といいます（図106 ①，②）。脊柱管の中には脊髄が入っています。脊髄は硬い骨で守られているのです。

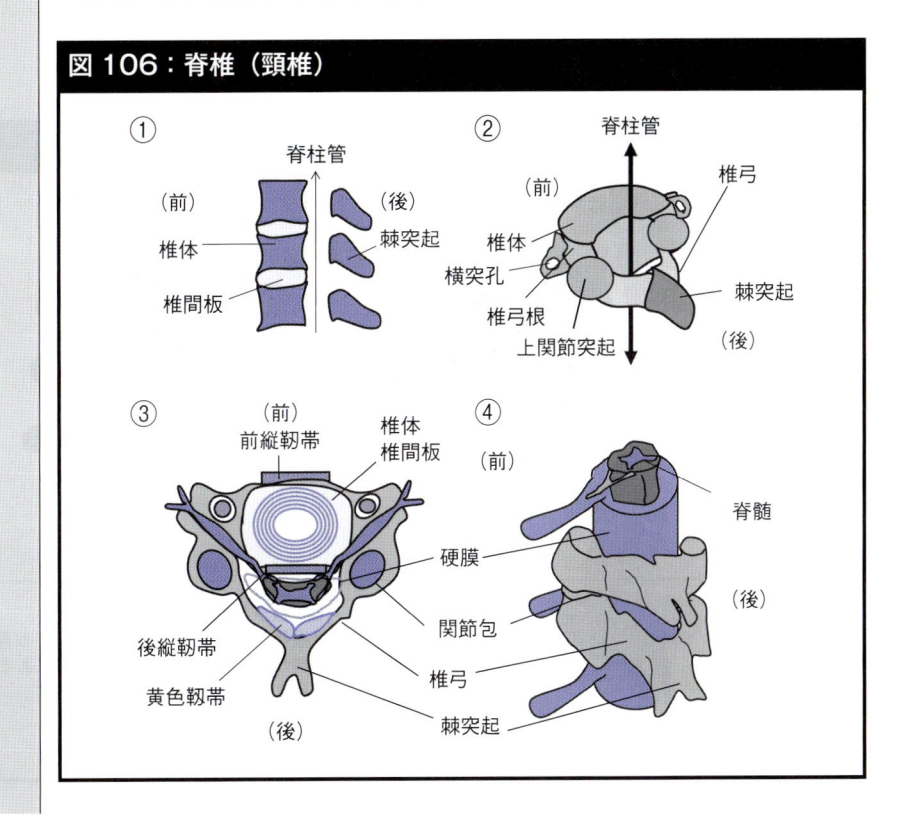

図106：脊椎（頸椎）

① 椎体／椎間板／脊柱管／棘突起（前）（後）
② 脊柱管／椎弓／椎体／横突孔／椎弓根／上関節突起／棘突起（前）（後）
③ 前縦靭帯／椎体 椎間板／後縦靭帯／黄色靭帯（前）（後）
④ 脊髄／硬膜／関節包／椎弓／棘突起（前）（後）

207

研修医：首の前屈，後屈のときに支えないといけないから……。獲物がかかった釣り竿をイメージすると……。下の頸椎で支えていて，力も集中する。力がかかる頸椎の下のほうに変化（変性）は起こりそう。

ご名答。椎間板ヘルニアとか頸椎症は下位頸椎に多い（図108）。とくに第4，5，6，7だね。ですからその部分に関連する頸神経の症状をまず捉えましょう。
　腰椎の場合まで考えておこう。腰椎椎間板ヘルニアとか脊柱管狭窄症は腰椎の上のほうに多いのか，下に多いのかです。
　頭も胴体の重みも腰椎は支えていて，下は骨盤で固定されている。横からみた腰椎のカーブは頸椎と同じ前彎である……。

ならば腰椎の下のほうでしょうか。

そうですね。第4，第5腰椎の間，ならびに第5腰椎，第1仙椎の間の病変がもっとも多い（図108）ので，その症状を捉えておくのが大切というわけです。

●まとめ●
- 脊髄神経は合計31対ある。
- 頸椎は7個，胸椎は12個，腰椎は5個ある。
- 加齢による変性は下部頸椎，下部腰椎に多い。

48 脊髄・脊椎疾患のみかた
脊髄そのものの症状と分岐する神経根の症状

➡口絵10 11

U医師: それでは脊椎疾患の症状の捉え方を学んでいきましょう。

レベル2　初心者は絶対に覚えること

脊髄症と神経根症状

脊髄の症状は本幹の脊髄そのものと，そこから分岐する神経根の症状に分けられます。それぞれを**脊髄症状（ミエロパチー）**と**神経根症状（ラディキュロパチー）**と呼びます（図109）。

神経根症状とは神経根の働きが障害されて出現します。例えばC5の神経根が切れたら，C5運動神経の障害で肩の外転ができなくなり，かつC5感覚神経の障害で肩の感覚が低下します。この症状をC5神経根症状といいます（図110）。しかし脊髄そのものは障害されないため反対側の上肢や両側の下肢の症状を伴いません。

U医師: それでは図111のようにC6の神経根が出る高さの脊髄部分が完全に横断されたらどうなるでしょうか？　切断された先の脊髄には脳から動かせという指令が到達しなくなります。

新人ナース: C6以下の運動神経がすべて機能できなくなる。

その通り。では身体の感覚はどうなるでしょう？

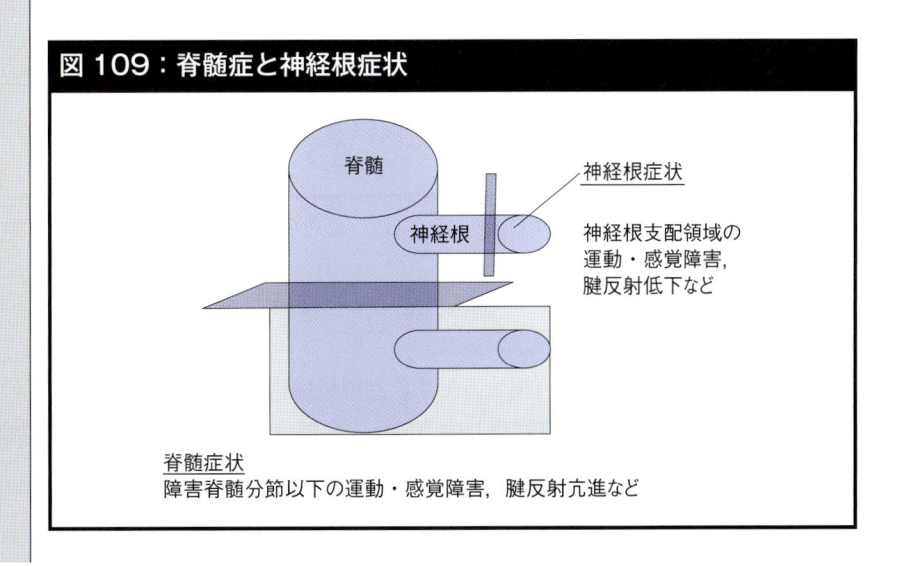

図109：脊髄症と神経根症状

脊髄
神経根
神経根症状
神経根支配領域の運動・感覚障害，腱反射低下など

脊髄症状
障害脊髄分節以下の運動・感覚障害，腱反射亢進など

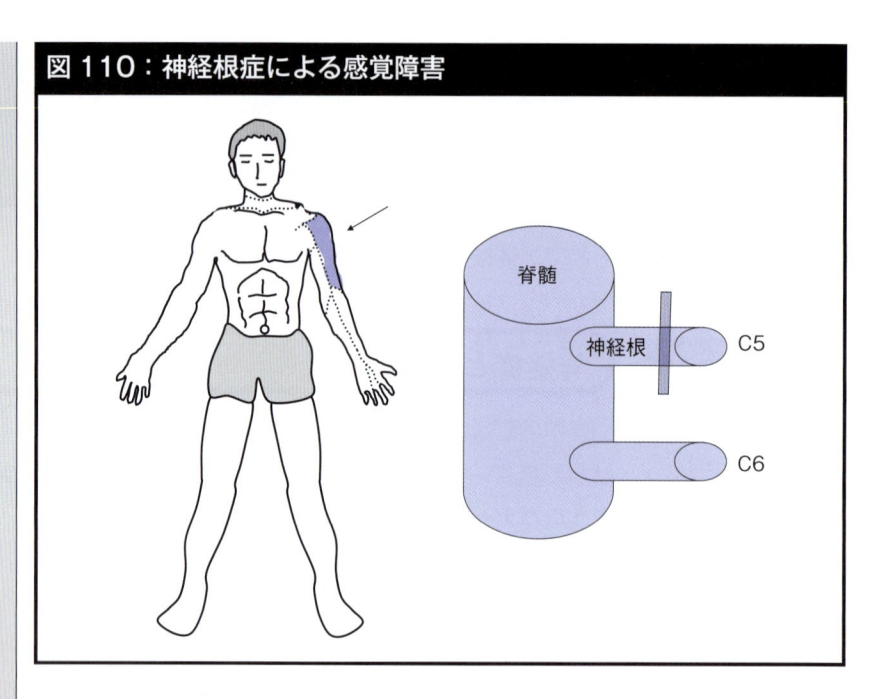

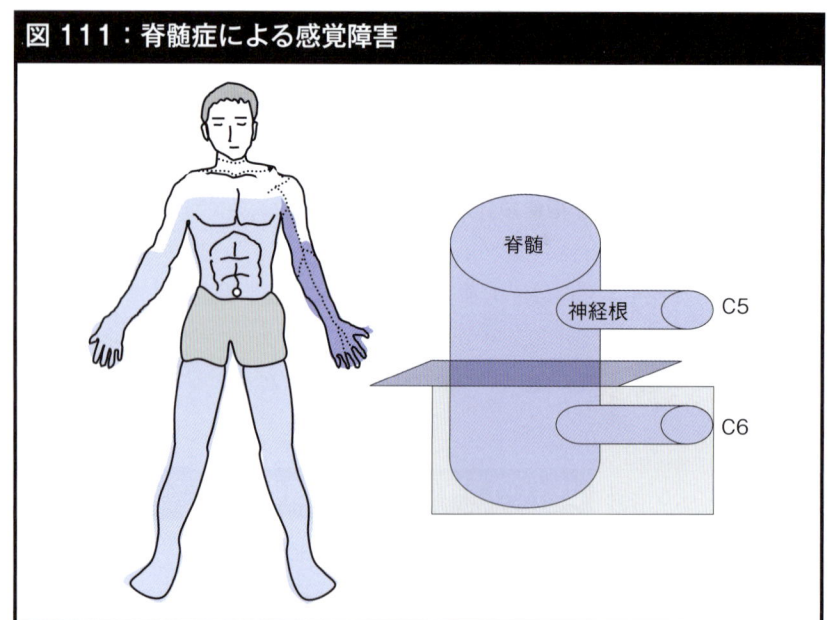

図110：神経根症による感覚障害

図111：脊髄症による感覚障害

> 脳へ伝わる経路が切れるのだから……C6以下の感覚がなくなる。

> そういう捉え方です。<u>神経根症状というのは，その神経のみの障害が出る。一方，脊髄症というのは障害部分以下の運動・感覚障害が出る。</u>この原則の理解がまず大事です。

レベル3 上級者のためのミニ知識

脳でいう「局在診断」は脊髄・脊椎疾患では「高位診断」

　脳の場合は，脳のどこが障害されたらどういう症状が出るのかを知る「局在診断」が病変の広がり，進行，回復をみるのに重要だといいました（☞p.1）。脊髄の場合も同じですが，脊髄は上下に長く伸びていますので，**どの高さでの障害かを知るのが重要ですから「高位診断」と呼ぶことになります**。

　この高位診断をつけるために手足の①運動，②感覚，③反射の3つを調べて考えるのです。

どうして1つではいけないのですか？　3つ全部調べないといけないのですか？

例えば運動は正常でも，感覚障害がある場合や，その逆もあるからです。
　頸髄は上肢，胸髄は体幹，腰髄は下肢に関与するとおおまかに捉えましょう。そしてもう少し詳しい知識があれば患者さんの状態をより詳しく知ることができます。

レベル4 ちょっとハイレベルな知識

頸髄についての基礎知識（図112）：主に上肢筋と横隔膜を支配する。

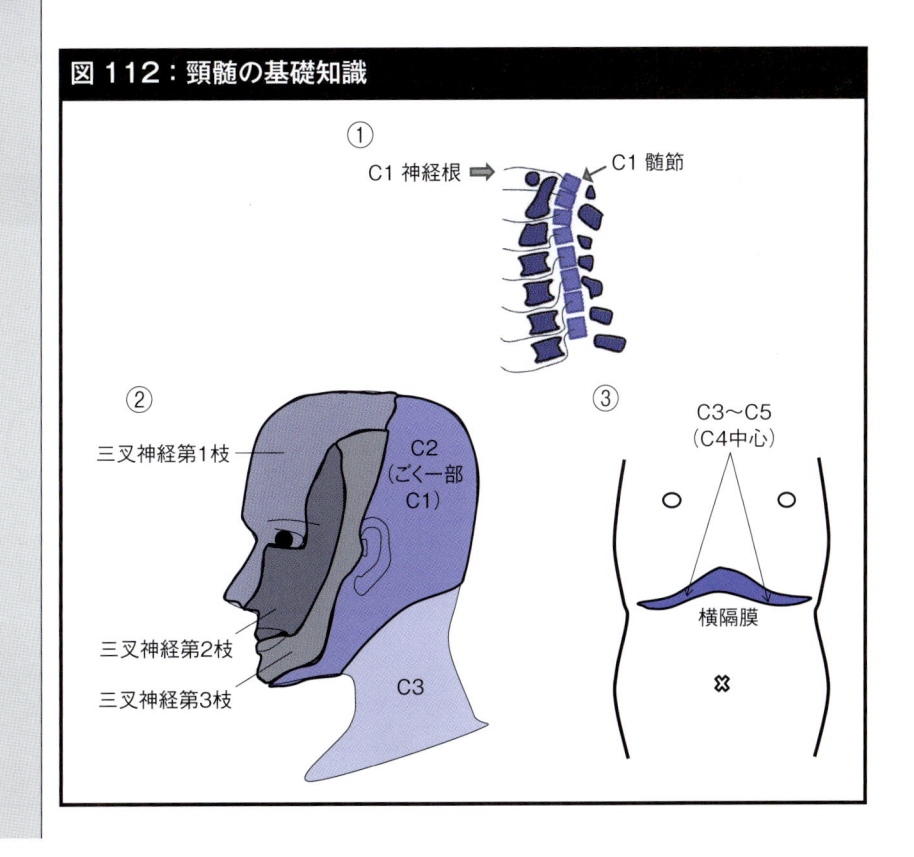

図112：頸髄の基礎知識

① C1 神経根 → C1 髄節

② 三叉神経第1枝／三叉神経第2枝／三叉神経第3枝／C2（ごく一部 C1）／C3

③ C3〜C5（C4中心）　横隔膜

48．脊髄・脊椎疾患のみかた

頸髄はC1～C8の8つの髄節から形成されます（**図112①**）。

◇C1，2髄節からは主に頭の後ろの皮膚知覚に関係する神経が出ます（**図112②**）（ほとんどはC2が支配しています）。

◇C3～C5髄節（C4中心）からは横隔膜を動かす神経が出て腹式呼吸に強く関与します（**図112③**）。

◇C5～C8までの髄節は上肢の筋肉を動かす脊髄神経を出します（**図113**）。

> レベル5　これは知っておくとお得

ここは医師がよく調べるところです。
- C5神経は肩の外転（三角筋の働きによる）
- C6神経は肘の屈曲（上腕二頭筋）と手首の伸展
- C7神経は肘の伸展（上腕三頭筋）と手首屈曲と手指伸展
- C8神経は手を「グー」にする（指屈曲）

私はラジオ体操のようにして，号令をかけながら自分の身体に覚えさせました（**図113**）。

肩外転→肘屈曲→肘伸展→手首伸展→手首屈曲→手指伸展→手指屈曲をしながら，合わせて「5，6，7，6，7，7，8」と声を出すのです。

医学生にはこれを毎日5分間，1週間もしたらリズムとともに自然に身につくと教えました（1日だけでは忘れます。繰り返しが必要です）。

このあたりの神経は頸椎椎間板ヘルニアや頸椎症で，よく障害される部位

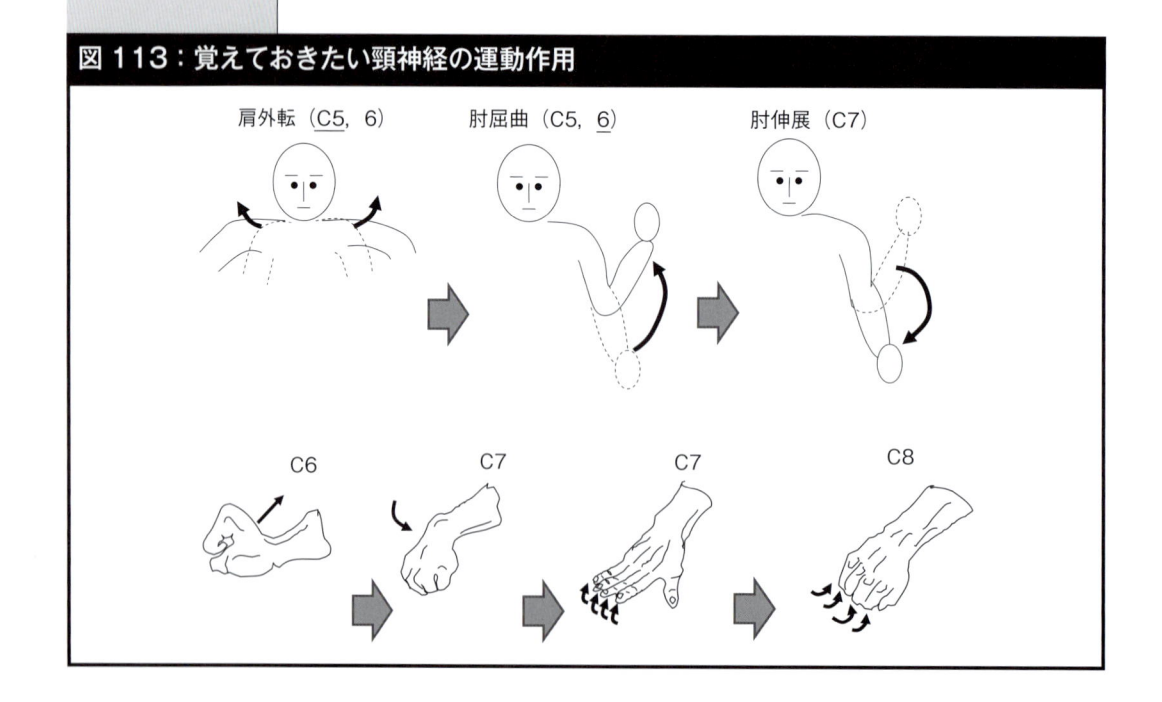

図113：覚えておきたい頸神経の運動作用

肩外転（C5，6）　肘屈曲（C5，6）　肘伸展（C7）

C6　C7　C7　C8

です．診察では，それらの神経が支配する筋力を詳しく調べて高位診断に役立てます．

　筋力を調べる以外に<u>感覚検査も高位診断に役立ちます．</u>
　脊髄神経が分布する皮膚の感覚領域を**皮膚分節（デルマトーム）**といいます．
　これも全部覚えようとすると頭が痛くなりますので，実践で役立つC5～C8神経までの紹介としましょう．
　患者さんの上肢をしっかり手のひらが表になるような位置にして肩（C5）から腕の外側に向かって親指まで（C6）触り，続いて中指（C7），小指（C8）と触っていき，どこまでよくわかるか，<u>どこがしびれているのか，痛いのか</u>を聞いて障害されている神経根を同定するのです．肩からぐるっと回って触っていけばよいのですから簡単です**（図114）**．

> レベル5　これは知っておくとお得

> レベル4　ちょっとハイレベルな知識

放散痛（図115）

首を側屈あるいは後屈するだけで痛みが放散することもあるので，どこの皮膚分節まで痛みが響いたかを聞き出すのも重要です．これは脊髄神経根が脊柱管から出ていくときに椎間孔という穴を通りますが，その穴が狭い場合に神経が刺激されて起こる痛みです．

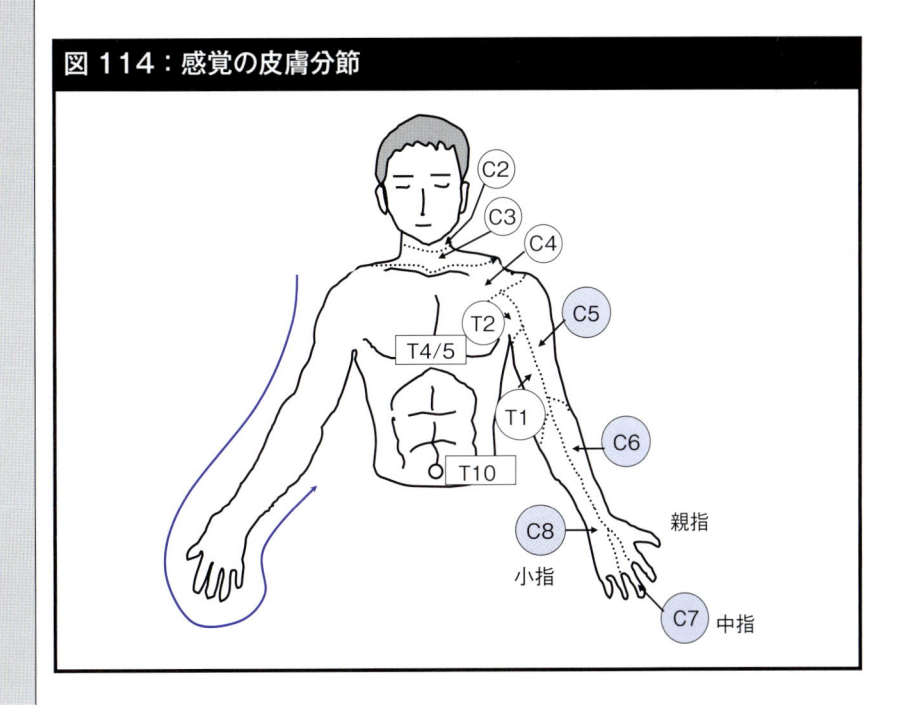

図114：感覚の皮膚分節

図115：放散痛

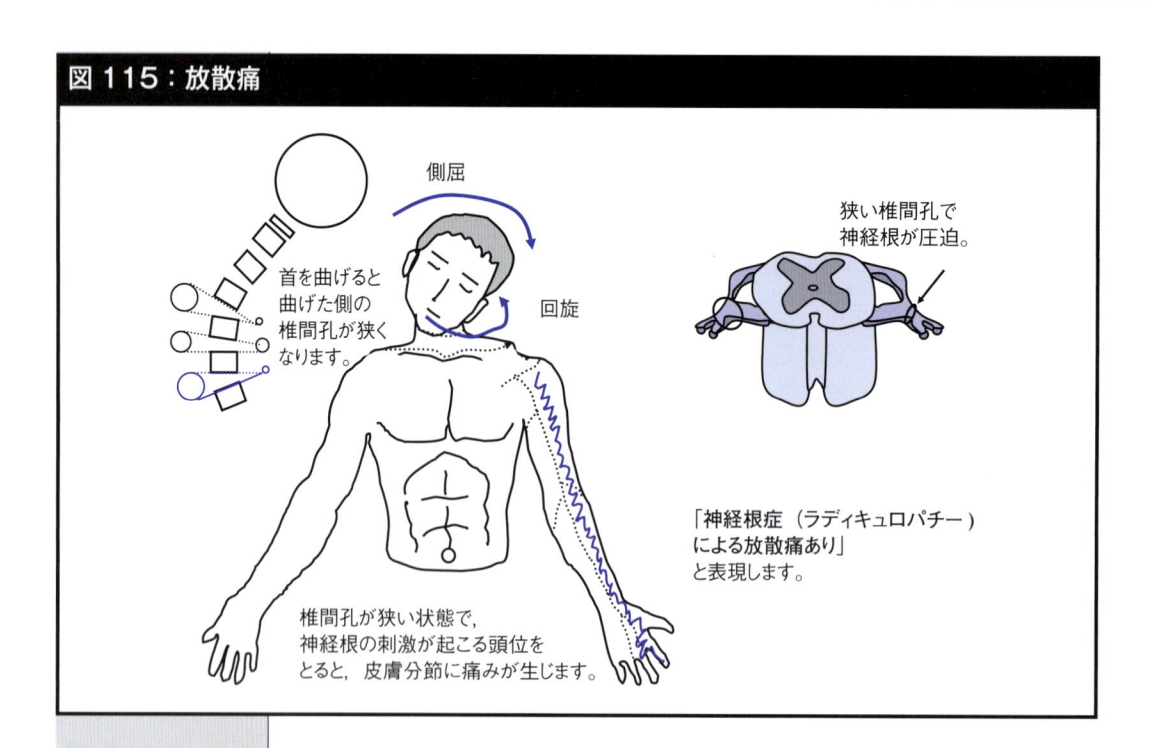

側屈
回旋

首を曲げると曲げた側の椎間孔が狭くなります。

狭い椎間孔で神経根が圧迫。

「神経根症（ラディキュロパチー）による放散痛あり」と表現します。

椎間孔が狭い状態で，神経根の刺激が起こる頭位をとると，皮膚分節に痛みが生じます。

話がまだ続きますので，本日はここまでとしましょう。

● まとめ ●
- 脊髄の障害による症状をミエロパチー（脊髄症）といい，障害高位以下の運動，感覚，反射が異常になる。（原則）
- 脊髄神経根障害の症状をラディキュロパチー（神経根症）といい，障害された神経根が関与する運動，感覚，反射が異常になる。（原則）
- 神経根症には放散痛もある。

49 脊髄高位診断
脊髄のどの高さでの障害かを知るのが重要

➡口絵10 11

U医師

本日も脊髄障害の高位診断をつけるうえでのポイントについて勉強します。前回の話の続きになりますね。

前回は頸髄の中でも病変が起こりやすいC5，C6，C7の運動と感覚について学びました。高位診断には運動と感覚と反射について知る必要がありますので，反射の話の追加からはじめましょう。

レベル4 ちょっとハイレベルな知識

上肢の腱反射

C5，C6，C7神経に関係する**腱反射**を図116に示しました。
神経根の障害では腱反射が低下する（図117）ので，これも高位診断に役立つのです。

C5の反射：**上腕二頭筋反射**といって前腕を少し曲げて，肘関節の前にある上腕二頭筋の付け根をたたくと前腕がピクンと屈曲する反応です（図116）。C5神経根障害では，この反射が低下します（図117）。

C6の反射：**腕橈骨筋反射**といって前腕の橈骨下端部分をたたくと前腕が橈側部分にピクンと屈曲します（図116）。C6神経根障害では，この反射が低下します。

C7の反射：**上腕三頭筋反射**といって肘を少し曲げて，肘関節の後ろ（肘

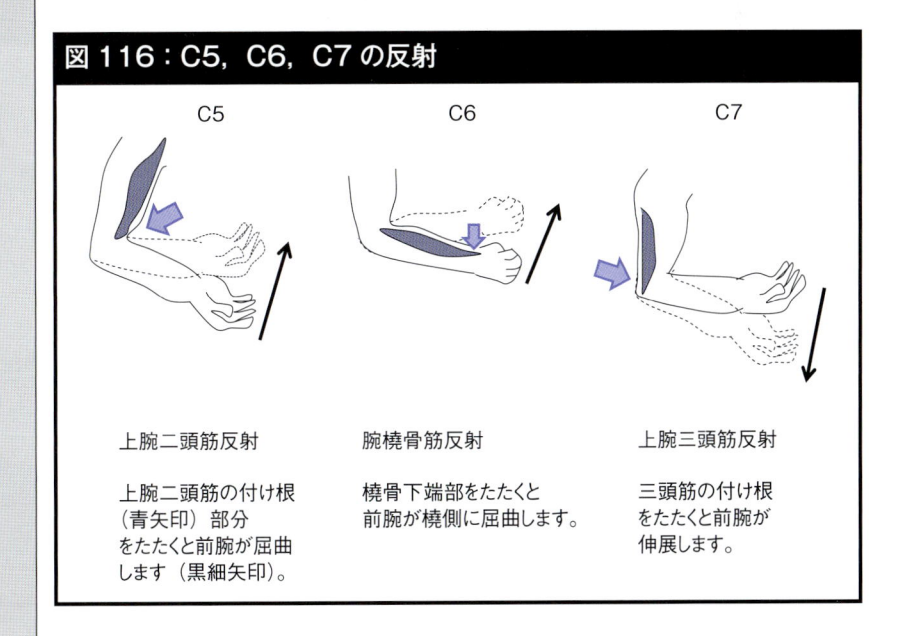

図116：C5，C6，C7の反射

C5　　　　　　　　C6　　　　　　　　C7

上腕二頭筋反射　　　腕橈骨筋反射　　　上腕三頭筋反射

上腕二頭筋の付け根（青矢印）部分をたたくと前腕が屈曲します（黒細矢印）。

橈骨下端部をたたくと前腕が橈側に屈曲します。

三頭筋の付け根をたたくと前腕が伸展します。

頭）をたたくと前腕が伸展する方向に動きます**（図116）**。C7神経根障害では，この反射が低下します。

脊髄症での腱反射

レベル4 ちょっとハイレベルな知識

　脊髄が横断されると，脳から反射を正常範囲に保つような抑制の働きがとれてしまうので，**横断された脊髄より下の腱反射は亢進します（図118）**。

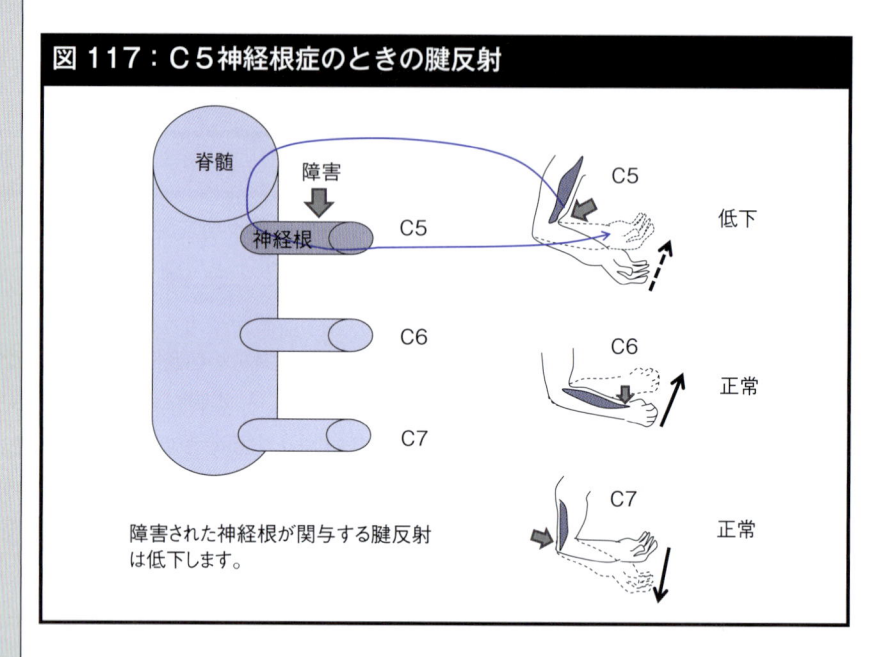

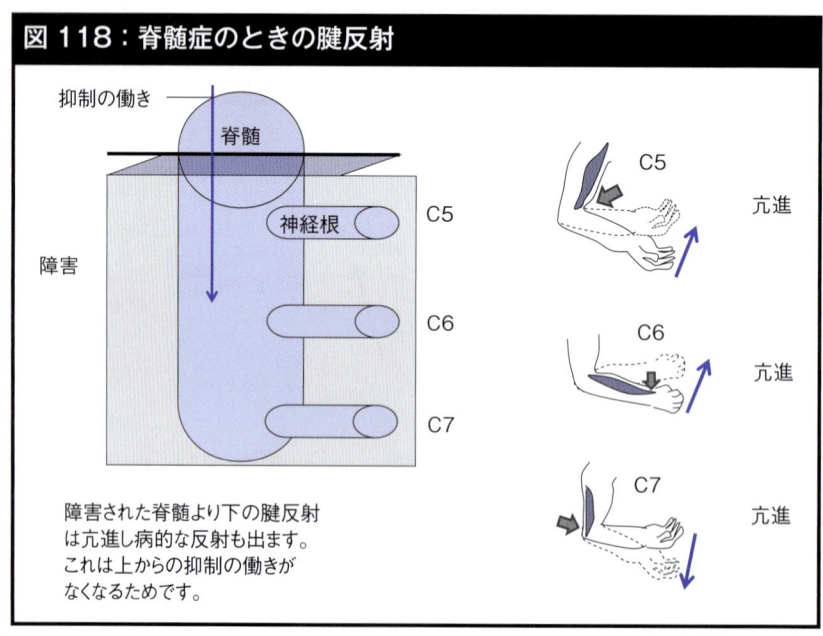

図117：C5神経根症のときの腱反射

脊髄　障害　C5　低下
神経根　C5
C6　正常
C7　正常

障害された神経根が関与する腱反射は低下します。

図118：脊髄症のときの腱反射

抑制の働き
脊髄
神経根　C5　亢進
障害
C6　亢進
C7　亢進

障害された脊髄より下の腱反射は亢進し病的な反射も出ます。これは上からの抑制の働きがなくなるためです。

例えばC5よりも上で脊髄が横断されると二頭筋反射（C5）も橈骨反射（C6）も三頭筋反射（C7）も原則として亢進します**(図118)**。

またC6よりも高位の脊髄障害では病的な手の反射が出ます。これは**手指屈筋反射**といわれ，中指をはじいたり，たたいたり，あるいは指の付け根を検査用のハンマーでたたくと，親指などが物をつかむように屈曲するものです**(図119)**。手指屈曲反射は誘発の仕方によって名前がついています（**ホフマン，トレムナー，ワルテンベルグ**など）。

脊髄は横断されると，それ以下に病的反射が出るわけですから，足にも病的反射は出ます。もっとも有名なのは**バビンスキー反射（図120）**といって，足底をこすると親指が背屈するものです。これはL4髄節よりも上の障害で出ます。つまり頸髄の障害でも，胸髄の障害でも出現するわけです。

以上述べた筋力，感覚，反射をみて総合的に障害高位を決めます。それとMRIやCTなどの画像所見を照らし合わせるのが重要です。

新人ナース：手術をするにはMRI検査で病変をみつければよいのではないですか？

それだけで決めてはいけません。高齢の患者さんでは，頸椎変形によってたくさんの病変があるようにみえても，症状を出していないことはよくあるのです。

主任ナース：症状と画像が合ったところを手術しないとよくならないわけですね。

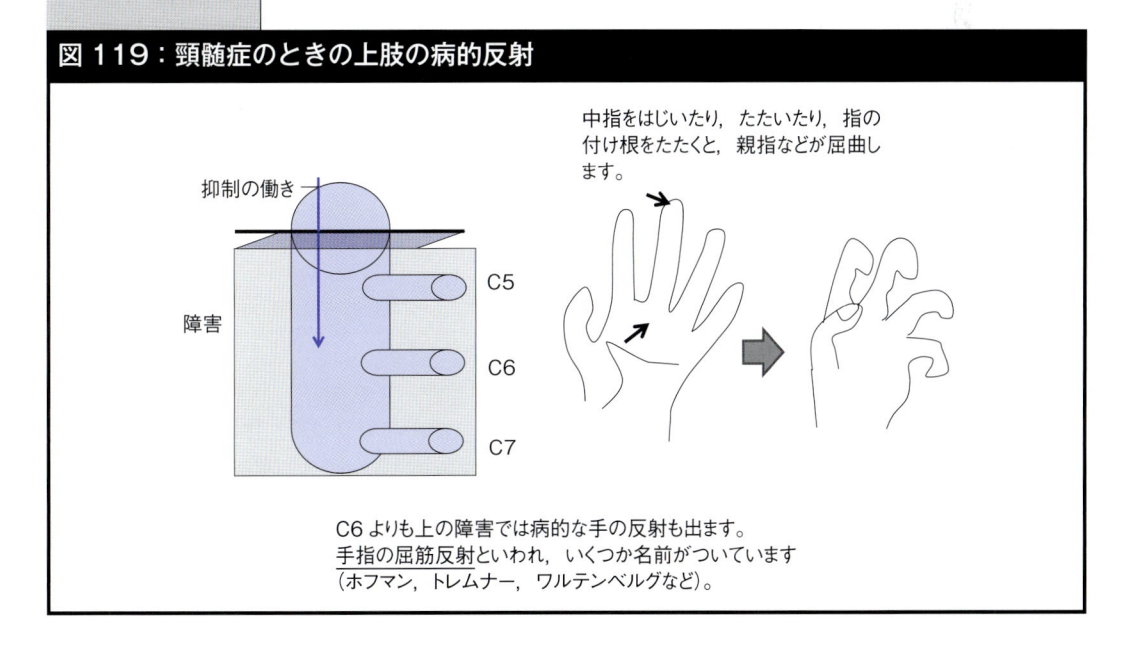

図119：頸髄症のときの上肢の病的反射

抑制の働き
障害
C5
C6
C7

中指をはじいたり，たたいたり，指の付け根をたたくと，親指などが屈曲します。

C6よりも上の障害では病的な手の反射も出ます。
手指の屈筋反射といわれ，いくつか名前がついています
（ホフマン，トレムナー，ワルテンベルグなど）。

図120：脊髄症のときの下肢の病的反射

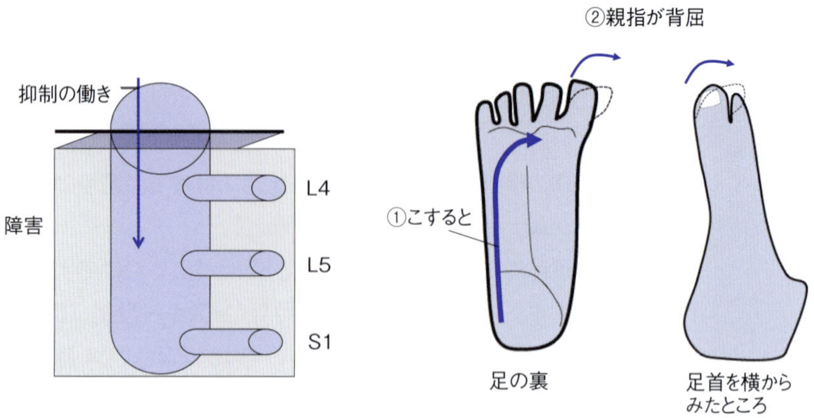

下肢の病的反射としてはバビンスキー反射が有名です。足底をこすると親指が背屈します。これはL4よりも上の脊髄の障害で出現します。

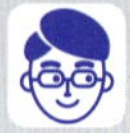

そういうことです。

頸椎，頸髄について述べたので，一気に腰椎病変について整理しましょう。

日常臨床では腰椎の椎間板ヘルニアはよく遭遇する疾患です。この疾患ではL5神経，S1神経がよく障害されますので，まずそれらの働きを知っておくのが大切です。

L4椎体とL5椎体の間の椎間板ヘルニアによって一般にL5神経根が圧迫されます。L5椎体とS1椎体の間の椎間板ヘルニアではS1の神経根が圧迫されます。

ですからL5とS1だけでも知っておけば，日常臨床でかなり役立つのです（図121）。

> レベル4 ちょっとハイレベルな知識

<筋　力>
　L5は足首を背屈する筋肉
　S1は足首を伸展する筋肉
を動かします。

　診察のときには「つま先を上げて（かかとで立って）足踏みをしてみてください」といってL5の力の左右差をみます。
次に「かかとを上げて（つま先立ちで）足踏み」をしてもらってS1の力を検査しています。

図 121：L5 神経と S1 神経

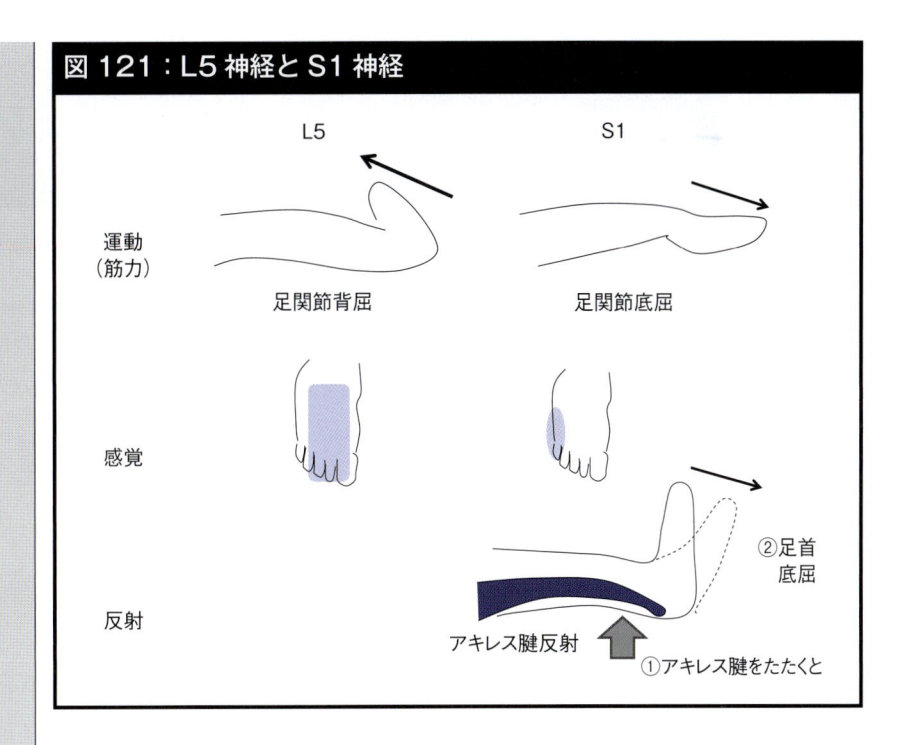

運動（筋力）　L5　足関節背屈　　S1　足関節底屈

感覚

反射　アキレス腱反射　①アキレス腱をたたくと　②足首底屈

＜感　覚＞
L5 は親指から薬指の感覚
S1 は小指外側の感覚
しびれや痛みがこの部分にあるかどうかを調べるのです。

＜反　射＞
L5 のみの働きを表す反射はありません。
S1 の反射：アキレス腱反射といって足首を少し背屈させて，アキレス腱をたたくと足首が底屈する方向に曲がる反応です。

●まとめ●
- ☑ 神経根症では，それが関与する腱反射は低下する。
- ☑ 脊髄症では障害レベルより下の腱反射は亢進する。
- ☑ 脊髄症では障害レベル以下で病的反射が出現する。
- ☑ ホフマン，トレムナー，ワルテンベルグは上肢の病的反射。
- ☑ バビンスキー反射は下肢の病的反射。
- ☑ L5 と S1 神経は腰椎椎間板ヘルニアでよく障害される神経。

50 脊髄と脊椎の関係

第5頸椎と第6頸椎の間から出るのはC6神経根

➡口絵10 11

レベル1 ここは基本

脊髄，脊髄神経と脊椎の関係（図122）

脊髄と脊椎は発生のときはほぼ同じ高さですが，身長が伸びると脊椎のほうがずっと長くなります。そのため成人では**脊髄そのものの下端は第1あるいは第2腰椎程度の高さ**になります。

脊髄から出る神経は上下椎体の間にある椎間孔という孔から出ていきますので，脊髄の下のほうでは神経が引き伸ばされています（馬のしっぽのイメージなので馬尾神経といいます）。

レベル6 もっと知りたければここを読む

クイズと思って読んでください。

頸神経の1番目の神経（C1神経）は第1頸椎（丸いドーナツの形をしていて環椎といわれます）の上から出ていきます。C2神経は第1頸椎と第2頸椎（環椎を下から突き刺すような軸が出ているので軸椎といわれます。

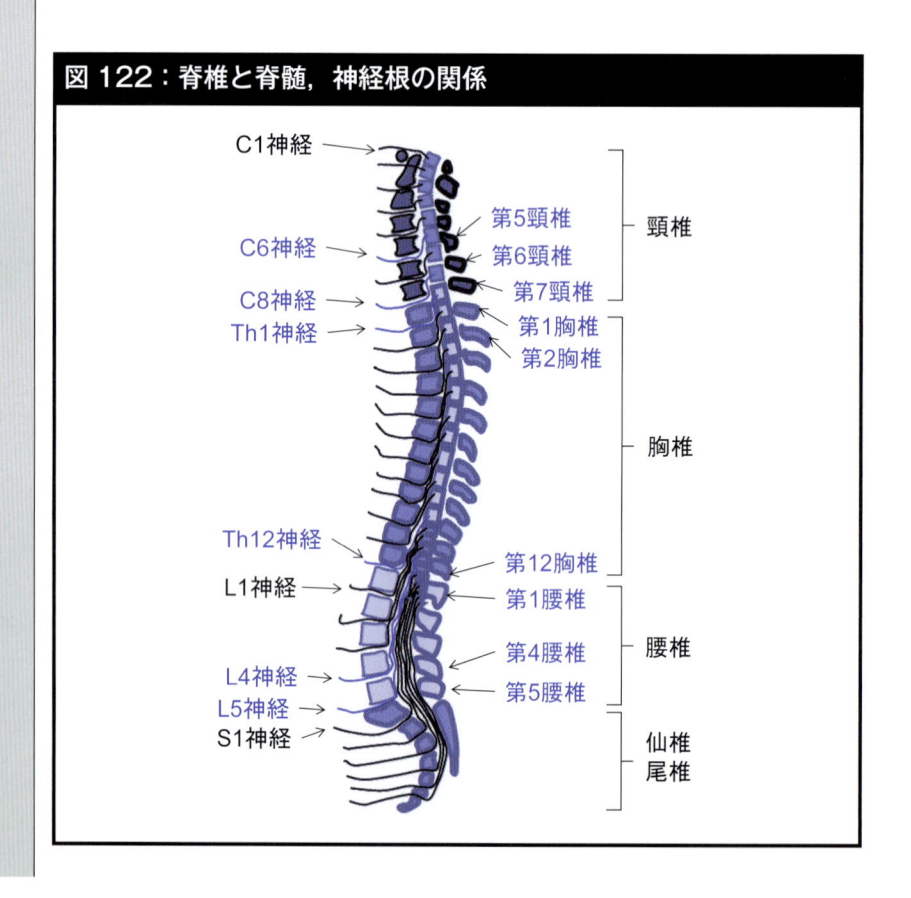

図122：脊椎と脊髄，神経根の関係

- C1神経
- 第5頸椎
- C6神経
- 第6頸椎
- 第7頸椎 ｝頸椎
- C8神経
- Th1神経
- 第1胸椎
- 第2胸椎
- ｝胸椎
- Th12神経
- 第12胸椎
- L1神経
- 第1腰椎
- 第4腰椎
- L4神経
- 第5腰椎 ｝腰椎
- L5神経
- S1神経
- ｝仙椎 尾椎

この軸を中心に頸と頭は左右に回旋することができるのです）の間から出ます。
　同様にして数えていきましょう。

U医師：第5と第6頸椎の間から出る神経根は？

主任ナース：頸椎では下の椎体と番号のあった神経根が出るのだから……C6神経根！

ですね。
　第7頸椎と第1胸椎の間から出るのは？

ここは注意で，頸神経根は8本だけど頸椎は7つなので，ええっと……C8神経根！

OK，では胸椎の1番目と2番目の間からは？

まだ，やるんですか？　それはTh1神経根

ずっととんで，第12胸椎と第1腰椎の間からは？

え〜っと…………Th12神経根。

第4腰椎と第5腰椎の間からは？

（もう，いい加減にしてよと思いつつ），それはL4神経根！

（にやっと笑いながら）そうですよね。そして第5腰椎と第1仙椎の間からは？

（あきらめたわ），はいはい，L5神経根。

合ってるけど，なにかおかしくない？

なにがですか？

前回の話で，L4椎体とL5椎体の間にある椎間板ヘルニアで障害される神経はなんていいました？〔☞p.220〕

新人ナース:（メモを見直すと）あれ，L5 神経って説明されている。先生が間違って教えたんですか？

いや，実際の臨床ではそうなのです。頸椎や腰椎の椎間板ヘルニアでは，上下の椎体の下の番号の神経根障害が出ると覚えてください。

でも……，どうして？

説明しましょう（**図 123**）。

頸椎では椎間板の高さと神経根が出ていく椎間孔の高さはだいたい同じです。ですから第 5 頸椎と第 6 頸椎の間の椎間板ヘルニアによって，（第 5 頸椎と第 6 頸椎の間の）椎間孔から出る C6 神経が圧迫される。

一方，腰椎は体重を支えるため頸椎よりも大きくなりました。椎体の高さも高くなったため，椎間孔の高さと椎間板の高さがずれてしまいました。例えば第 4 椎体と第 5 椎体の間にある椎間孔から出る神経は，L4 神経根なのですが，第 4 椎体と第 5 椎体の間にある椎間板より上に位置します。したがって，その椎間板が突出しても L4 神経には当たらず，L5 神経を圧迫するわけです。

特殊な椎間板ヘルニアで，椎間孔部分に向かって真横に突出した場合（外側型といいます）では別ですが，一般の腰椎椎間板ヘルニアでは，そういう神経症状の出現のしかたなのです。

奥が深いですね。一般の椎間板ヘルニアでは椎間板をはさむ上下の椎体の，

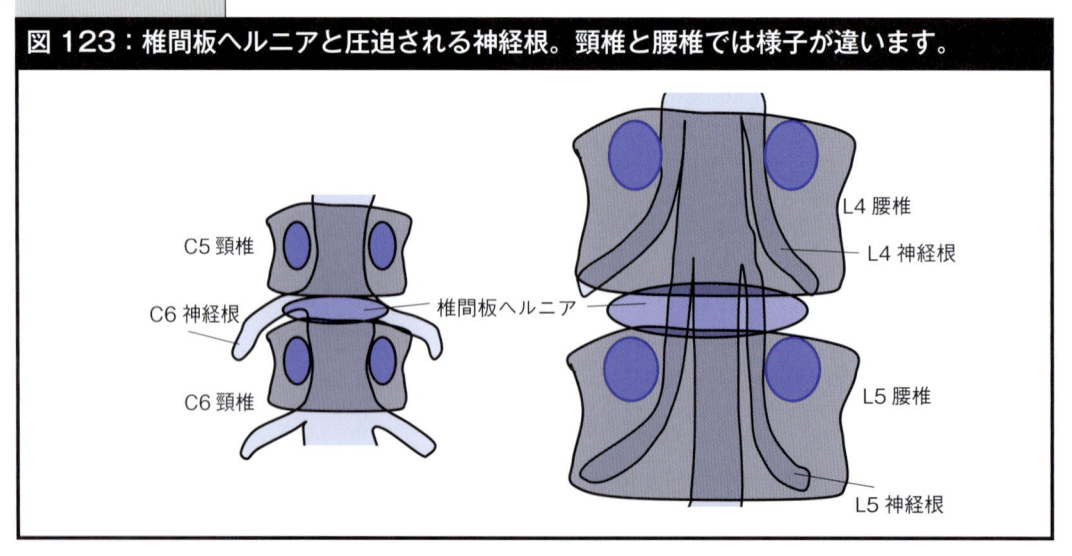

図 123：椎間板ヘルニアと圧迫される神経根。頸椎と腰椎では様子が違います。

下の椎体番号と同じ番号の神経症状を呈する（呈しやすい）のが原則とだけ，覚えておきます。

圧倒的にそのパターンが多いですから，それでよいと思いますよ。

レベル3 上級者のためのミニ知識
研修医

胸髄神経と高位診断（図124）

胸髄神経で覚えていたほうがよいポイントは？

胸髄で役立つ高位診断として，皮膚分節の境界を2つほど理解しておけばいいでしょう。乳首の高さあたりに Th4, Th5, おへその高さあたりは Th10 の脊髄神経感覚枝が分布しています*。この2つです。

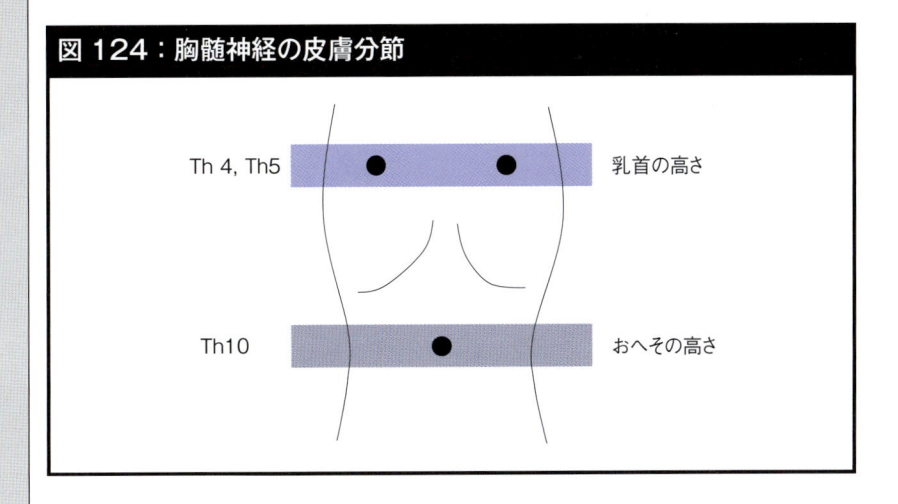

図124：胸髄神経の皮膚分節

Th 4, Th5　　乳首の高さ

Th10　　おへその高さ

● まとめ ●
- ☑ C5/6（第5頸椎と第6頸椎の間のという意味）の椎間板ヘルニアで圧迫される神経根は C6（第6頸）神経。
- ☑ L4/5（第4腰椎と第5腰椎の間のという意味）の椎間板ヘルニアで圧迫される神経根は L5（第5腰）神経（原則）。

＊皮膚分節は教科書によって少しずつ違います。ですから，あくまでだいたいの目安なのです。

51 脊髄と呼吸
脊髄の障害で起こる呼吸症状

➡口絵10 11

レベル2 初心者は絶対に覚えること

脊髄と呼吸

U医師：脊髄の障害で，すぐに命にかかわる症状はなんでしょう？

2年目ナース：……呼吸麻痺！

そうですね。さっきまで話していたのに，次に見回りにきたら呼吸が停止していたということになったら大変ですよね。

新人ナース：え～，それは怖いわ。もし私が受け持ちだったらどうしよう。呼吸麻痺がくるのを見逃さないようにするにはどうすればいいのですか？

それを学びましょう。　君，K君の主治医をしていたよね。簡単に紹介してくれない？

研修医：はい。
　K君は21歳の男性です。ひと月前から，だんだんと両手，両足のしびれと脱力が出現したので神経内科に入院しました。MRIで頸髄に病変が発見され（**図125**），ステロイドを大量に投与する治療法（ステロイドパルス療法といいます）が2回行われました。だけどあまり効果がなくて，手足は動かず，呼吸もほとんどできなくなった状態になり緊急手術になりました。
　病理組織の診断で頸髄の神経膠芽腫（しんけいこうがしゅ）という悪性腫瘍であることがわかりました。

この患者さんは急速な症状悪化のため，脳外科に転科して，すぐに手術を行ったわけです。どういう状態だったか，受け持ちだった　さんは覚えていますか？

夜間の入院でした。両下肢はほとんど動かなかったけど，両上肢は肘で屈曲することはできました。呼吸困難はそのときはあまり訴えてなかったのですが，朝になると上肢の動きがほとんどなく，息も苦しいと訴えはじめたので焦りました。

図125：頸髄MRI側面像。髄内異常信号は高位頸髄全体に広がっている。

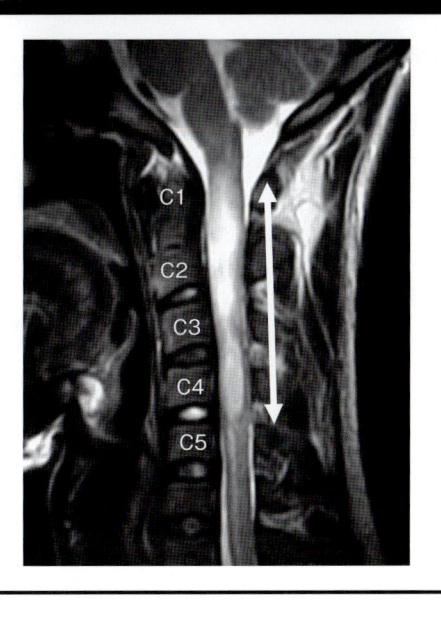

転科して翌日の朝，すぐに手術場に直行しましたね。

主任ナース：このような例では，呼吸の悪化はどうやって予測すればよかったのでしょうか？

K君の場合もそうでしたが，<u>肘で腕を屈曲できなくなったり肩の外転ができなくなると要注意ということになる</u>のです。
　なぜだと思いますか？

なぜだろう？

腕を肘で曲げる神経，肩外転をさせる神経は何番だったっけ？

え〜っと。前のノートに書いてあったわ。……肘を曲げるのはC6神経で，肩の外転はC5神経（図126）。

そうだね。C6神経というのは頸髄のC6分節からの枝で，C5神経はC5分節からの枝です。
　ではC5分節からC3分節，とくにC4の頸髄はどこを動かしていましたか？

51．脊髄と呼吸　227

図 126：横隔膜を動かすのは C3 ～ C5 分節の働きで，そこは肩外転させる分節のすぐ上です。

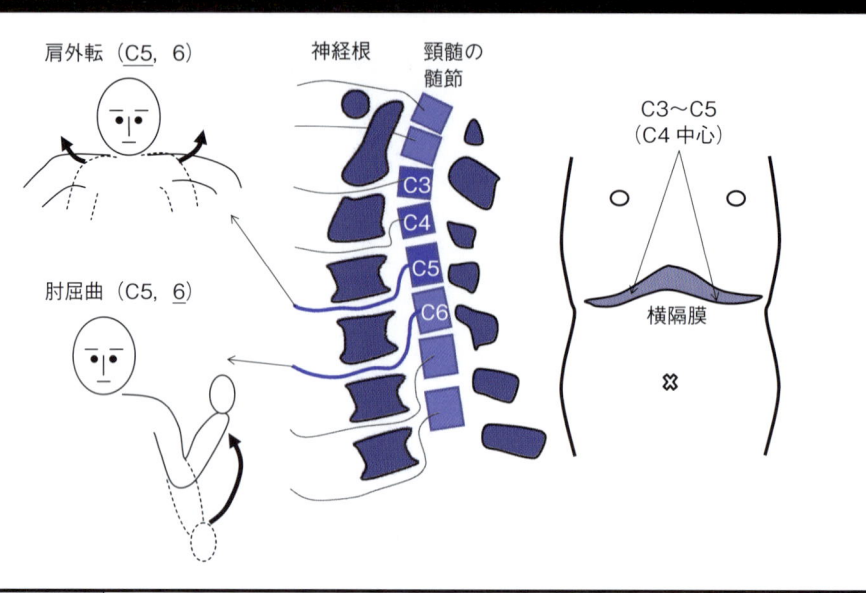

……オウカクマクって書いてる。

横隔膜の働きは？

呼吸をする。そっか，わかったわ。<u>横隔膜を動かす脊髄の場所の近くで，肩の外転や肘の屈曲をさせる働きがある。だから，その動きがなくなったら呼吸も危ない</u>んだ。

紹介したK君は脊髄腫瘍でしたが，外傷による脊髄損傷でも浮腫の広がりで同じことが起こるのです。手指を伸ばしたり（C7），屈曲（C8）できれば，横隔膜呼吸（C3 ～ C5）をする場所までの距離はまだ遠いということになります。でも**肩外転や肘屈曲（C5，C6）ができなくなったら次に横隔膜呼吸（C3 ～ C5，C4 中心）が危ないと予測**しないといけません。

脊髄損傷の患者さんが入ったら注意しようっと。

頼みますよ～。
　プラスα（**図 127**）：頸髄の C5，C6 髄節の働きを捉えるのが大切なことが理解できたと思います。
　運動機能からみた注意点を説明しましたが，<u>感覚機能からすれば，小指までしびれがないなら障害部位は C4 よりだいぶ遠くなりますが，親指（C6）</u>

図 127：横隔膜を動かすのは C3 〜 C5 分節の働きで，そこは肩感覚の分節のすぐ上です。

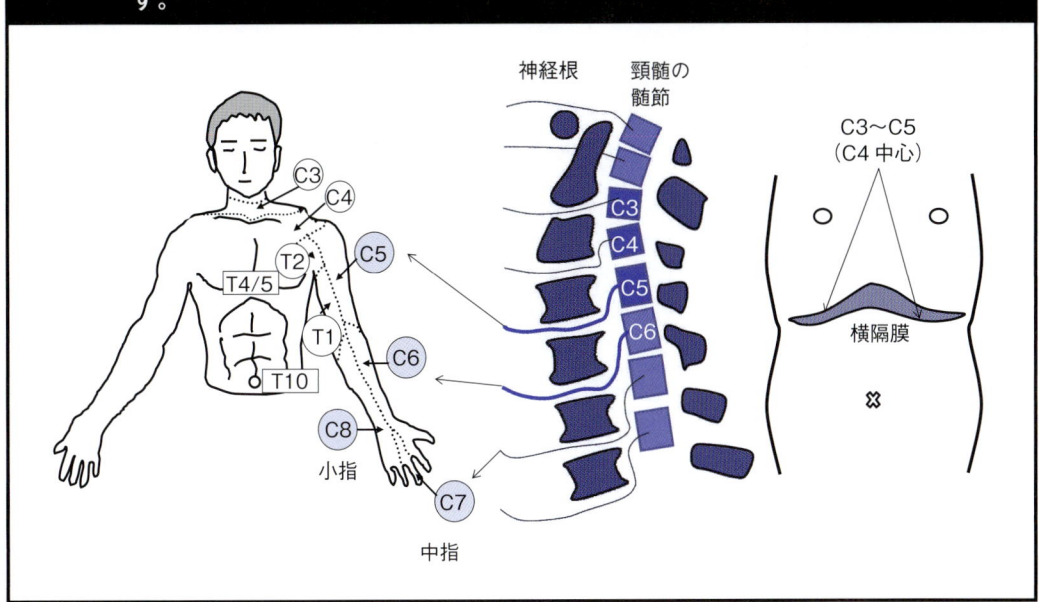

や肩（C5）にしびれが広がるなら呼吸に要注意ということになります。

胸式呼吸と腹式呼吸（図 128）

レベル3 上級者のためのミニ知識

大きく深呼吸するとどこがふくらみますか？ 2 カ所あるけど。

す〜〜は〜〜……胸と，おなか。

このように胸式呼吸と腹式呼吸が組み合わさった胸腹式呼吸が正常の状態ですね。
胸式呼吸には肋間筋を含め，胸髄によって支配されている筋肉の働きが必要です。一方，腹式呼吸は主に横隔膜が上下に動いておなかをふくらませて息を吸い込むもので頸髄の働きです。

胸での息よりも，おなかでの息をするほうが脊髄の中では上のほうの働きになるのね。一見逆みたいだけど。

だから脊髄での病変が胸髄レベルだとどうなる？

胸（胸郭）のふくらみが悪くなるけどまだ腹式呼吸（横隔膜呼吸）は十分な状態。

51．脊髄と呼吸　229

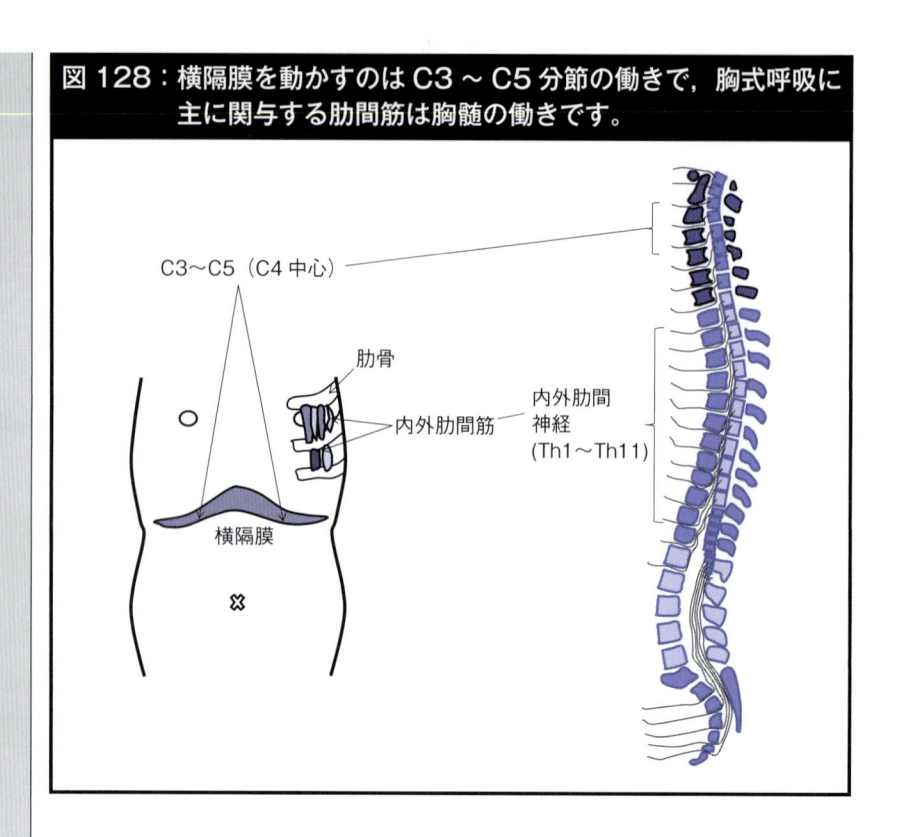

図128：横隔膜を動かすのはC3～C5分節の働きで，胸式呼吸に主に関与する肋間筋は胸髄の働きです。

- C3～C5（C4中心）
- 肋骨
- 内外肋間筋
- 内外肋間神経（Th1～Th11）
- 横隔膜

🧑‍⚕️ 病変がさらに上行して頸髄に及んだら？

👩 上肢の力がなくなって，次に腹式呼吸もできなくなる。いよいよ息が苦しくなるのですね。

レベル3 上級者のためのミニ知識

肩をすくめるのと，肩を外転させるのは神経が違います（図129）

👩‍⚕️ K君はその後，呼吸器装着の状態がしばらく続きました。でも，口からご飯を食べきれました。そのときに肩もすくめることができたのですが，これはC5髄節の働きではなかったですか？

🧑‍⚕️ 肩をすくめる（挙上）のは僧帽筋の収縮で，この筋肉は**副神経**〔☞p.167〕**という脳神経の働き（図129）**なので混同しないようにしてください。C5髄節による肩の動きは上腕を真横に上げる運動で，これは肩の外転です（図129）。K君の脳幹は腫瘍の浸潤もなく，脳神経の働きは保たれていたため肩もすくめたし，飲み込みも（舌咽迷走神経）問題なく食事もむせずにとれたのです。

図 129：肩をすくめるのは副神経，肩外転がC5神経

僧帽筋

僧帽筋の収縮で肩が挙上します。

延髄根
副神経
脊髄根

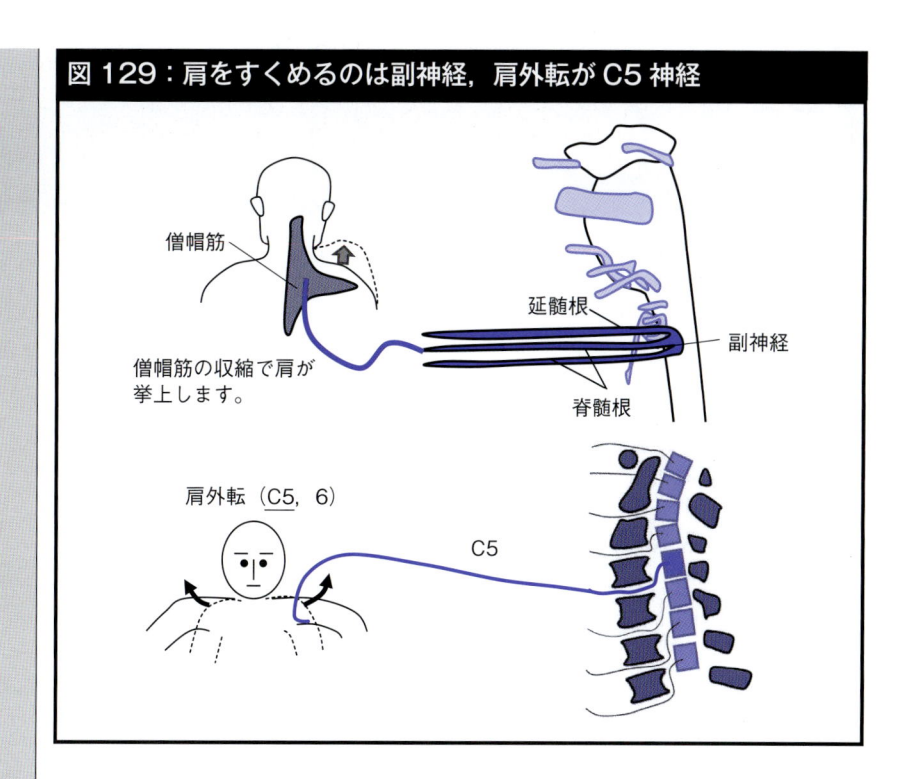

肩外転（C5，6）
C5

●まとめ●
- ☑ 横隔膜呼吸（腹式呼吸）はC3〜C5（主に4）の働き。
- ☑ 肘屈曲（C6），肩外転（C5）ができなくなったら呼吸に注意。

52 脊髄高位診断の整理
麻痺の出かたから脊髄の高位診断を考える

➡口絵10 11

U医師: ここで脊髄の高位診断について，麻痺の出現のしかたから整理してみましょう。図130をみながら答えてください。
頸髄が完全に横断されるように障害されたら手足の動きはどうなりますか？

新人ナース: ……右手，左手，右足，左足，全部動かなくなる。

これを**四肢麻痺**(両側の上下肢の麻痺)といいます。
胸髄の完全横断の場合は？

両手はいいけど，両下肢が動かない。

これを**対麻痺**といいます。両下肢の麻痺のことですね。
腰髄の完全横断では？

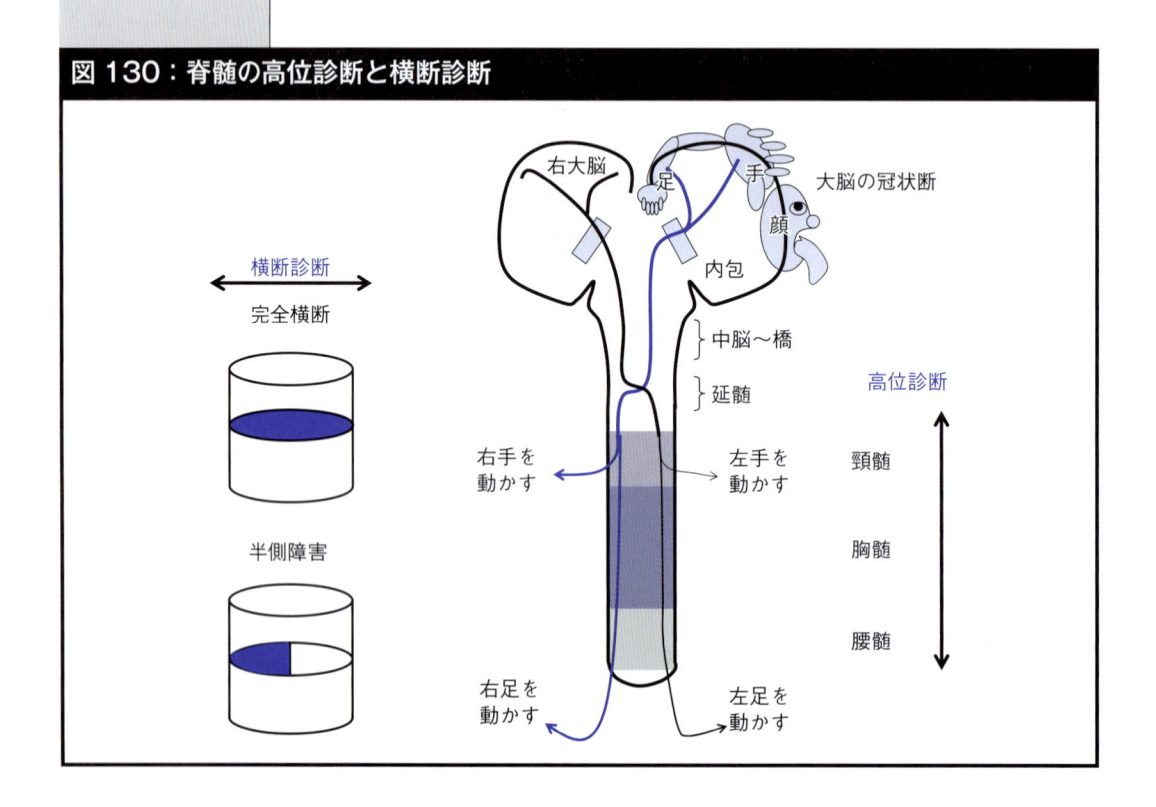

図130：脊髄の高位診断と横断診断

横断診断
完全横断
半側障害

右大脳　足　手　大脳の冠状断
顔
内包
中脳〜橋
延髄

右手を動かす　左手を動かす

高位診断
頸髄
胸髄
腰髄

右足を動かす　左足を動かす

これも対麻痺。

次に脊髄が半分だけ障害された場合を考えてみよう。
　頸髄が右半分だけ完全に障害されたときの麻痺は？

この図（図130）からすると……右の手足は麻痺がくるけど左の手足は大丈夫な状態。

右の**片麻痺**（カタマヒともヘンマヒともいいます）ですね。半側の上下肢の麻痺です。
　胸髄が右半分だけ完全に障害されると？

右足だけが動かない。

右下肢の**単麻痺**といいます。四肢のうち1肢の麻痺のことです。
　腰髄が右半分だけ完全に障害されると？

同じく右下肢の単麻痺となる。
そういう原則をまず理解してください。

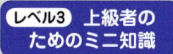

脊髄の高位診断と横断診断

　脊髄の局所診断には，病変が頸髄か胸髄か腰髄か，どの高さを決める高位診断がありますが，もう1つ，脊髄内の左右，前後のどこが障害されたのかを知るための横断診断があります。脊髄の半分が障害された場合は特有な運動と感覚障害の組み合わせがみられます（図131）。これをブラウン-セカール症候群といいます〔具体的には病変側と同側の運動麻痺と深部感覚障害，反対側の表在感覚（温度感覚と痛覚）の障害です〕。

脊髄障害の原則

先生，質問があります。
　頸髄の病変が下から上に進む場合には，腕の動きがなくなったら横隔膜の動きがなくなって呼吸ができなくなることに注意しなさいということでした。
　それとは逆に頸髄の病変が上から下に進む場合はどうなるんですか？　例えばC4髄節がやられて呼吸できないけど，それ（C5髄節）以下が障害さ

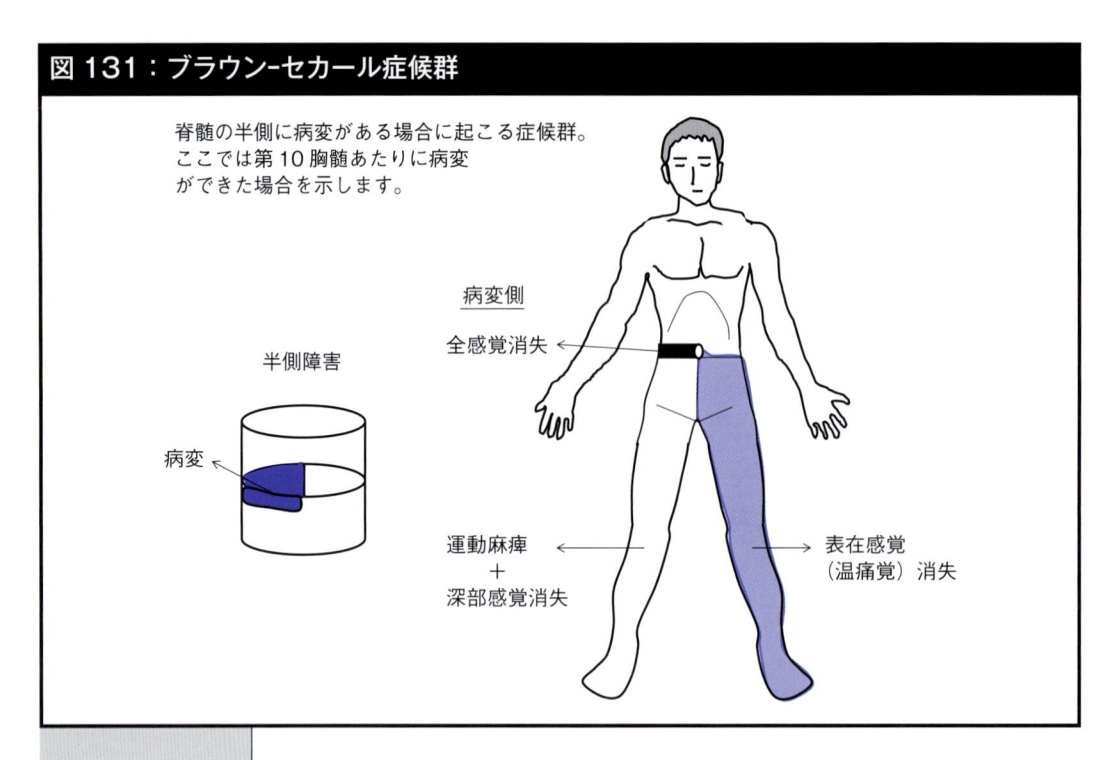

図131：ブラウン-セカール症候群

脊髄の半側に病変がある場合に起こる症候群。
ここでは第10胸髄あたりに病変
ができた場合を示します。

半側障害
病変

病変側
全感覚消失
運動麻痺
＋
深部感覚消失
表在感覚
（温痛覚）消失

れていないなら，手足は動かせるのですか？

そういう状態はとても例外的です。というのは，<u>脊髄はある高さで強い障害を受けると，それより下の部分も障害される。これが原則</u>だからね。つまり，C4髄節の高さで強く障害されると呼吸麻痺と四肢麻痺が同時にくるのが通常なのです。

脳幹病変と脊髄病変による呼吸障害

レベル6 もっと知りたければここを読む
主任ナース

脳幹病変でも呼吸障害がくると思いますが，頸髄障害の場合となにか違いがあるのですか。

どちらも呼吸ができなくなる点では同じです。呼吸のリズムを発生しているのは脳幹（橋延髄網様体の中でもとくに延髄優位）で，脊髄は脳幹から指令を受け取る。そして脊髄から神経が出て呼吸に関係する筋肉を動かしています。

　だから頸髄損傷による呼吸障害は胸やおなかが動かせないけれど呼吸発生のリズムは脳幹で保たれている状態。一方，脳幹の障害では呼吸のリズムを生み出すことができない。

でも，脳幹でリズムが出ないなら，呼吸筋も動かないので脊髄障害による呼

吸麻痺と一緒でしょう？　区別できないですよね。

実は区別できる病態もあるのです。
　それは「オンディーヌの呪い*」といわれる状態です（別名は先天性中枢性肺胞低換気症候群）。
　これは，脳幹の呼吸に関連する自律神経中枢が先天的に弱い病態があって，目覚めているときは呼吸できるけど，眠ってしまうと呼吸が抑制されてしまう。だから睡眠中に突然死する場合も知られているんだ。
　このような患者さんは，脊髄機能は保たれているので，しっかり覚醒すれば呼吸ができる。ここは頸髄障害による呼吸障害と違う点ですね。
　この治療には横隔膜にいく神経にペースメーカーをつないで呼吸をさせる方法があります。

レベル3 上級者のためのミニ知識

C7 神経とリハビリ（図132）

　C7 神経は肘の伸展を行います。ですから，**C7 神経が機能していたら両手を支えにして上肢を伸ばし，お尻を浮かすプッシュアップができます**。これは**殿部褥瘡の予防にも役立つ**のです。

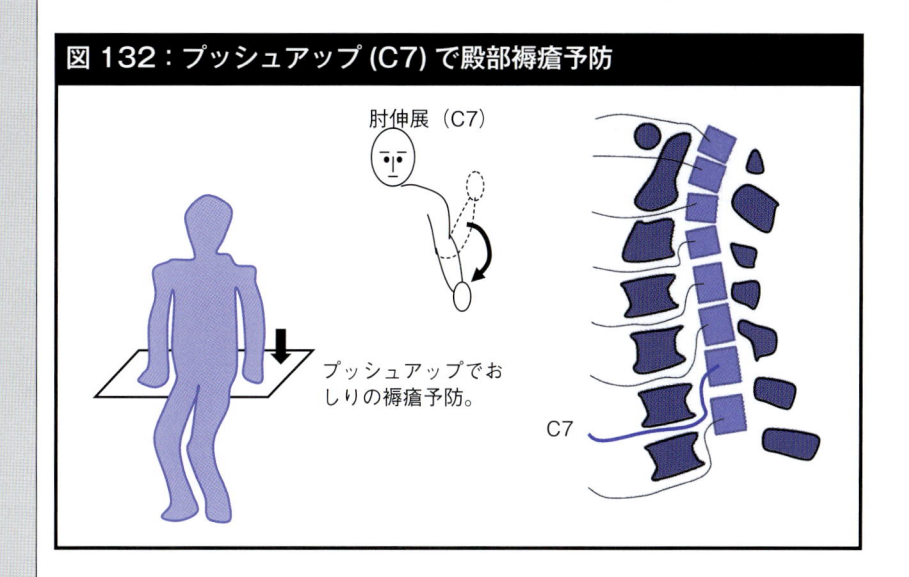

図132：プッシュアップ（C7）で殿部褥瘡予防

肘伸展（C7）

プッシュアップでおしりの褥瘡予防。

C7

＊オンディーヌの呪い：水の精のオンディーヌは自分を裏切った夫に「目覚めている間は息ができるが，眠ったら息は止まってしまう」という魔法をかけたというギリシャ神話です。

● まとめ ●

- ☑ 単麻痺は四肢のうち1肢の麻痺。
- ☑ 対麻痺は両下肢の麻痺。
- ☑ 片麻痺は半側の上下肢の麻痺。
- ☑ 四肢麻痺は両側の上下肢の麻痺。
- ☑ 脊髄半側病変でみられるブラウン-セカール症候群。

53 痛みのこと
痛みは'どこ'から'どこ'に

➡口絵10 11

＜脊髄・脊椎疾患に伴う痛みについて＞

U医師：脊髄・脊椎疾患の患者さんは，よく痛みを訴えます。

ネックカラーや腰椎コルセットをよくしていますね。
　でも，どんな痛みなんだろう。

脊髄・脊椎疾患の痛みといってもいろいろあるのです。ここでは痛み一般のことを，まず理解しましょう。

　疼痛とは「実際の，あるいは潜在的な**組織の損傷**を伴うか，あるいはそのような損傷として表される**不快な感覚**および**感情的経験**」と定義されています（国際疼痛学会，1979）。
　そして疼痛は一般には以下の2種類に分けられます。
　（1）**急性疼痛**：外傷や疾患から生じるもの
　　　　→　鎮痛薬，安静，手術などに反応する
　（2）**慢性疼痛**：疼痛原因が消失した後に生じるもの
　　　　→　一般的な急性疼痛治療法は無効
　ですから，頸椎症や腰椎椎間板ヘルニアに伴う疼痛は，ほとんどが急性疼痛で，手術が効くことが多いのです。

　痛みは，
　（1）痛みのレセプター（侵害受容器）の刺激
　（2）末梢神経の刺激
　（3）脊髄から大脳に至る痛みの投射経路（求心路）の異常
で起こります。
　これを脊椎・脊髄病変による痛みにあてはめると，
　（1）脊椎にある痛みのレセプター（侵害受容器）の刺激
　（2）末梢神経（神経根）の刺激
　（3）脊髄にある痛みの投射経路（求心路）の異常
で起こるということになります。

　頸椎の図で痛み受容体のある場所を示します（図133）。図133で青字

237

で示しているところです。

(1) 頸椎にある痛み受容器の刺激では「首が痛い」という訴えが多く，とくに上位頸椎の病変では後頭部が，中〜下位頸椎病変では後頸部，頸肩部(けいけんぶ)，肩甲背部(けんこうはいぶ)が痛いことが多いのです。

(2) 図134に示したように，神経根の刺激では皮膚分節まで響く痛みが起こります。

頸椎疾患による放散痛が椎間孔の狭小化による場合は，首の牽引や，上肢の挙上，痛みのある腕を頭に持っていくと軽減する場合もあります。最後の方法は安全ですから，患者さんにさせてみてください**(図135)**。

腰部椎間板ヘルニアでは神経根の刺激症状がある場合，寝ている状態から下肢全体を伸展したまま持ち上げると痛みが生じます**(図136)**。

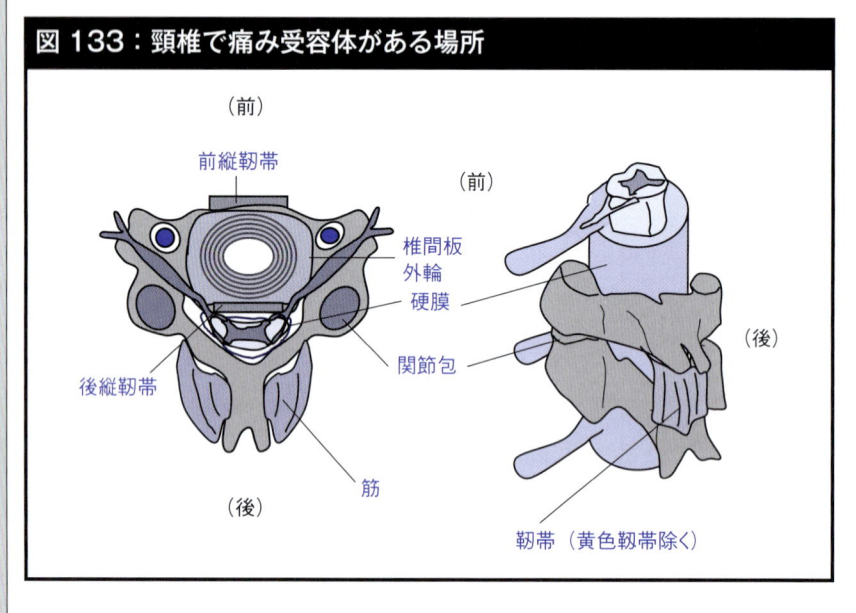

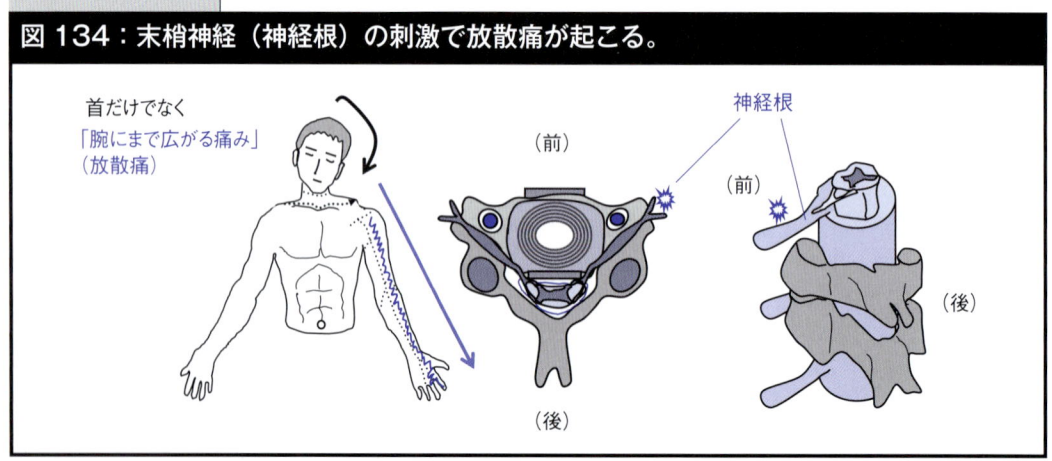

図133：頸椎で痛み受容体がある場所

（前）
前縦靱帯
椎間板外輪
硬膜
関節包
後縦靱帯
筋
（後）
靱帯（黄色靱帯除く）

図134：末梢神経（神経根）の刺激で放散痛が起こる。

首だけでなく
「腕にまで広がる痛み」
（放散痛）

神経根
（前）
（後）

図 135：頸椎神経根の刺激による痛みを軽減させる手技

このようなテスト，姿勢では椎間孔での神経根圧迫が改善される。
→痛みの軽減

牽引

徒手牽引テスト　　上肢外転テスト　　Arm on the head position

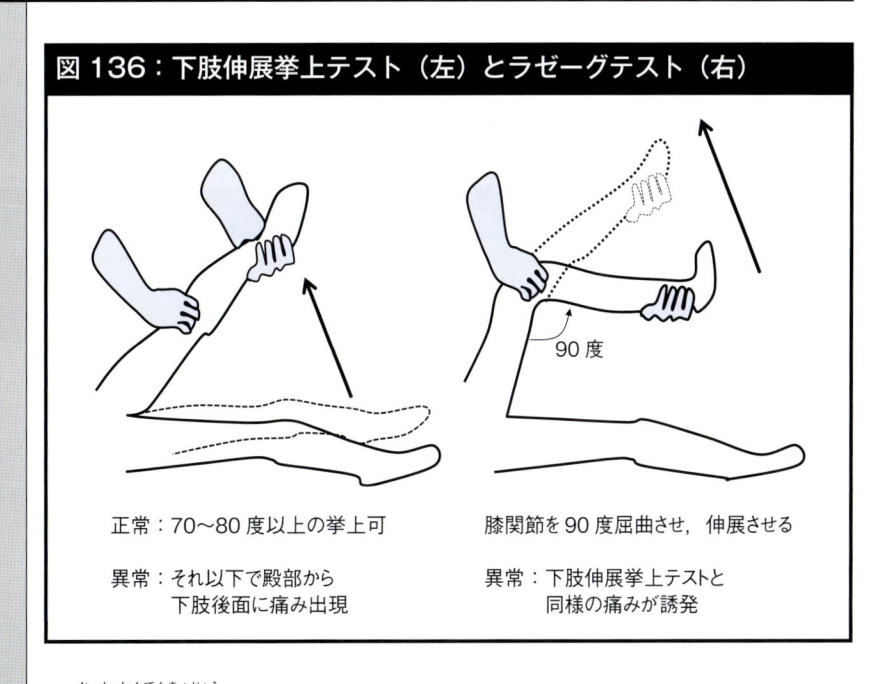

図 136：下肢伸展挙上テスト（左）とラゼーグテスト（右）

90 度

正常：70～80 度以上の挙上可
異常：それ以下で殿部から下肢後面に痛み出現

膝関節を 90 度屈曲させ，伸展させる
異常：下肢伸展挙上テストと同様の痛みが誘発

下肢伸展挙上テストといいます。ラゼーグテストというのが有名ですが，手技が少し異なります。ラゼーグテストは，膝関節を 90 度曲げた状態で大腿を挙上し（股関節 90 度屈曲の状態まで），膝から下の下腿を伸展させて痛みが誘発されるかを検査する方法です **（図 136）**。
（3）脊髄にある痛みの投射経路（求心路）の異常で起こる痛み。
これには刺激による痛みと遮断による痛みがあります。遮断痛につい

ては後に回しましょう。

　脊髄が刺激されて起こる症状で有名なサインが<u>レルミット徴候（図137）</u>というもので、首を他動的に前屈させると、電気が放電するように痛みが背中を上から下まで走ります。脊髄の脱髄疾患の多発性硬化症で有名ですが、頸髄腫瘍、頸椎症でもみられることがあります。

> レベル6　もっと知りたければここを読む

幻肢痛

<u>通常は運動麻痺の範囲にだいたい一致して、しびれとか感覚低下などがみられます</u>が、特殊な感覚障害に、感覚がわからないのに痛みを感じる場合があります。紹介します。

［症例］78歳男性。自動車運転中に電柱に激突。直後から頸部痛があり、四肢麻痺を認めました。頸椎骨折と判明し前方後方同時固定術が施行されました（図138）。腹式呼吸でしたが、両側の肘部屈曲は可能（C6髄節は障害なし）。肘部伸展や離握手、両下肢の動きはまったく認められませんでした（C7髄節以下の障害）。

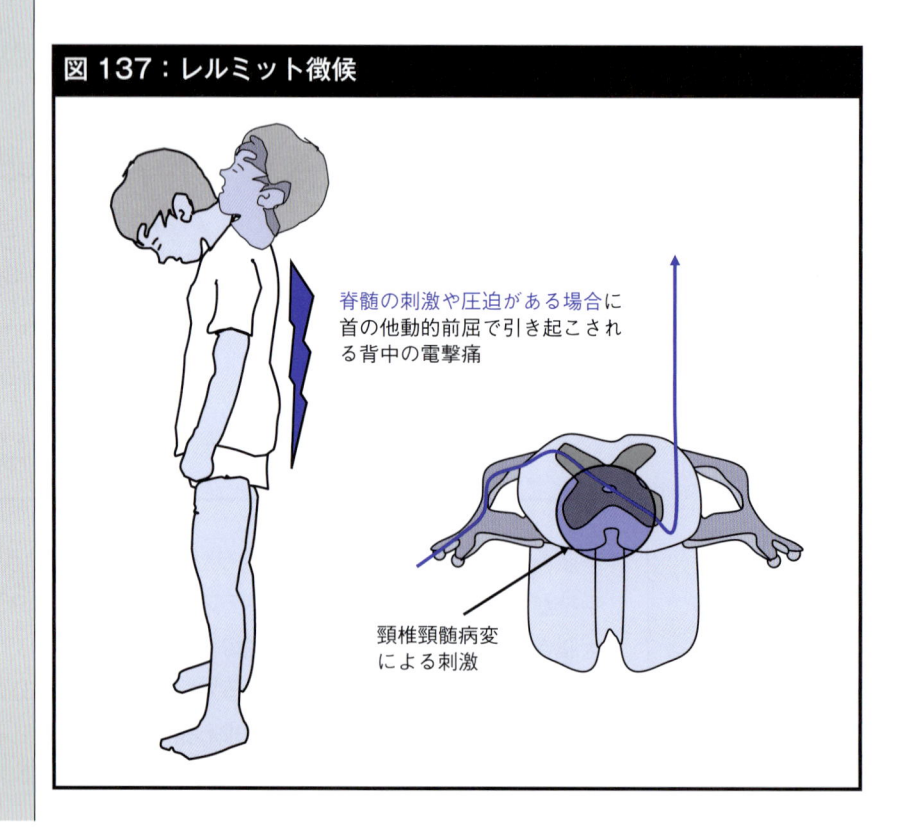

図137：レルミット徴候

脊髄の刺激や圧迫がある場合に首の他動的前屈で引き起こされる背中の電撃痛

頸椎頸髄病変による刺激

図138：頸椎骨折により脊髄が圧迫されていたため，整復し固定した。

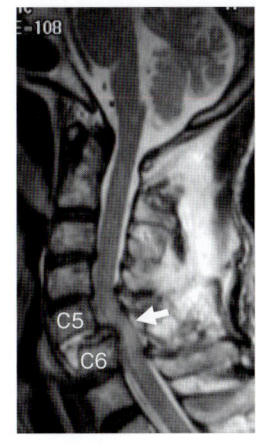

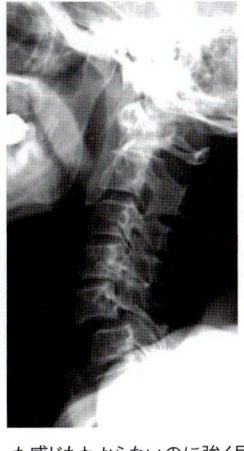

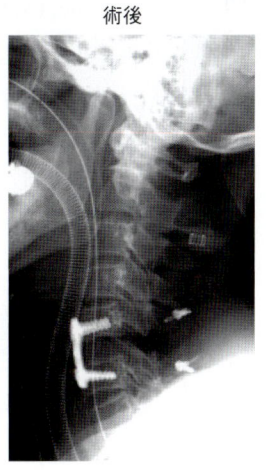

術前　　　　　　　　　術後

両下肢は麻痺して動かず，触った感じもわからないのに強く屈曲した感じの強い痛みを訴えた。

この患者さんで印象に残っているのは，搬入直後からしばらく両下肢の強い痛みを訴えていたことです。頸部痛は頸椎の固定術をして消失しました。両下肢の痛みはなんだと思いますか？

新人ナース：事故のときに強く打ったためではないですか。本人もハンドルの下に足がはさまったため痛いといっていました。両足とも強く曲がったままで痛いので伸ばしてくれと何回も訴えていました。足は動かず伸びたままであるのに変だなとは思っていましたが。

両下肢の感覚はどうでした？

2年目ナース：そういえば胸部以下は触った感覚がなかったです。なぜ痛がったのかな。

幻肢痛の一種と思われます。手足を切断した場合，その部分はないのに存在するかのように感じることを幻の手足という意味で幻肢といいます。その幻肢の痛みを幻肢痛と呼んでいます。その発生原因はいろいろ議論されていますが，手足が失われても大脳がその状態を覚えているためだという説がこのような患者さんでは合うと思います。事実，受傷時の姿勢になっている感じと痛みを訴えていたのですから。

痛み止めは効くのですか？

こういう場合には効果は乏しいのです。この患者さんは自分の目で足が曲がっていないことを確認し納得してもらったら痛みは消えていきました。もし持続した場合の治療は難しいのですが，まったくないわけではありません。この種の痛みの治療というのは現在も研究段階です。

〔☞「幻肢痛」については p.67 〜 70 も参照してください〕

●まとめ●
☑ 頸椎に分布する痛み受容体が刺激されると首の痛みが生じる。
☑ 頸髄神経根が刺激されると放散痛が生じる。
☑ 脊髄が刺激されると電撃痛（レルミット徴候）が生じる。

54 痛みの理解に必要な知識
ズキッとする痛み，ジンジンする痛み

→口絵⑩

U医師：痛みの治療，対応は臨床的に重要なのでここで順序よく整理していきますね。

末梢の感覚が大脳にまで伝わる仕組みについてですが，まず，末梢の感覚にはどんな種類があるのか，　君，いってみて。

レベル1　ここは基本

研修医：生理学の講義で習ったな……。痛み（痛覚），熱い冷たい（温度覚），触る（触覚），ブルブル（振動覚），圧迫される感じ（圧覚），関節や手足の位置を知る（位置覚）などなど。

振動覚，位置覚，圧覚を合わせて深部感覚，あるいは固有感覚と呼び，それ以外を表在感覚（温痛覚，触覚）と大きく2種類に分けます。

これらの感覚は，皮膚とか筋肉，関節などに分布する感覚の受容体を介して末梢の神経につながります。感覚受容体にもいくつか種類がありますが**痛みの場合は自由神経終末**という細い線維が，ばらけたような形をしています。

表在感覚っていうと皮膚から感じるものなのでイメージしやすいです。深部感覚というと関節とか筋肉とか皮膚より深いところにあるイメージがします。でも深部感覚の別名の固有感覚ってわかりにくいです。どういう意味ですか？

レベル3　上級者のためのミニ知識

固有感覚について

生理学的な名前で英語の日本語訳ですが，固有というのは『自己（自分自身）』という意味を含んでいます。自分の身体がどういう格好でいるのかを知るための感覚といえば理解しやすいかな。

実際に固有感覚を自覚してみましょう。

立って両腕を横に伸ばして目を閉じる。ジーとしてみる。両足に体重がかかっている感じ，手足の位置，関節の角度などを実感できます。感じにくければ，片足立ちを試みればさらにわかります。

固有感覚を生じる受容体は筋肉，腱，関節などにあって，例えば手足が空間のどこに，どのような姿勢で存在するのかを脳に伝えます。通常は無意識のうちに情報は伝わります。

レベル3 上級者のためのミニ知識

ロンベルグ徴候（図139）

"きをつけー"の姿勢ができるのに，目を閉じたとたん，ふらついてバランスを崩すのはロンベルグ徴候といわれるもので，固有感覚の伝導経路（後索_{こう さく}）の障害で生じます。

新人ナース

コウサクってなに？

レベル3 上級者のためのミニ知識

脊髄視床路と後索路（図140）

理解しておきましょう。脊髄に入ると末梢の感覚はだいたい2つの経路を通じて上行します。温度感覚と痛覚は脊髄視床路という道，振動覚や位置覚は脊髄でも後ろにある後索路という道，触覚はこの2つを通ります。

　固有感覚あるいは深部感覚というのは後索路を主に通る。したがって脊髄の病気や損傷でも，この部分が障害されるとロンベルグテストが陽性になります。

痛みの治療に関係して，脊髄内での感覚伝導が，この2つの経路に分かれるという理解が役立つのです。もう少し後で説明します。
　痛みそのものにも大きく2種類あります。足を石に強くぶつけたとしま

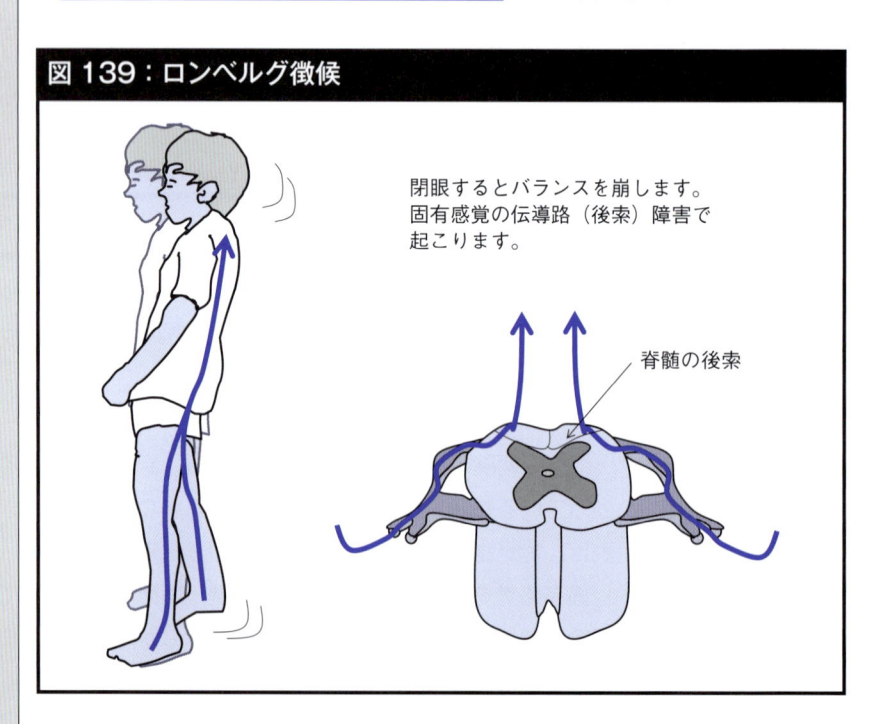

図139：ロンベルグ徴候

閉眼するとバランスを崩します。
固有感覚の伝導路（後索）障害で起こります。

脊髄の後索

すね。最初にズキッとする痛みが短時間走って，その後にジンジンとする痛みがしばらく続きます。

火傷(やけど)のときも一緒。アチッとしたあと，ヒリヒリします（図141）。

その2つの痛みは伝わる速度が異なるのです。末梢では太い神経線維が速い痛み（ズキッ，アチッ）を伝え（一次痛覚といわれる），細い神経は遅

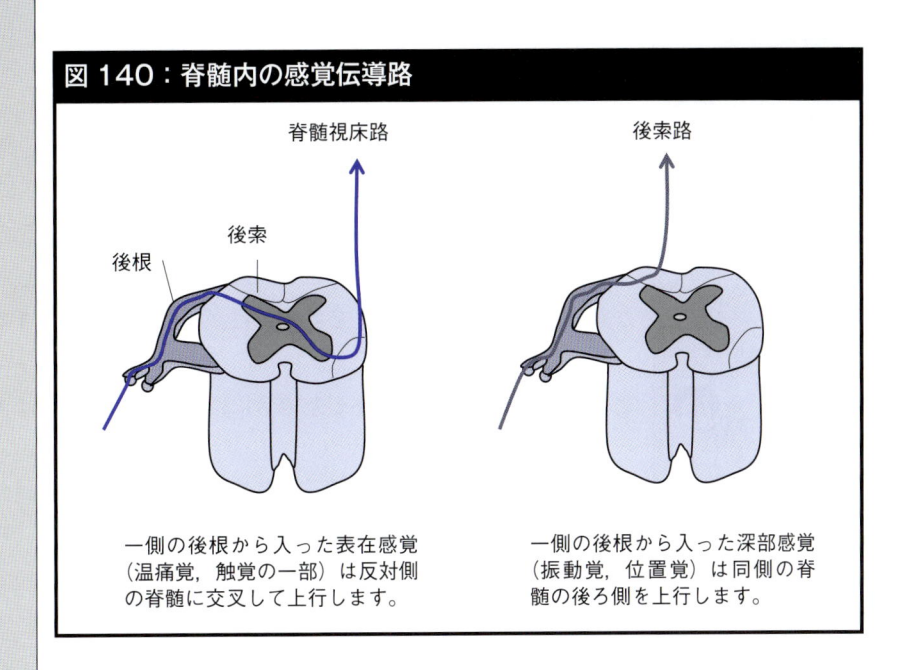

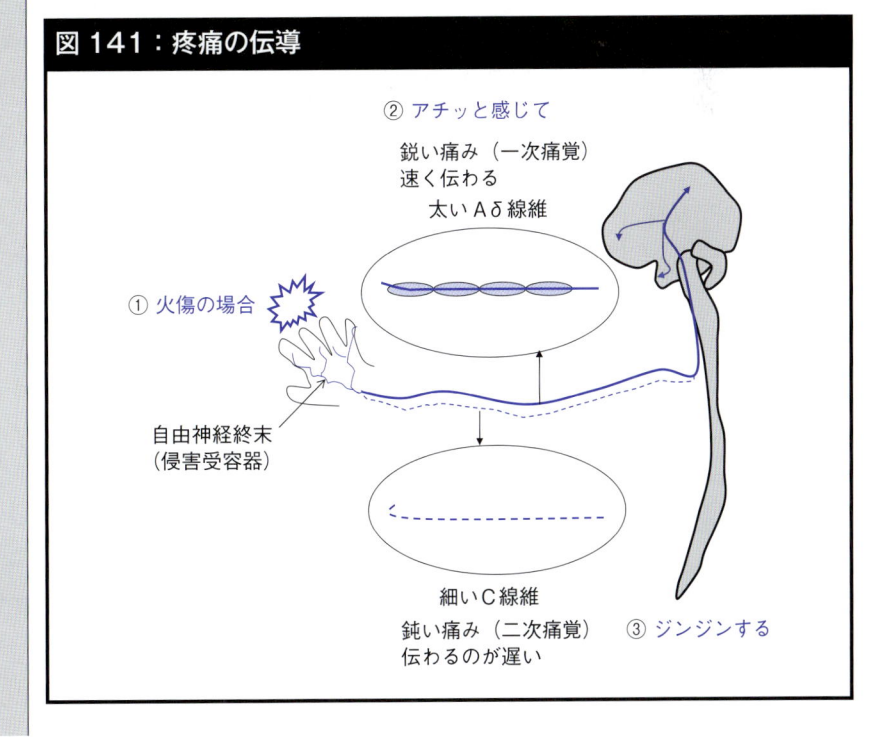

図140：脊髄内の感覚伝導路

脊髄視床路　　　　後索路

後根　後索

一側の後根から入った表在感覚（温痛覚，触覚の一部）は反対側の脊髄に交叉して上行します。

一側の後根から入った深部感覚（振動覚，位置覚）は同側の脊髄の後ろ側を上行します。

図141：疼痛の伝導

② アチッと感じて

鋭い痛み（一次痛覚）
速く伝わる
太いAδ線維

① 火傷の場合

自由神経終末
（侵害受容器）

細いC線維
鈍い痛み（二次痛覚）
伝わるのが遅い

③ ジンジンする

い痛み（ジンジン，ヒリヒリ）（二次痛覚）を伝えます。ただし脊髄に入ると，どちらも脊髄視床路を通る。

　皆さん，火傷をしたとき，あるいはどこかをぶつけたとき，どんな反応や仕草をするでしょう？　新人の　　さんなら，どうする？

アチチといいながら手を振る。

2年目ナース

私は多分，ぶつけたところを強く押さえる。

それらが痛みの治療に結びつきます。手を振ると振動する感じが生じるし，位置覚の受容体も刺激される。皮膚を強く押さえると圧迫の感覚も生じます。振動覚，位置覚，圧覚は後索を通るといいました。したがって後索経路が刺激されると痛みが抑えられることがわかります（**図142**）。

主任ナース

ということなら，痛みが生じた場合には後索を刺激すればよいのですね。

外科治療のひとつの方法です。もちろん，さまざまな薬剤の組み合わせで痛みのコントロールができない場合の話です。

　次回，痛みの治療について，もっと突っ込んだお話をします。

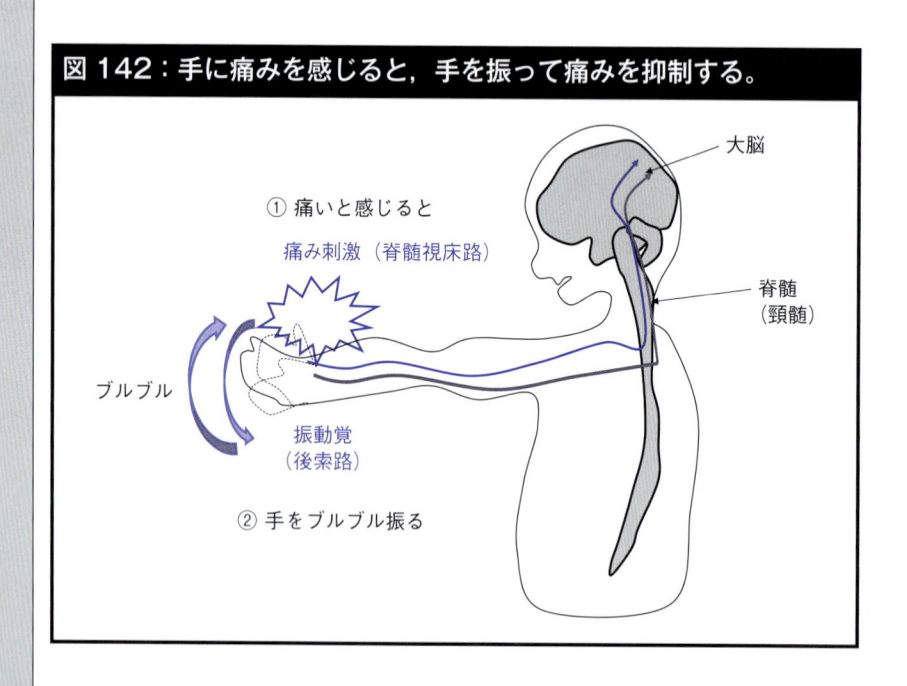

図142：手に痛みを感じると，手を振って痛みを抑制する。

① 痛いと感じると
痛み刺激（脊髄視床路）
大脳
脊髄（頸髄）
ブルブル
振動覚（後索路）
② 手をブルブル振る

●まとめ●
- ☑ 深部感覚とは振動覚，位置覚，圧覚をいう。
- ☑ 表在感覚とは温度覚，痛覚，触覚をいう。
- ☑ 痛覚は脊髄視床路を通る。
- ☑ 深部感覚の障害でロンベルグ徴候が出る。

55 痛みの外科治療
侵害受容性疼痛と神経障害性疼痛

➡口絵⑩

レベル4 ちょっとハイレベルな知識

痛みとゲートコントロール理論（図143）

U医師：痛みの感覚は，脊髄に伝わる入口（ゲート）で，別の感覚（深部感覚）により制御されるという考え方があります。これはゲートコントロール理論といわれます。具体的には図143に示したように，痛みが伝わる脊髄視床路が脊髄の後角で，後索路により抑制されるものです。

このような考えをもとに，脊髄の後面に電極を設置して，後索を刺激する治療が**脊髄刺激療法**（spinal cord stimulationを略してSCS）です（図144）。

研修医：SCSは，どのような痛みにも効くのですか？

それ，大切な質問。それの答えをいう前に，もう少しだけ突っ込んだ話をさせてください。

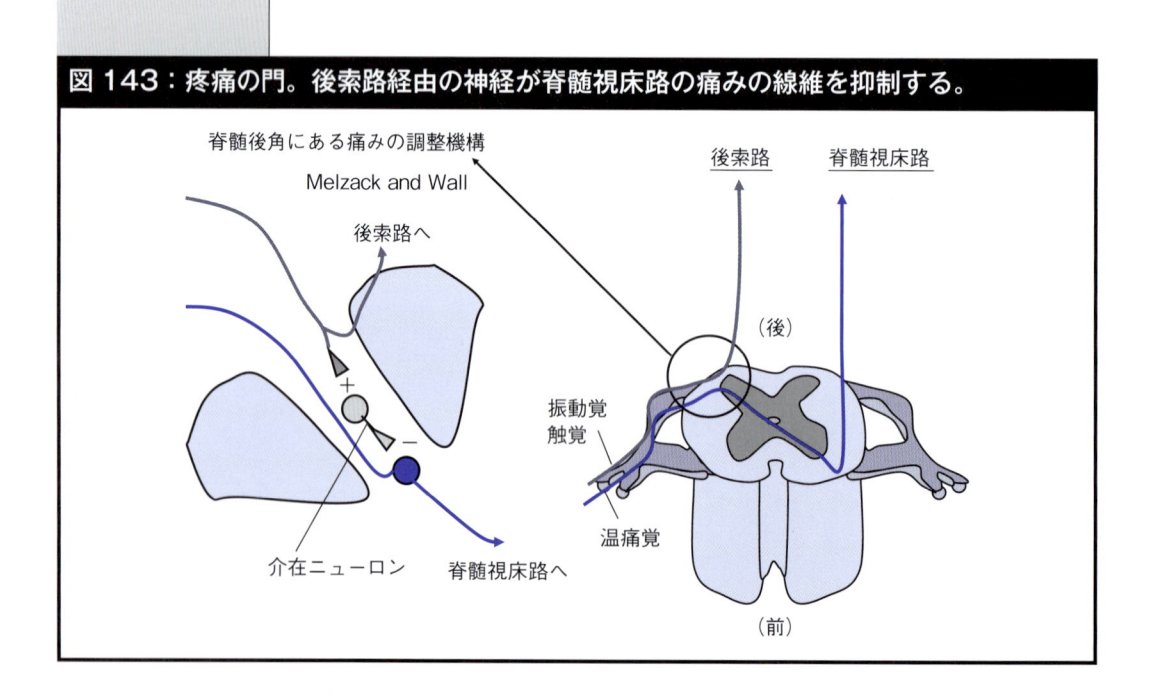

図143：疼痛の門。後索路経由の神経が脊髄視床路の痛みの線維を抑制する。

脊髄後角にある痛みの調整機構
Melzack and Wall
後索路へ
後索路
脊髄視床路
（後）
振動覚
触覚
温痛覚
介在ニューロン
脊髄視床路へ
（前）

図144：脊髄刺激療法

第1腰椎を中心に脊髄刺激用電極が脊髄の後方に2本設置されている。

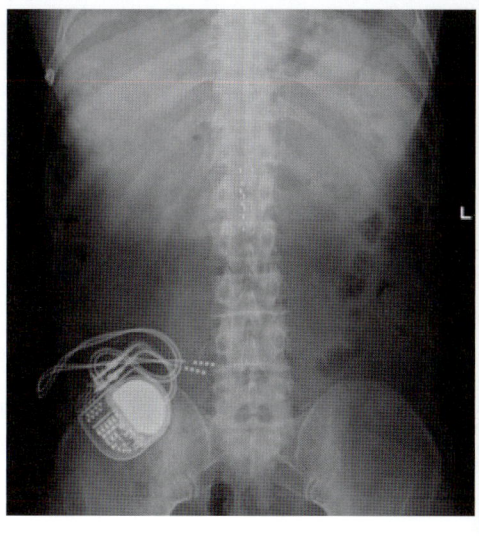

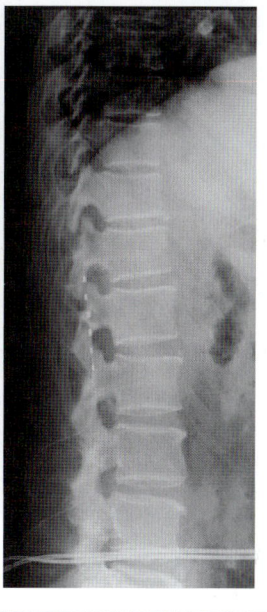

侵害受容性疼痛と神経障害性疼痛

痛みは急性疼痛と慢性疼痛に分けるといいましたが，実は治療の面からすると痛みは次の2種類に分けられます。

1つは痛みの受容器が侵されて起こる**侵害受容性疼痛**というもの，もう1つが痛みを伝達する神経の途中が切れるとか，神経が損傷を受けて起こる**求心路遮断痛**，あるいは別名で**神経障害性疼痛**（痛みの受容器ではなくて神経の障害が原因という意味）といわれるものです。後者はほとんどが慢性疼痛であり，脊髄刺激が効くのも後者です。

例えば体のどこかに癌ができて，痛みの受容器が刺激されるのが侵害受容性疼痛。その場合はモルヒネなどに効果がありますが，脊髄刺激は効かないことが多いのです。

求心路遮断痛は末梢神経，脊髄，そして大脳皮質の感覚野に至る途中の経路の損傷で起こります。

新人ナース：神経が切れて，感覚が伝わらなくなれば痛みも感じないのでは？

そこが不思議で，かつ治療も難しいところ。触った感じがほとんどなくなっているのに痛みが強いことがよくあるのです。

55．痛みの外科治療

主任ナース: 不完全な経路が残って，その部分が電気的にショートを起こして痛いのではないですか？　それなら完全に切って経路を遮断してしまえばなくなるのではないですか？

昔は，その考え方で，障害された部分より，さらに中枢側を凝固したり切断する方法がとられていました。効くこともあるけど，しばらくすると，また痛くなることがわかってきました。あらたな遮断痛を作り出すわけです。

2年目ナース: それで最近は脊髄を刺激しているのですね。

痛みを抑制する経路を刺激で活発にしようとする考えです。具体的には刺激する脊髄より下から末梢神経にかけての求心路遮断痛の場合です。薬剤チャレンジテストではモルヒネに効果がないのに麻酔薬のケタミンに効果のある場合が多い。

薬剤チャレンジテストとは？：いくつかの種類の薬を注射して効果をみる検査。リドカイン，フェントラミン，モルフィン，バルビツレート，ケタミンなどを使用します。それぞれの鎮痛効果をみて侵害受容性疼痛か，求心路遮断痛かを判定する方法です。

＜痛みについての関連事項＞

質問していいですか？　脊髄とは関係ない話になるかもしれないけど。

どうぞ。

痛みといえば，以前，視床の小さな出血後に1年ほどして，半身のしびれと痛みを訴えた患者さんがいました。そういう患者さんにも脊髄刺激は効果があるのですか？

視床痛（ししょうつう）の患者さんですね。回答する前に，その病気について少し話します。

レベル5 これは知っておくとお得

視床痛

視床は感覚情報を処理する中継基地です。そこに出血が起こって機能異常が生じての痛みが視床痛です。

とてもつらそうでした。風が吹いただけでも半身がビリビリすると訴えてい

ました。通常の痛み止めがまったく効きませんでした。薬剤チャレンジテストで，モルヒネも効果がないといっていました。一般外科病棟での経験では癌による痛みにはモルヒネは結構効果があるのに。

痛みの種類が違うから効かないのです。視床痛は求心路遮断痛。癌による痛みでモルヒネが効くのは侵害受容性疼痛の場合です。
　視床痛の治療に脊髄刺激が効くかという質問に対しては，実際に効く場合もあるけど，まだ確立されていませんという答えです。効くことがあるのも事実なんだけどね。
　今までの考えからすると，理論的には視床が壊れた場合は，それから上に行く経路を刺激しないといけない。

では第一次体性感覚野のある中心後回あるいは，その手前を刺激する？

当然そう考えるけど，実はそこを通り越して第一次運動野の中心前回を刺激（運動野刺激療法）するほうが，もっと効果があるらしい。

どうしてですか？

まだわからないことも多いのだけど，説明はこうです。
　人は運動していると，少々の痛みには気づかないことがありますよね。サッカーの試合とかで走っていて足を打っても，そのとき痛くなくて，試合後にケガに気づいたという経験なんか 君もあるんじゃないかな？　これは他のことに集中していたから，ということもあるけど，運動も影響している。運動系の興奮は感覚系を抑える働きがあることが生理の実験などでも証明されているのです。そういうことが関係しているかもしれない。答えになったかな。

なんとなく，了解です。

いずれにしても，運動野刺激でも視床痛の患者さんすべてに有効なわけではありません。痛みを抑えるには，痛みの上行経路を抑制するのみならず，痛みを抑える下行経路を刺激する考えもあります。痛みは脳のいろんなところに投射しているので，痛みの投射経路の比重が人によって，病態によって違うのかもしれません。今も世界中で研究中です。

> レベル6 もっと知りたければここを読む

痛みの電気けいれん療法

　視床痛の患者さんでは脳内で痛みの増幅が起きているという考えがあります。また，うつ状態では痛みが増強することが多いともいわれます。うつ病の治療に電気けいれん療法というのがあって，数秒ですが脳に100V以上の電気を流す方法がありました。そのとき，うつの改善とともに痛みの軽減がみられたことから電気けいれん療法を難治性疼痛（とうつう）の治療に用いるというアイデアが生まれ，視床痛にも応用されました。私も何人かに試してみましたが，少し効く人がいた程度の効果でした。

　ただし脳内で痛みが増幅される前に，痛みをなんらかの方法で抑えるという考えは大切だと思われます。なにか別のことに集中していると，痛みは感じないけど，痛みそのものに集中するとしだいに増大するという現象はあると思います。「痛みの治療は最初が肝心」といわれますが，脳がつらい痛みを覚えると忘れてもらうのに苦労するからです。痛みを有する患者さんのすべてに効く治療はないのですが，痛み治療への早期の介入は大切です。

●まとめ●
- ☑ 後索系が脊髄視床路の痛みを抑えるという考えをゲートコントロール理論という。
- ☑ 脊髄刺激は求心路遮断痛に効果がある。

56 脳の血管

まずは脳血管「超入門講座」で基礎知識を

→口絵9

脳血管障害については多くの書籍があります。また，これについて述べると，本1冊ができあがってしまいます。

そこで，この章では超入門として，脳血管の基礎，それにまつわる代表的な疾患の紹介にとどめたいと思います。ただし，それらは『考えるための基本になる基礎知識』ですから，よく理解してくださいね。

U医師：脳を栄養する血管は何本ありますか？

レベル1 ここは基本

内頚動脈（ないけいどうみゃく）と椎骨動脈（ついこつどうみゃく）（図145）

新人ナース：手を首の前方に当ててみると，拍動を触れます。これが頭の中に入っていく頚動脈で左右に1本ずつ，計2本あります。その後ろに2本あったけど……なんていいましたっけ。

それは首の骨，すなわち脊椎の骨の横穴に入って上行する動脈ですから，椎

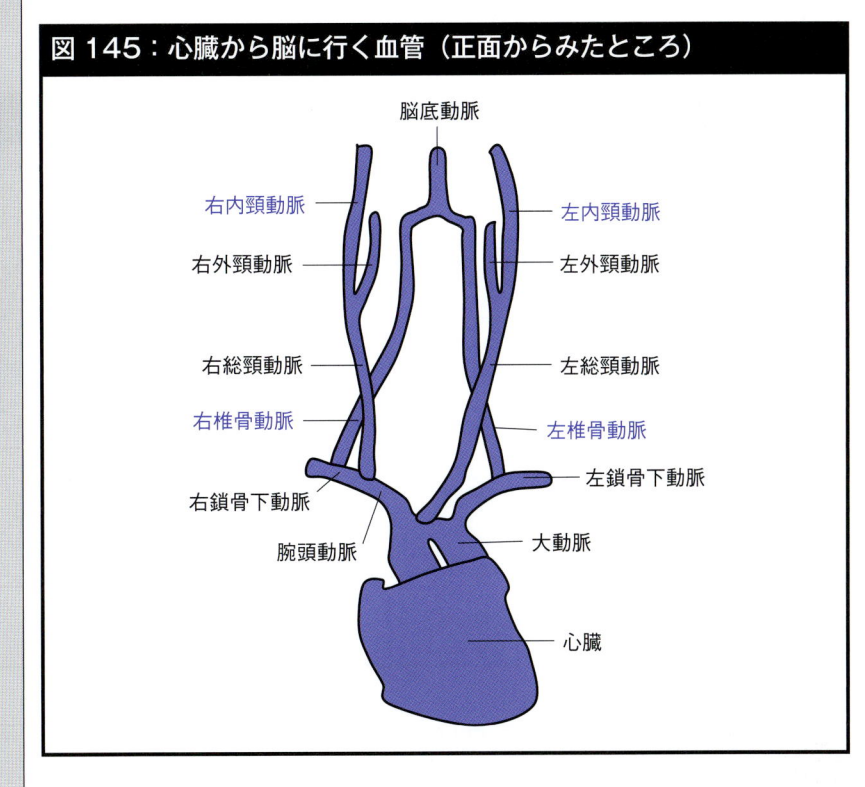

図145：心臓から脳に行く血管（正面からみたところ）

- 脳底動脈
- 右内頚動脈 / 左内頚動脈
- 右外頚動脈 / 左外頚動脈
- 右総頚動脈 / 左総頚動脈
- 右椎骨動脈 / 左椎骨動脈
- 右鎖骨下動脈 / 左鎖骨下動脈
- 腕頭動脈
- 大動脈
- 心臓

骨動脈といわれます。これも左右1本ずつで2本ですね。この血管は骨に守られているので表面からは触れるのは難しい。つまり，頭蓋に入る前の血管が4本あり，それらが脳を栄養するわけです。

　実は首で触れる頸動脈は，総頸動脈といわれる部分がほとんどで，それが枝分かれして内頸動脈と外頸動脈になります。そのうち内頸動脈が脳に入るのです。外頸動脈は顔面や頭皮などに血液を送っています。

|レベル2 初心者は絶対に覚えること|

浅側頭動脈（図146）

外頸動脈はどんどん枝分かれしながら上行しますが，その一部が耳の前で触れます。自分で触ってごらん。

あるある。ドクンドクンしている。

これが浅側頭動脈。文字通りの場所にありますね。この血管もさらに前頭部分の皮膚を栄養する前頭枝と，頭頂部分に分布する頭頂枝に分かれます。浅側頭動脈は脳外科では大切な血管で，頭蓋内の血流が足りないときに，この動脈と頭蓋内血管をつなぐ手術を行います。よくつながれるのが中大脳動脈という血管で，その場合は，浅側頭動脈-中大脳動脈吻合術*といわれます（図146）。

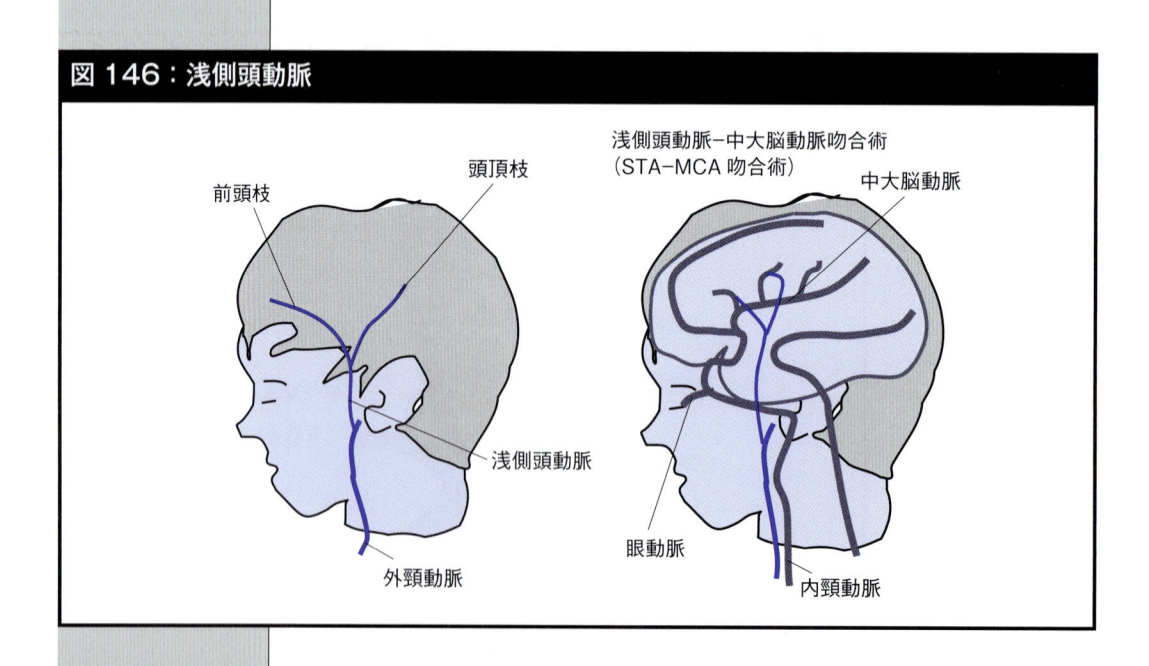

図146：浅側頭動脈

前頭枝　頭頂枝　浅側頭動脈-中大脳動脈吻合術（STA-MCA吻合術）　中大脳動脈　浅側頭動脈　外頸動脈　眼動脈　内頸動脈

＊浅側頭動脈-中大脳動脈吻合術は，よくSTA-MCA吻合術といわれます。Superficial Temporal Artery-Middle Cerebral Artery の略です。

> レベル2 初心者は絶対に覚えること

眼動脈（図146右，図147）

内頸動脈が頭蓋骨に入って一番最初に分岐するのが，眼球の網膜を栄養する血管で，**眼動脈**と呼ばれます。この血管も臨床的に重要な血管なのです。眼動脈が詰まるとどうなりますか？

2年目ナース

網膜に血流がなくなると，目がみえなくなります。

それが一過性に起こって，また改善する症状を**一過性黒内障**と呼んでいます。

白内障は聞いたことがあるけど，なぜ黒内障と呼ばれるのかなあ？

白内障はレンズが白く混濁する，つまり瞳孔（ひとみ）が白いからそういわれる。白くなっていて視力に差し障りがある，白くなってみえない状態。一方，黒内障は正常と同じような黒い瞳孔をしているのにみえないから，そう名づけられたんだ。レンズより奥の網膜とか視神経の病気などなら，そうだよね。

この前入院したHさんは，左目だけが，幕がかかるようにみえなくなった。

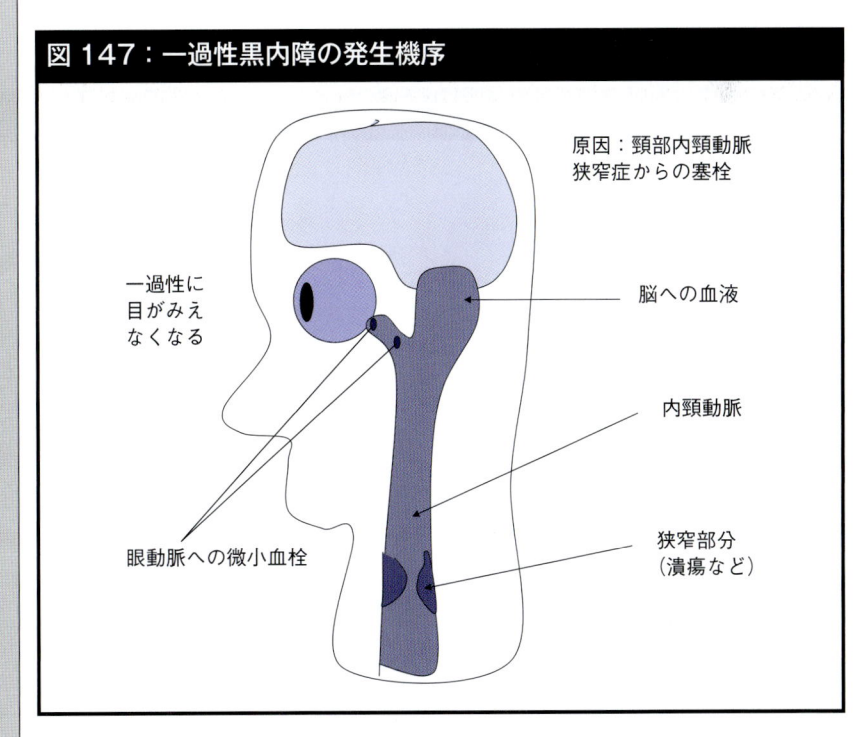

図147：一過性黒内障の発生機序

- 一過性に目がみえなくなる
- 眼動脈への微小血栓
- 原因：頸部内頸動脈狭窄症からの塞栓
- 脳への血液
- 内頸動脈
- 狭窄部分（潰瘍など）

56. 脳の血管

数分間だけど，繰り返すので眼科から脳外科を紹介されたといってました。

典型的な一過性黒内障の症状です。そういう病歴を聞くと，脳外科医は自動的に頸部頸動脈の検査をするよう訓練されています。

Hさんは頸部の超音波検査と頸部MRA（MR血管撮影）を受けて入院しました。

一過性黒内障は，頸動脈狭窄部位から小さな血栓が飛んで，眼動脈にひっかかって症状を起こす。その後，血栓が溶けるか，流れ去って症状が改善するのだろう，と考えられています**（図147）**。

主任ナース ほっておいたら，そのもろい組織（プラーク）や血栓が飛んで，大きな脳梗塞を起こしたかもしれなかったのですね**（図148）**。

一過性黒内障では頸部頸動脈の狭窄病変を伴っていることがしばしばあるからね。実際にHさんは90％近く狭くなっていたんだ。狭窄の原因は動脈の内側の壁（内膜）が肥厚して生じる。その部分はでこぼこして，壁もゆらゆらと剥げかけていたので急いで手術したのです。

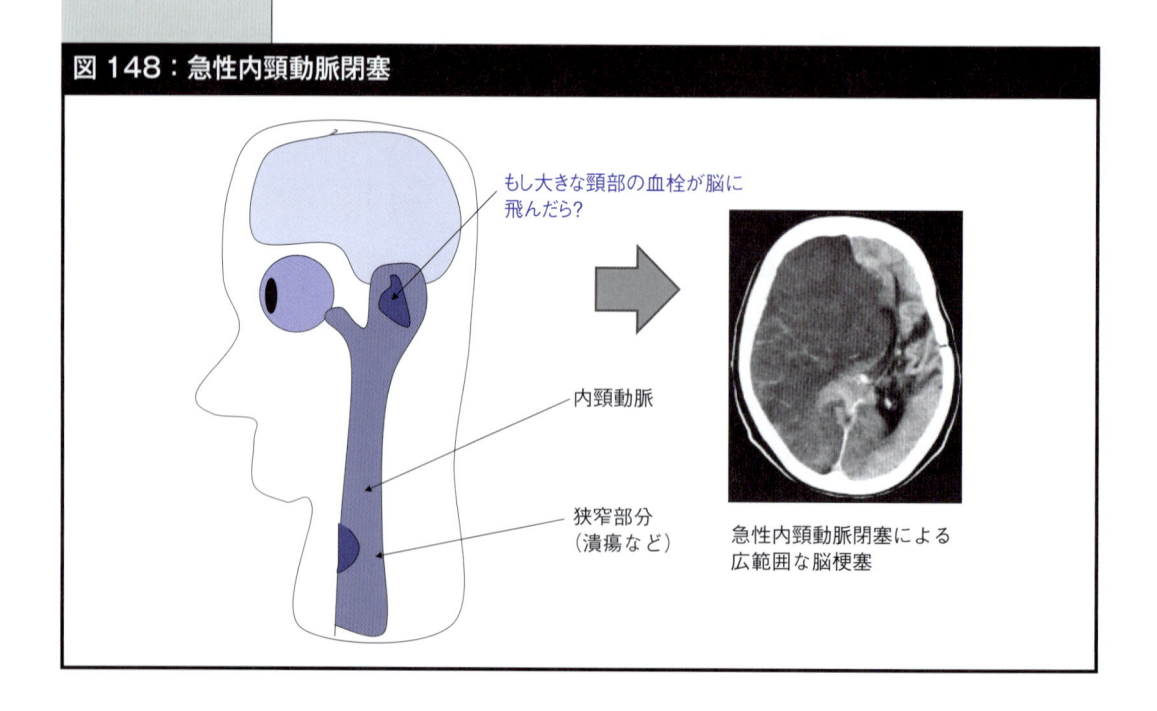

図148：急性内頸動脈閉塞

もし大きな頸部の血栓が脳に飛んだら？

内頸動脈

狭窄部分
（潰瘍など）

急性内頸動脈閉塞による
広範囲な脳梗塞

●まとめ●
- ☑ 頭蓋内に入る血管は左右の内頸動脈と左右の椎骨動脈。
- ☑ 浅側頭動脈は外頸動脈の枝。頭蓋内血管との吻合によく使われる。
- ☑ 眼動脈は内頸動脈の枝。
- ☑ 眼動脈に血栓が飛んで一過性に詰まると目がみえにくくなる（一過性黒内障）。
- ☑ 一過性黒内障がみられたら頸部の内頸動脈病変を疑う。

57 前大脳動脈と中大脳動脈
大脳の大部分を支配する動脈たち

→口絵9

レベル2 初心者は絶対に覚えること

前大脳動脈と中大脳動脈（図149，150）

U医師：内頸動脈は眼動脈の枝を出して，さらに上に行くと前大脳動脈と中大脳動脈の2つに大きく分かれていきます（図149）。

新人ナース：ゼンとチュウ……。

それぞれの詳しい脳の支配領域があるけど，まずはおおまかに捉えておきましょう。両手，手指をしっかり開いて両耳をふさぐようにしてみてください。だいたい，その領域が中大脳動脈が栄養する脳の領域です（図150）。頭皮じゃないよ。脳です。両手で覆いきれない頭の中央部分は前大脳動脈が栄養しています。それぞれ左右あるわけだ。

この格好だと，頭の後ろの部分が空いているんですけど？

そこは腹筋運動をするときのように，後ろ頭で両手を組むと覆えますよね。この部分は後大脳動脈といって椎骨動脈からの支配を受けるんだ（図

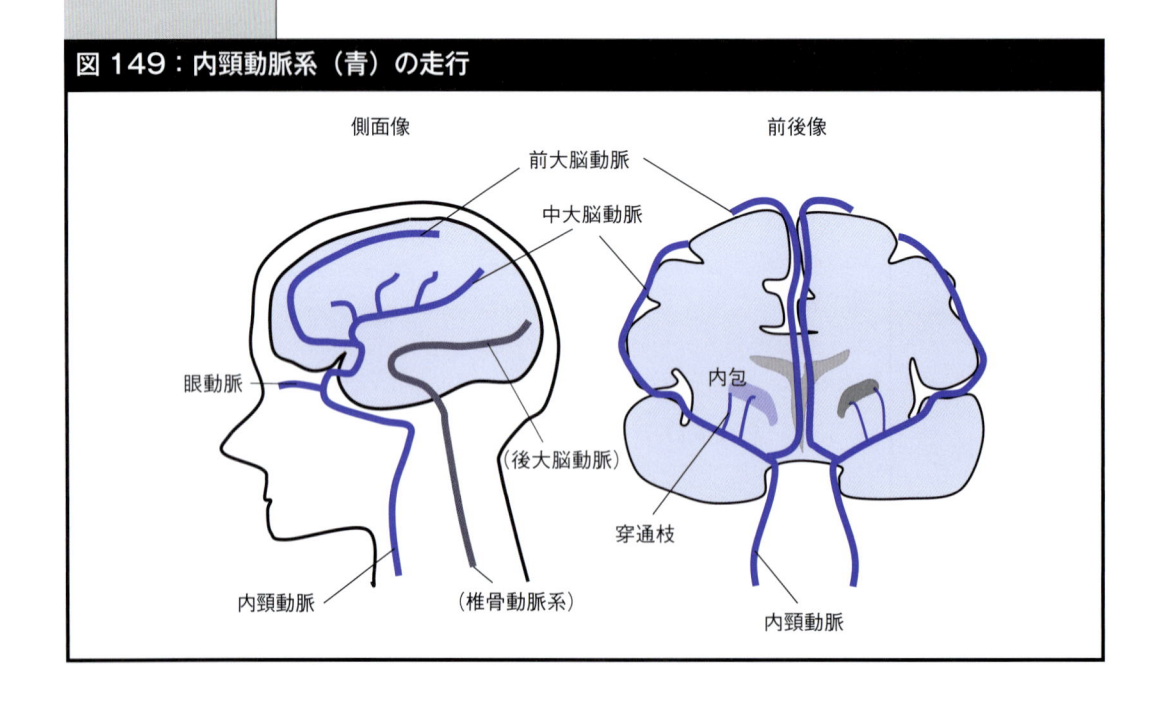

図149：内頸動脈系（青）の走行

側面像　　　　　前後像

前大脳動脈
中大脳動脈
眼動脈
内包
（後大脳動脈）
穿通枝
内頸動脈
（椎骨動脈系）
内頸動脈

図150：中大脳動脈領域の範囲

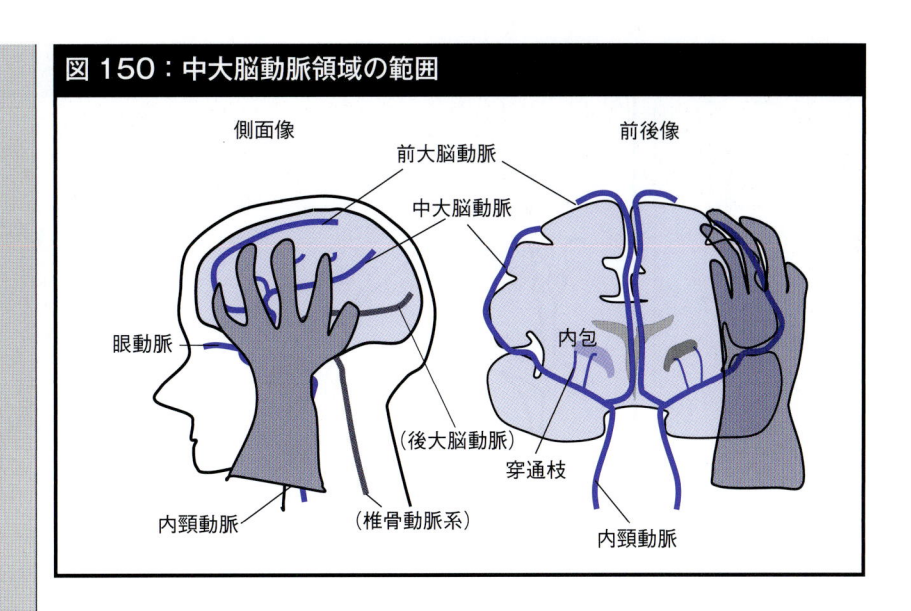

側面像　　前大脳動脈　　前後像
中大脳動脈
眼動脈　　　　　　　内包
（後大脳動脈）
穿通枝
内頚動脈　（椎骨動脈系）　内頚動脈

150）。椎骨動脈については、あとで整理します。

レベル3　上級者のためのミニ知識

前大脳動脈が詰まったら？（図151）

もし前大脳動脈の片一方が詰まったら、どんな症状が出るだろう？

前大脳動脈に支配されている脳の局所症状です。

2年目ナース

それが、どんなものかという質問よ。

難しいなあ。

主任ナース

脳の局所症状でいうと、前頭葉内側面からてっぺん、頭頂葉内側面からてっぺんを中心とした機能の障害をいわなければいけないのでしょう？。

この質問は、今までの話の内容を総動員しないと答えられないよね。前頭葉内側面で出やすい精神症状〔☞ p.23〕や、補足運動野の症状〔☞ p.26～28〕などをいわないといけないからね。でも実際の臨床では、これらの症状はあまり目立たないことも多い。詳しい精神心理学的検査をすれば判明するかもしれないけどね。

　はっきりと出やすい、そして捉えやすいのは運動と感覚の障害かな。大脳の「こびと」を思い出してほしい（**図151**）。

大脳の内側とてっぺんに位置する運動野と感覚野は……。思い出した！　そ

57．前大脳動脈と中大脳動脈

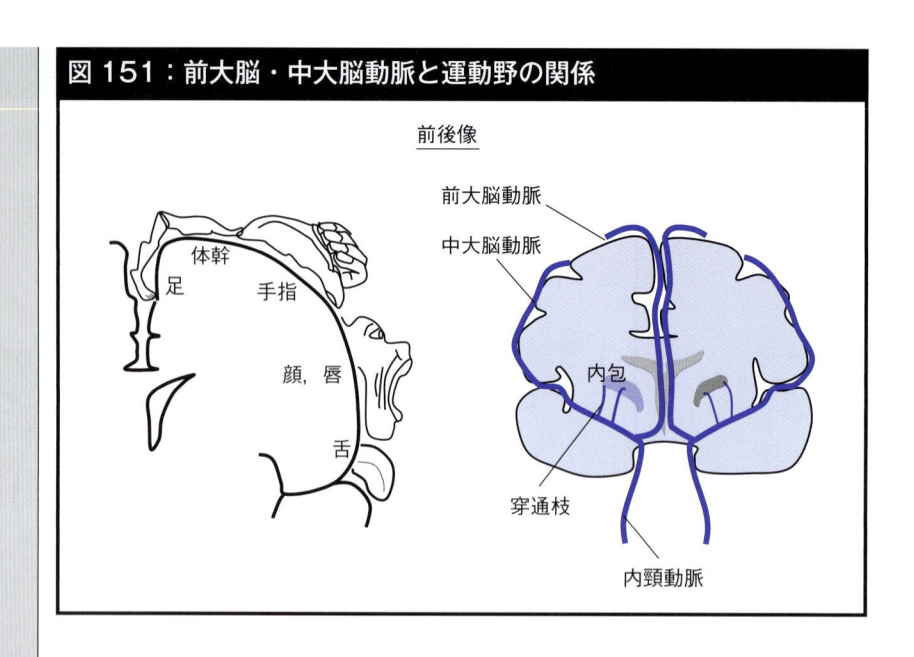

図151：前大脳・中大脳動脈と運動野の関係

前後像

体幹／足／手指／顔，唇／舌

前大脳動脈／中大脳動脈／内包／穿通枝／内頸動脈

こは足の領域だから，反対側の下肢の運動麻痺，感覚障害が出る。ですね？

そうです。これは臨床では大切なことなんです。急に足だけが動かず，しびれたということで病院を受診すると，腰の病変ではないか，と思われてしまうこともときどきあるので，要注意だね。

レベル3 上級者のためのミニ知識

中大脳動脈が詰まったら？（図152）

では前大脳動脈は問題なく，血栓が中大脳動脈を詰まらせたらどうなるでしょう？

研修医
脳の横の大きな範囲が詰まるので，前頭葉の外側，頭頂葉の外側の機能が落ちる。その場合，例えば右頭頂葉なら無視症状〔☞p.79〕が出るし，左頭頂葉ならゲルストマン〔☞p.75〕が出る，また左側なら，前頭葉も側頭葉もやられるので失語〔☞図15（p.33）〕になる，などなど。

いい調子だね。脳の血管分布と脳機能地図を組み合わせて，考えることができてきています。手足の運動と感覚は，どうなる？

足の領域以外の麻痺とか，感覚障害が起こる。反対側の顔とか上肢とかがやられるけど，足は大丈夫！

自信が出てきたとこで悪いけど，その答えなら50点。

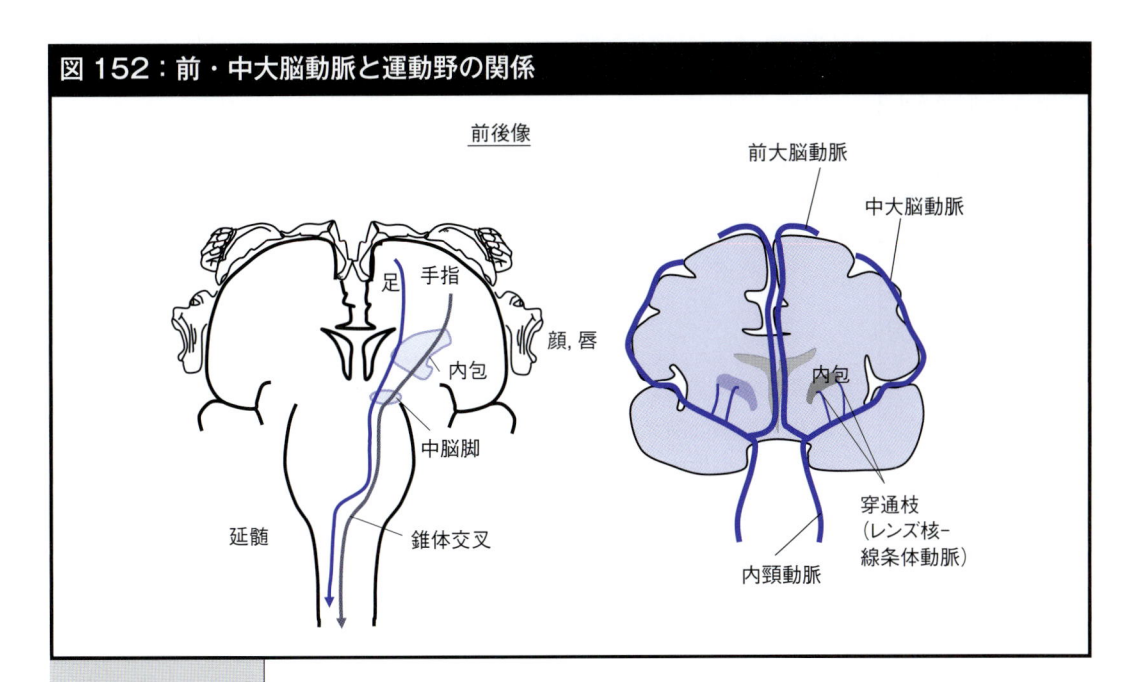

図 152：前・中大脳動脈と運動野の関係

前後像

足／手指／顔，唇／内包／中脳脚／延髄／錐体交叉

前大脳動脈／中大脳動脈／内包／穿通枝（レンズ核-線条体動脈）／内頸動脈

えっ，どうしてですか？

実は，中大脳動脈は内頸動脈から分かれて脳の表面に広く分布する前に，穿通枝という細い枝を出していて，そこから**内包**（ないほう）という部分を栄養している**（図 152）**。

ナイホウですか……。

大脳皮質の運動野からの線維は脳幹で交叉して，運動野と反対側に行くって話したよね。その脳幹に行く前に大脳の深部で第一次運動野からの線維が集まっている。その場所を内包っていうの。その内包には脊髄から大脳の第一次感覚野に行く感覚線維も集まっている。

中大脳動脈が詰まって，内包に行く穿通枝も閉塞すると閉塞した側と反対の手足の麻痺，半身麻痺や半身の感覚低下が起こるということか〜。

中大脳動脈には穿通枝（専門的にはレンズ核-線条体動脈といいます）があって，その手前とかそれを出す部分で詰まれば半身麻痺が起こる。穿通枝を出した後で詰まると大脳皮質の梗塞になるので，手や顔面の麻痺は出るけど，前大脳動脈に栄養される足の皮質は保たれるから足の麻痺は起こらない，ということ。

ややこしいですね〜。

<u>前大脳動脈の脳梗塞では下肢だけの単麻痺，中大脳のときは片麻痺あるいは下肢の麻痺は軽いことがある。</u>まずは，これだけ理解していたらいいでしょう。

> ●まとめ●
> ☑ 内頸動脈は前大脳動脈と中大脳動脈に分かれる。
> ☑ 前大脳動脈は大脳の内側面を栄養する。
> ☑ 中大脳動脈は大脳の外側面を栄養する。
> ☑ 前大脳動脈の梗塞では足の麻痺が起こる。
> ☑ 中大脳動脈の梗塞では片麻痺か，足の麻痺が弱いことがある。

58 椎骨・脳底動脈
左右の椎骨動脈が合わさって脳底動脈となる

→口絵 9

レベル1 ここは基本

椎骨・脳底動脈系（図153, 154）

U医師：左右の椎骨動脈は上行して頸椎の横にある穴（横突孔）に入ります。第6あるいは第7頸椎の横突孔から入り、ずっと上がって第1頸椎を抜けて頭蓋内に入ります（図153）。頭蓋底部の大後頭孔を経由して頭蓋内に入ると左右が合わさって1本になります。この1本になった部分が脳底動脈と呼ばれます。脳底動脈は脳幹部の腹側にあって、多数の穿通枝を送って脳幹を栄養しています（図154）。

新人ナース：脳幹というもっとも大切な場所への血流だから大もとが2本なのかな？

そうかもね。椎骨動脈は左右差もよくあるし、1本が詰まっても症状が出ないこともあるからね*。

＊追記：片方の小脳の下と脳幹部に行く枝（後下小脳動脈）が椎骨動脈から出ている場合は、椎骨動脈の1本が詰まって症状が出ることもあります。椎骨動脈が脳底動脈に合流する前に、延髄外側に行く枝（後下小脳動脈）で

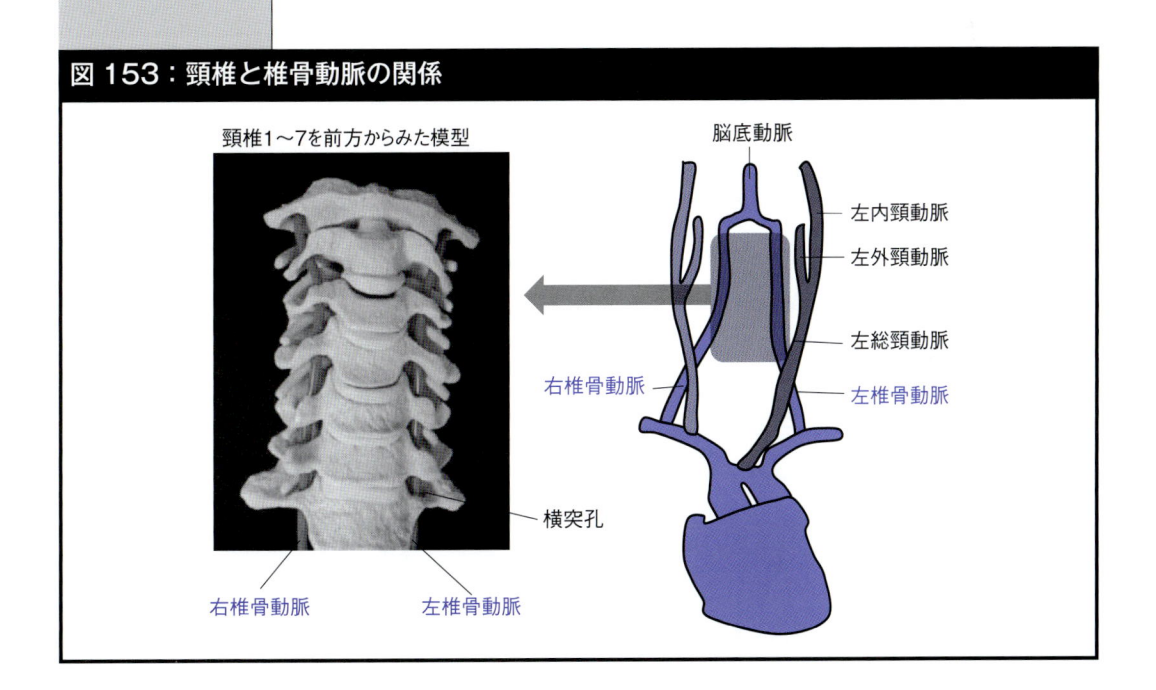

図153：頸椎と椎骨動脈の関係

頸椎1～7を前方からみた模型

脳底動脈
左内頸動脈
左外頸動脈
左総頸動脈
右椎骨動脈　左椎骨動脈
横突孔
右椎骨動脈　左椎骨動脈

あり，それが詰まるとワレンベルグ症候群を起こします。ワレンベルグについては前に紹介したけど覚えているかな。

先生もよく覚えきれない，っていうのは覚えています〔☞p.170～171〕。

まいったな。では図をみて復習しましょう**（図155）**。

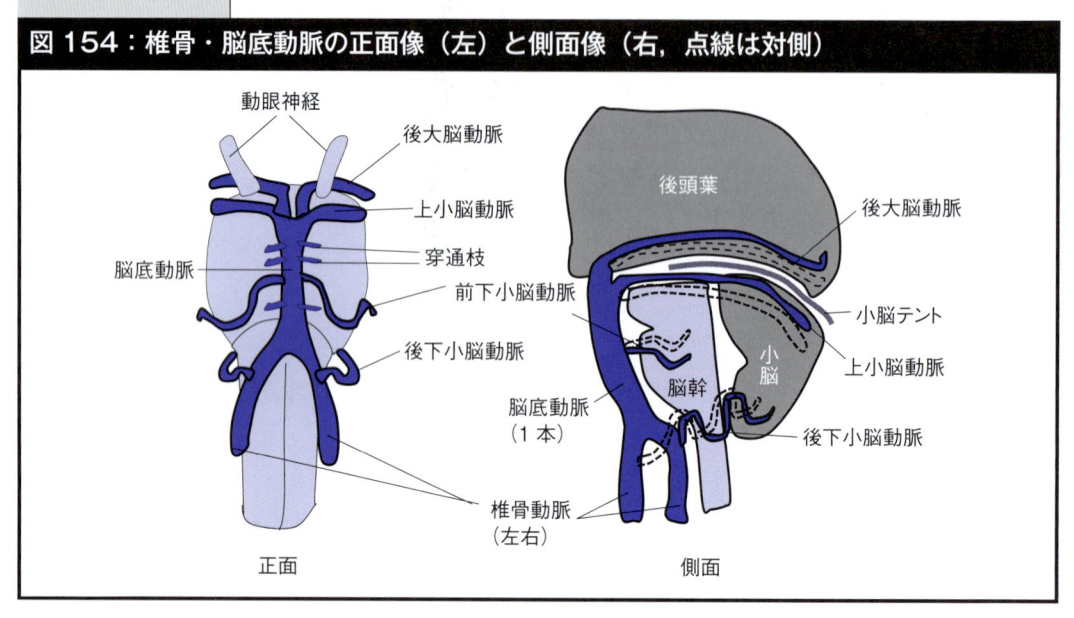

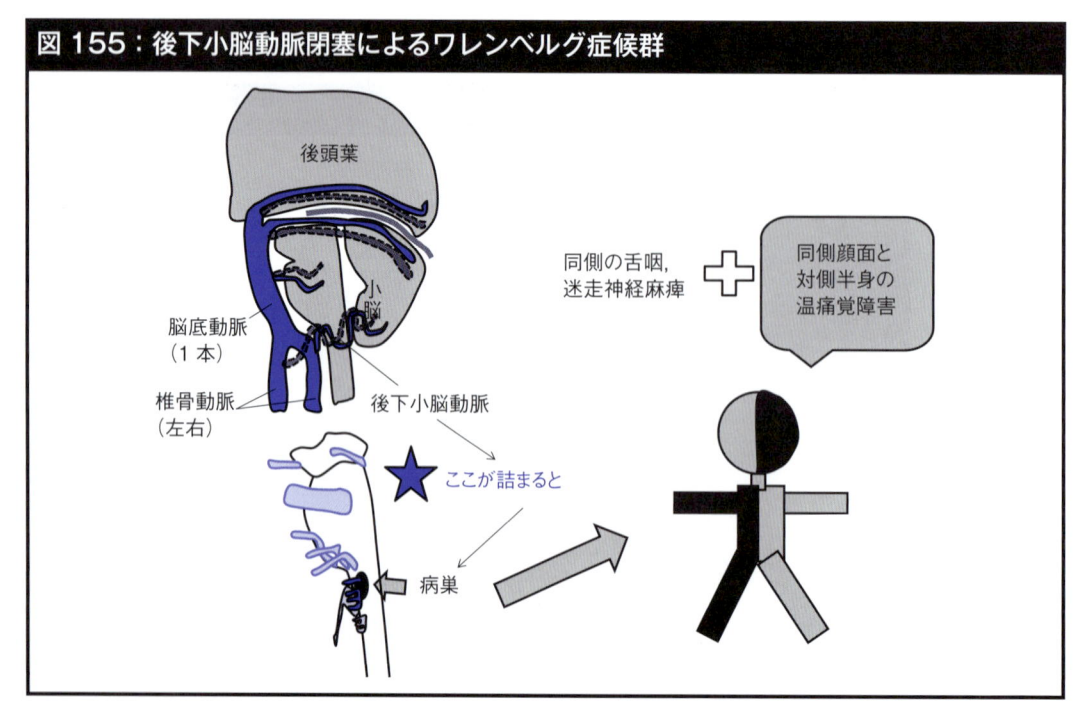

図154：椎骨・脳底動脈の正面像（左）と側面像（右，点線は対側）

正面図のラベル：動眼神経、後大脳動脈、上小脳動脈、穿通枝、前下小脳動脈、後下小脳動脈、脳底動脈、椎骨動脈（左右）

側面図のラベル：後頭葉、後大脳動脈、小脳テント、上小脳動脈、後下小脳動脈、脳底動脈（1本）、小脳、脳幹

正面　　　　側面

図155：後下小脳動脈閉塞によるワレンベルグ症候群

脳底動脈（1本）、椎骨動脈（左右）、後下小脳動脈

★ここが詰まると　→　病巣

同側の舌咽，迷走神経麻痺　＋　同側顔面と対側半身の温痛覚障害

脳底動脈から出る小脳と後頭葉への血管（図154）

1本の脳底動脈からは左右それぞれに，前下小脳動脈という枝が出ます（図154）。これは小脳の一部と，脳幹，そして聴神経を栄養しています。これが詰まると，小脳症状，脳幹の症状（顔面麻痺，注視麻痺など），めまいや聴力障害をきたします。

1本だった脳底動脈は上行するにつれて，左右それぞれに2本ずつの，大きな血管に分かれます。下のほうが上小脳動脈。文字通り小脳の上面を走り栄養します（図154）。その上にあるのが後大脳動脈で，これが後頭葉を栄養しています（図154）。小脳と後頭葉の間には，小脳テントという硬膜があって，この硬膜の上に後大脳動脈が，その下に上小脳動脈が位置するわけです。

片一方の上小脳動脈が詰まったら，どんな症状が出るでしょう？

> 2年目ナース：ええっと，小脳は同じ側の手足のバランスを制御していたから，詰まった血管と同じ側の手足の小脳症状。失調など〔☞p.104，108〜〕。

OKです。片方の後大脳動脈が詰まったら？

> 後頭葉は視覚情報が到達するから，（視覚路の図をちらっとノートからみて〔☞図43（p.93）〕）同名半盲！

右後頭葉なら？

> 左の同名半盲で，左側の視野がみえなくなる〔☞p.92〜p.93〕。

よし，OKです。

● まとめ ●
- ☑ 左右の椎骨動脈が頭蓋内で合わさって脳底動脈になる。
- ☑ 椎骨動脈から後下小脳動脈が分かれる（例外あり）。
- ☑ 脳底動脈から前下小脳動脈が分かれる（例外あり）。
- ☑ 脳底動脈から上小脳動脈と後大脳動脈が分かれる。

59 脳卒中を見逃さない
くも膜下出血，脳出血，脳梗塞

→口絵9

　脳卒中の意味は，①脳に，②卒は「突然に」，③中は「あたる」ということです。医学的には脳血管障害という呼び方が普通です。

　脳血管障害には，くも膜下出血，脳出血，脳梗塞があり，それぞれを起こす原因疾患があります。ここでは脳卒中を見逃さないための症状の捉え方をまとめます。

U医師：クイズ形式でいきましょう。『脳卒中（脳血管障害）が起こると，頭痛は必発である』。○か×か？

新人ナース：○かなあ。私が受け持ったくも膜下出血の患者さんの病歴は，『突然の頭痛と嘔吐をきたし救急車で搬送された』ということでした。

答えをいうのは少し後にしよう。まずくも膜下出血という話が出たので，それについて話していきましょう。くも膜ってどういう膜？

レベル1 ここは基本 脳を覆う膜（図156）

2年目ナース：脳を覆っているもっとも外側の膜は硬い膜なので，**硬膜**といいます（頭蓋骨の内側にあります）。その下に**くも膜**という膜があって，脳表面は**軟膜**がぺったりくっついている。だから硬膜と軟膜の間にある膜のこと。

よく勉強しているね。脳の血管はくも膜の下に位置している。だから脳の血管の病気で，血管が破れるとくも膜下出血となるんだ（図156）。また，髄膜という言葉もよく出てくるけど，髄膜は脳髄，脊髄を覆っている膜の総称なので，硬膜，くも膜，軟膜の3層すべてをいいます。

レベル2 初心者は絶対に覚えること 脳動脈瘤破裂によるくも膜下出血

主任ナース：くも膜下出血の原因でもっとも多いのは脳動脈瘤破裂。脳動脈瘤は脳の血管が風船のように膨らんだ状態で，1回目の破裂で3～4人に1人が亡くなり，破裂を防ぐ処置をしないと再破裂をしてさらに死亡する危険性が高くなる病気です。

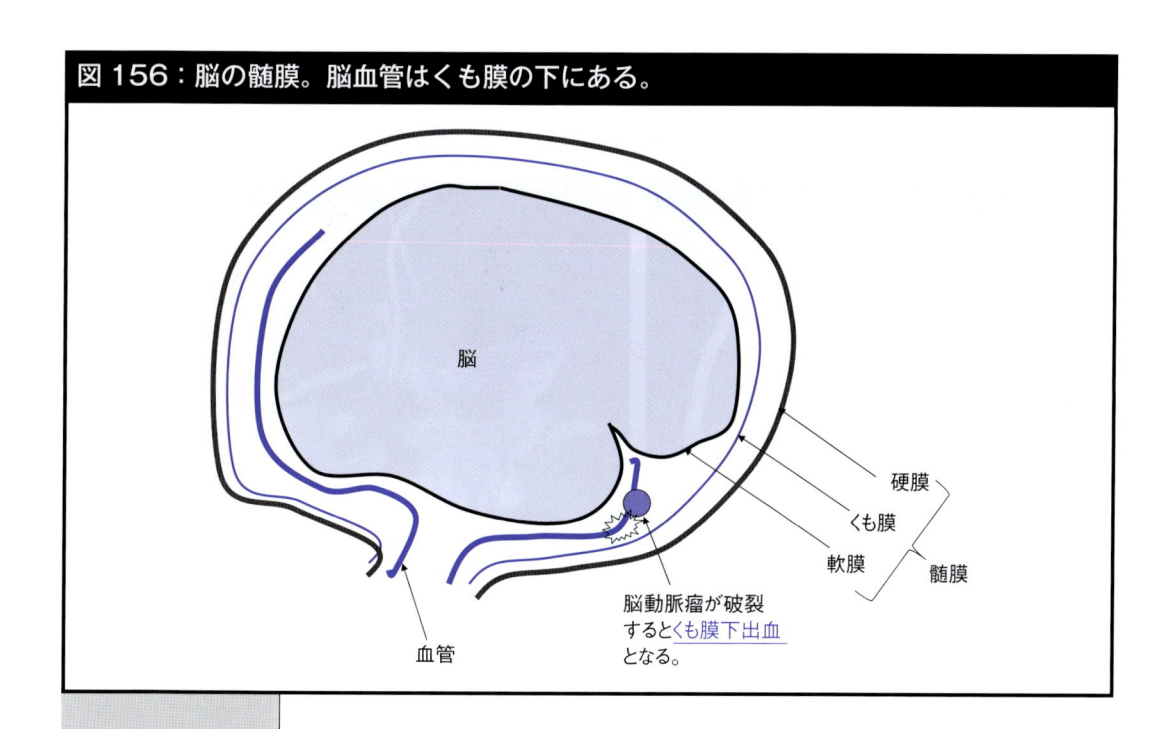

図156：脳の髄膜。脳血管はくも膜の下にある。

脳

硬膜
くも膜
軟膜
｝髄膜

血管

脳動脈瘤が破裂するとくも膜下出血となる。

👨 脳動脈瘤破裂の症状の原則は，『急に，激しい，今まで経験したことのない頭痛で，時に嘔吐あり』ということです（図157）。
　脳の外側にある血管の破裂なので，脳が破壊されて起こる症状（麻痺など）はないことが多いのが特徴です。

👧 だったら，さっきのクイズ（脳卒中では頭痛は必発か？）の答えはイエス！

👨 まだ，答えを急がない。脳卒中って脳動脈瘤破裂だけではないからね。じゃあ，脳出血とか脳梗塞のときには頭痛は起こる？

👧 起こるんじゃないかな？　大きな脳出血のTさんは頭痛を訴えていたし……。

👩 いえ，待って。私，脳出血も脳梗塞の患者さんも何人も担当したけど，麻痺があっても，頭痛のない人もいたわ。

👨 それが答えになるよね。脳出血や脳梗塞では，頭痛は必発とはいえない。

👧 なんでかな～？

👨 そういう疑問をいだくのが大切です。理解のポイントは，脳が痛いかどうか

59. 脳卒中を見逃さない

🧑‍⚕️ 第3脳室に近いな。左の視床出血，視床は体性感覚の中継点だから右半身のしびれや感覚障害が出るでしょう。

🧑‍⚕️ 麻痺は？

🧑‍⚕️ 内包を少し圧迫しているので，みられてもよいと思います。でも軽くすんでいるかな。

🧑‍⚕️ 正解。感覚障害は残ったけど，最初みられた右片麻痺はリハビリで，改善しました。
　　第3問は図168。

🧑‍⚕️ 橋出血（きょうしゅっけつ）。脳神経の麻痺，四肢麻痺，意識障害などが出る。

🧑‍⚕️ そうだね。これだけ大きいと，それらの症状も強いね。
　　第4問は，これ（図169）。

🧑‍⚕️ 小脳出血。小脳症状が出る。そして，前にある脳幹部も圧迫しているので，意識障害もありそう。

🧑‍⚕️ よいでしょう。
　　被殻出血でも視床出血でも，それが下側に大きくなって脳幹部に及ぶと意識がなくなり命が危なくなります。橋出血では，まさに意識覚醒のスイッチである脳幹網様体を障害しやすいので意識障害は被殻出血や視床出血よりも

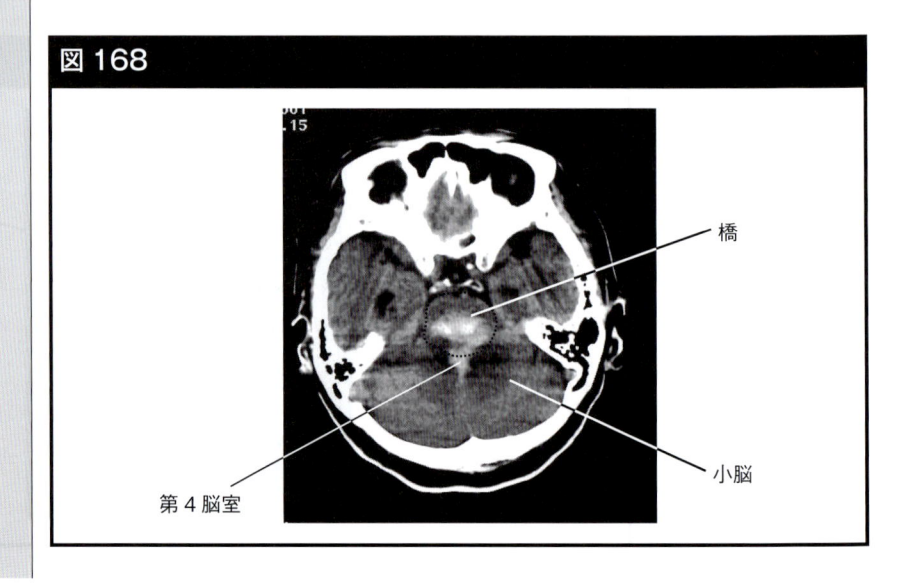

図 168

図169

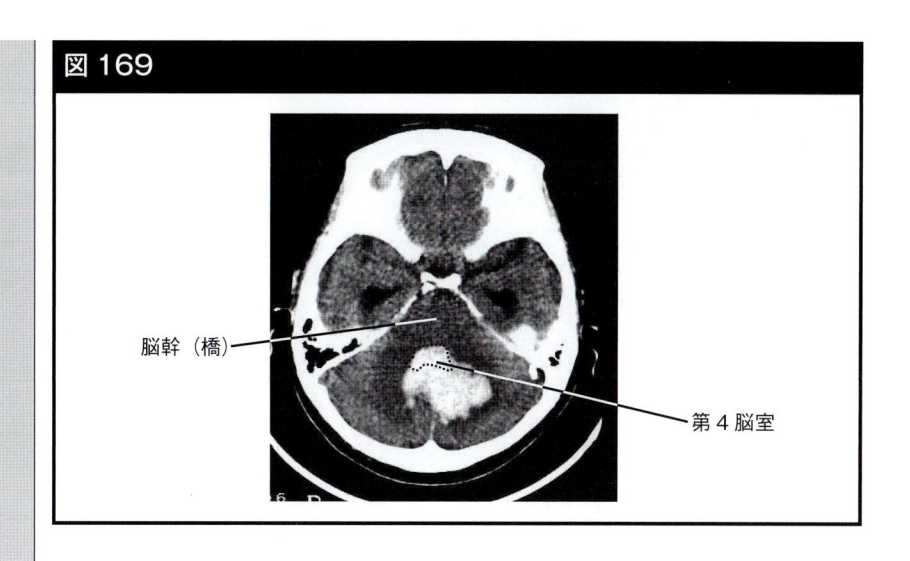

脳幹（橋）

第4脳室

出やすいのです。そして延髄まで障害されると呼吸も心臓も停止してしまいます。

高血圧性脳出血と血圧管理

レベル2　初心者は絶対に覚えること

高血圧性脳出血の患者さんが入ってきたら，まず十分な血圧のコントロールが必要なんだ。そうしないと増大してしまうことがある。実際の例でみてみましょう。

　この患者さん（図170）は，小さな出血を左の被殻と内包の間に認めます。最初の症状は右上下肢の軽度の脱力くらいでした。ところが，血圧が190 mmHgからあまり下がらず，8時間後には右麻痺が増悪し，傾眠傾向になりました。図171が症状増悪時のCTです。血腫が大きくなり脳室にも穿破しています。意識障害，失語も出ていましたが，それは改善。でも重度の右半身麻痺が残ってしまいました。最初に頑張って血圧を下げていれば血腫は再増大しなかったのではと考えてしまいます。

新人ナース

血圧は，どのくらい下げるのですか。

その人の普段の平均血圧がわかっていれば，少なくともそのレベルまで下げます。でも，わからない場合は，来院時の平均血圧をおよそ20%下げるといいといわれています。具体的には少なくとも180 mmHg以下，できれば160 mmHg以下を目指して下げています。今，示した患者さんのように，**脳出血は発症後6時間までは大きくなる**こともよくあるので，初期の血圧コントロールがもっとも大切です。

62. 脳出血と脳梗塞

図170

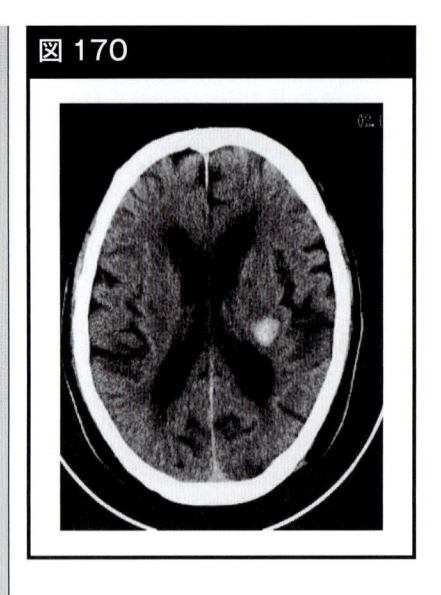

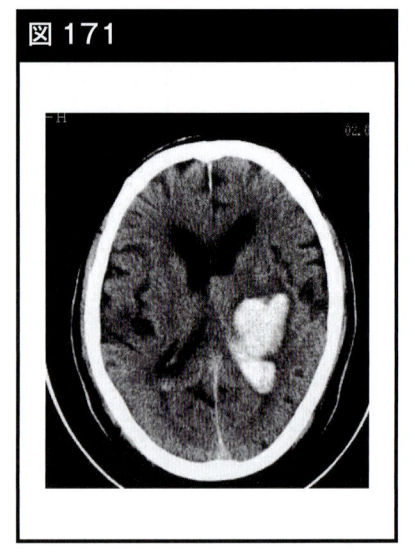

図171

高血圧性脳出血では血圧コントロール不良の場合は，再発が多い。だから慢性期には，再発予防のために，とくに拡張期血圧を75～90mmHg以下に調整するよう進めるんだ。

●まとめ●
- ☑ 被殻，視床，小脳，橋は高血圧性脳出血の好発部位。
- ☑ 高血圧性脳出血の急性期には血圧コントロールがもっとも大切。

63 脳出血と外科治療
脳出血で手術ができる場合とできない場合

→口絵 6

脳出血の外科治療

新人ナース：脳出血の患者さんに手術をするのは，どんな場合なのですか？

U医師：おおまかにいうと，救命のためには緊急の開頭血腫除去術を行う。そこまではないけど，亜急性期で血腫除去が必要な場合，すなわち，血腫による圧迫や浮腫によって，意識が十分に覚醒できない場合は，定位的血腫吸引術*を考えるのが一般的かな。

実際には，視床出血の場合は，脳の深部なので，もし開頭手術をするなら内包を経由（すなわち切断）しないと到達できない。だから一般に開頭手術にはならず，定位的血腫吸引術とか，脳室ドレナージ（後述）などを選択することが多い。

被殻出血では 30 mL 以上**の大きな出血で，薬を使っても意識がどんどん悪くなる場合には，救命のためには手術しかないだろう，と考えて行っています。でも手術を迷うこともしばしばある。

研修医：どうして迷うのですか？

実は，被殻出血の場合，急性期血腫除去と保存療法を比較した研究では，開頭手術の有効性を統計的に証明することができなかったのです。ただし脳表から 1 cm 以内の深さにできる皮質下出血では大きな場合は開頭血腫除去が有効という結果が出ています。

統計的な有意差が出なくても，手術でよくなる場合は実際にありますからね。

2年目ナース：急性期に脳室ドレナージをしている患者さんも経験したけど，どういう場合にするのですか？

図の 166 〜 169 までを見直してください。視床出血の場合（図 167）

---

*定位的血腫吸引術：定位脳手術装置を用いて，頭蓋骨に小孔をもうけ，血腫に針を刺して吸い取る方法。患者さんに対する侵襲は開頭術より，ずっと小さい。この手術によって，血腫が除かれると薬剤投与期間が短縮し，リハビリも早くできる。本来到達できるゴールに，早く達するわけです。

**血腫体積の計算式：CT のスライスから（血腫の縦×横×高さ）÷2 で求める。

は第3脳室に近いし，脳幹や小脳出血も脳室（第4脳室）に近い（図168, 169）から，血腫が大きくなると破れて流れ込みます。すると髄液の循環が悪くなって，水頭症という状態になる。脳の内部にある髄液が流れないと，脳は外から頭蓋骨，内側からは，どんどん産生される髄液によって強い圧迫を受ける。そうなると，脳ヘルニア〔☞図99（p.193）〕を起こしてしまう。その圧を解除するために管を脳室に入れて，外側に流すのが脳室ドレナージというわけ。脳室ドレナージだけで，意識がよくなって血腫除去を必要としない場合もあります。

主任ナース　手術の適応ではない状態とは？

まず，あまりにも小さな出血で，神経学的検査でも障害が軽度の場合は，手術の適応にならない。脳の腫れ止め（抗浮腫薬のグリセオールなど）の投与だけで改善していくからね。

　逆に，とても大きくて，呼吸も止まって，両側の瞳孔も散大してしまったような，深昏睡状態ではすすめる根拠がない。手術してもよくならないのが，ほとんどだから。これは脳出血に限らず，くも膜下出血の場合も同様。大きさだけでなく，神経所見が大切だね。このへんのことは意識障害の項目で説明したけど，植物状態や脳死状態〔☞図100（p.194）〕を手術で作り出すことは，好ましくない*。でも，最初から諦めるのではなく，よくなる兆しが出てくる場合には，手術の時期を逸しないように脳外科医は心がけている。将来は脳をもっと保護する方法，機能回復の限界点を変える方法が出てくるかもしれないし，現在も脳低温療法を含めて研究中なんだ。

追記：小脳出血で深昏睡，四肢弛緩性麻痺，咳嗽反射以外の脳幹反射がはっきりせず呼吸器までつけた患者が，抗浮腫薬の点滴で自発呼吸と四肢自動運動が出てきたので手術したことを思い出します。数ヵ月かかりましたが，会話可能，食事摂取可能，歩行も介助で可能となりました。とくに小脳出血では，脳幹の圧迫で一時的に脳幹反射が消失しても，元に戻る可能性があるので，すぐに諦めないことです。小脳出血は高血圧性脳出血のなかでは，もっとも手術の手応えがあります。この患者さんは当時64歳の女性で介助が必要でしたが，家族はとても喜んでいました。

＊独り言：最終的に手術を決定するには患者さんの罹病前の意思（植物状態になる可能性が高いなら救命治療は受けない等）や家族の意向（たとえ植物状態でも生きていてほしい。家族で面倒をみたい等々）も大きくかかわってくるので総合判断が必要になります。
　しかし，いかなる場合でも，血圧が低下して心臓も止まりそうな瀕死の状態で手術をしてはなりません。それは無謀な手術になります。

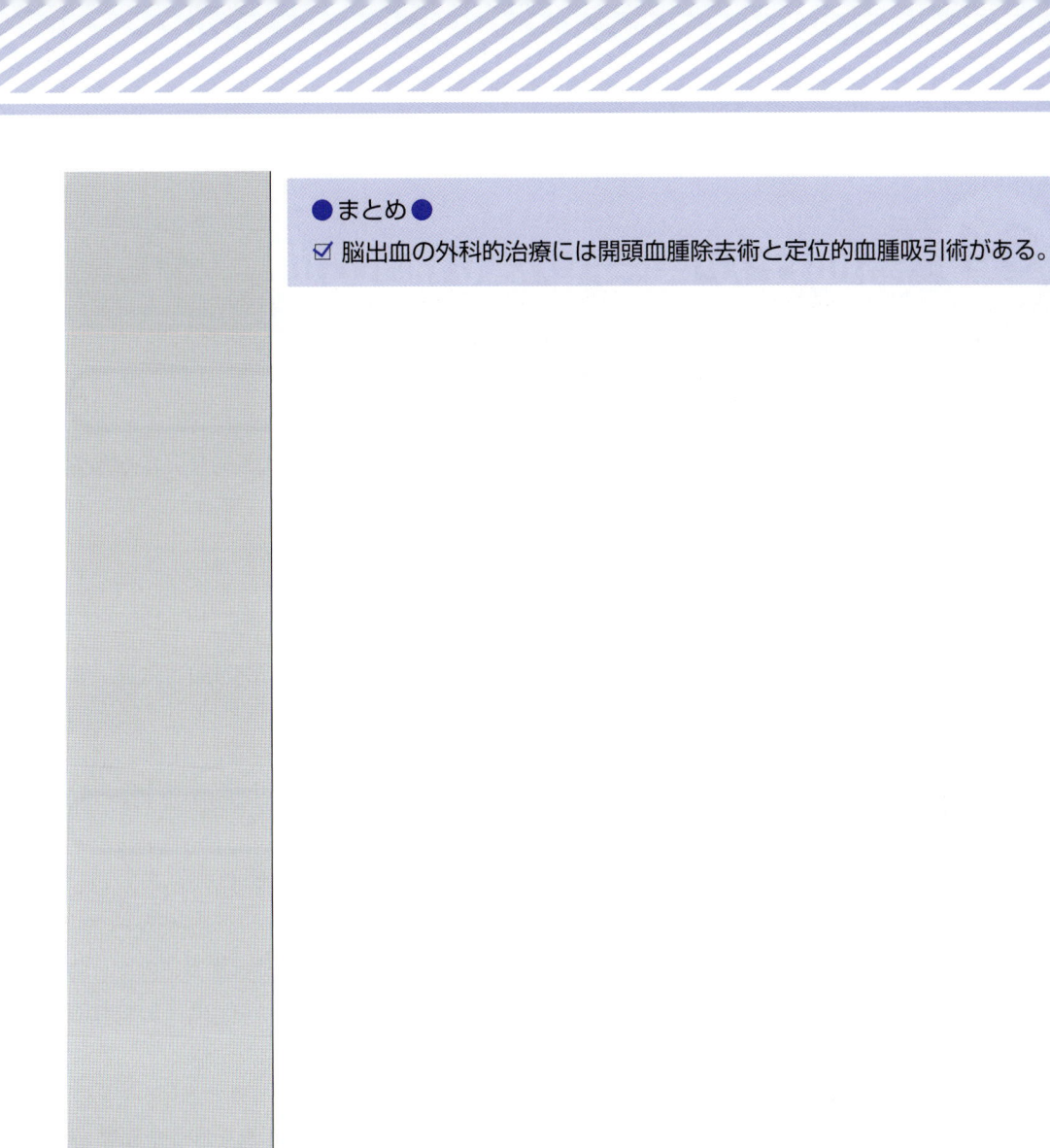

●まとめ●
☑ 脳出血の外科的治療には開頭血腫除去術と定位的血腫吸引術がある。

64 高血圧が関与しない脳出血
皮質下出血の原因となるAVMとアミロイド血管障害

非高血圧性脳出血

脳出血で高血圧性以外のものもたくさんあるけど，代表的な2つを勉強しておきましょう。

U医師：この出血の場所がわかりますか（図172）？

新人ナース：前頭葉にはありますけど，今までの高血圧性脳出血の好発部位とは違います。

皮質下出血

大脳皮質の下に位置する出血なので，**皮質下出血**（ひしつかしゅっけつ）といいます。

研修医：このように皮質下出血をみたら，高血圧性脳出血以外の原因も多いので，脳の血管を必ず調べるように，と脳外科の研修医は口を酸っぱくしていわれています。

脳血管撮影をしてみると，脳の動脈と静脈が絡み合って塊を作った**脳動静**（のうどうじょう）

図172：皮質下出血

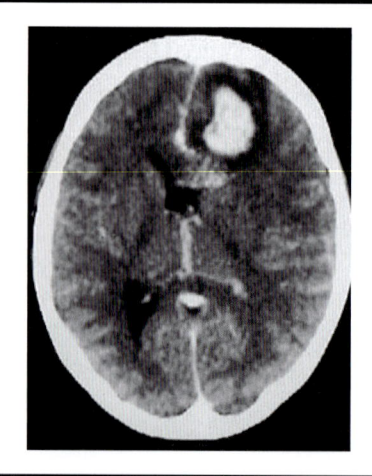

脈奇形からの出血と判明しました（図173）。脳動静脈奇形（AVM：arterio-venous malformation）が脳の表面にある場合，くも膜下出血も脳内出血のいずれも起こします。破裂しない場合は「てんかん発作」でみつかる場合も多いけどね。治療は外科的に摘出したり，放射線（ガンマナイフ）治療が行われます。

脳出血の話では最後の例を紹介します。

73歳のMさんです。

高血圧の既往歴がない女性で，5年前に右前頭葉の出血を起こしたが自然に軽快。今回は家で倒れているところを発見されました。CTでは左前頭葉に大きな出血があり（図174），手術で血腫除去がなされました。

リハビリ病院に転院して3カ月後，今度は左側頭葉に出血し再入院しました（図175）。

図173：脳動静脈奇形

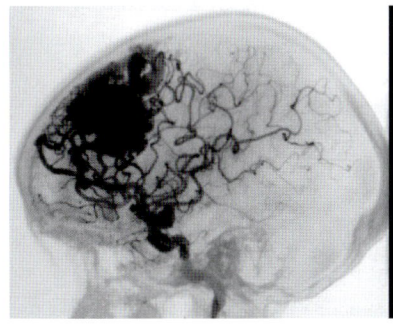

内頸動脈側面像 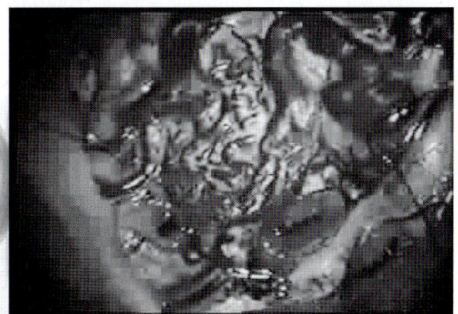　　　術中写真（動脈と静脈が絡み合って累々とした塊になっています）

図174：左前頭葉皮質下出血

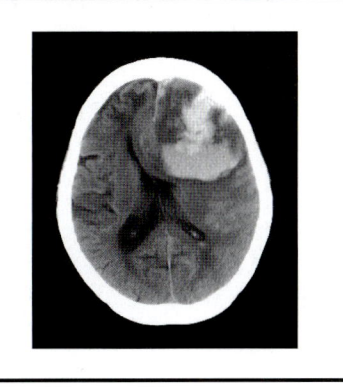

図175：左側頭葉皮質下出血

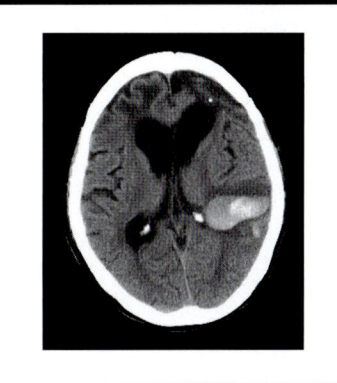

このように高血圧がないのに，脳表面から皮質下に広がる出血を繰り返す場合，アミロイド血管障害を考えます。

アミロイド血管障害

レベル5 これは知っておくとお得

　この病気は，脳の表面の小さな血管にアミロイドという物質が，加齢とともに沈着して血管をもろくする病態です。確定診断は脳組織を顕微鏡で検査しないとわかりませんが，60歳以上，とくに70代，80代，90代と高齢になるにつれ，その頻度が増加します（なんと，80代では40〜50％，90代では50〜70％がそうであるというデータがあります）。

　全部が出血するわけではなく，脳出血全体からみても1割程度を占めるに過ぎませんが，脳葉型*といわれる出血で老年の場合は20〜30％も占めます。これが原因の出血の場合は再発を繰り返すことが多くて，その予防法はまだ確立されていません。ですから「血圧に注意すれば大丈夫です」と安易にいえないのです。アミロイド血管障害による脳出血でも，出血が大きい場合には入院時の血圧は上昇していることがある（**クッシング現象****）ので，通常の高血圧性脳出血の皮質下型と診断することがあります。ですから皮質下出血発症前に高血圧がなかった高齢者では，この疾患も念頭において説明するよう気をつけましょう。

●まとめ●
- ☑ 皮質下出血では脳血管を精査する。
- ☑ 皮質下出血の原因として脳動静脈奇形やアミロイド血管障害の場合がある。

＊脳葉型：これは脳表面の皮質や，それに接する皮質下を含み，前頭葉とか頭頂葉とか各脳葉に比較的限局するような病変という意味です。
＊＊クッシング現象：頭蓋内の圧が高くなると，脳に血液が送れなくなります。頭蓋内圧上昇という抵抗に打ち勝とうと身体が反応すると，脈はゆっくりと力強くなり，全身血圧を上げて脳に血液を送ろうとするのです。このように頭蓋内圧上昇時の血圧上昇と徐脈のことをクッシング現象といいます。

65 脳梗塞

脳血管が詰まる病態

→口絵6⑨

脳梗塞の種類

【レベル2 初心者は絶対に覚えること】
【U医師】

脳血管障害の3番目は脳梗塞についてです。脳梗塞は脳の血管が詰まる病態ですが、大きく3つの病型に分けられます。①**アテローム血栓性脳梗塞**、②**ラクナ脳梗塞**、③**心原性脳塞栓**ですが、順番に説明していきましょう。

アテローム血栓性脳梗塞

【レベル3 上級者のためのミニ知識】

まず基本的な言葉の整理です。
（1）アテロームというのは、お粥のようなという意味の粥状とか粥腫のことです。
（2）プラークというのは局所性の膨隆をいいます。

この2つを理解したら、アテローム動脈硬化、そしてアテローム血栓性脳梗塞の成因がイメージしやすくなります。

アテローム血栓性脳梗塞のでき方

【レベル4 ちょっとハイレベルな知識】

血管の内側の壁は糖尿病、高血圧、高脂血症、喫煙などの原因があると、傷がつきやすくなります。

傷ができると、その部分は粥状（アテローム）になります。

これがさらに厚く硬くなると粥状（アテローム）動脈硬化になります。アテローム動脈硬化の状態でとくに盛り上がった部分（プラーク）の被膜が破れると、そこに**血小板が凝集**して血栓ができます。これがアテローム血栓です（図176）。

アテローム血栓性脳梗塞は3種類の機序で起こります。
（1）1つはアテローム血栓が大きくなって、できた部分の血管を閉塞して起こります。これが**血栓性閉塞による脳梗塞**です。

これ以外にも、
（2）血栓が血流に沿って飛んでいって他の部位を閉塞して起こる**塞栓**があります（artery to artery 塞栓）。

もう1つは、
（3）血管は細くなっているので、脱水状態になったり血圧が低下すると、血流が途絶えてしまいます。このような場合を**血行力学的機序によっ**

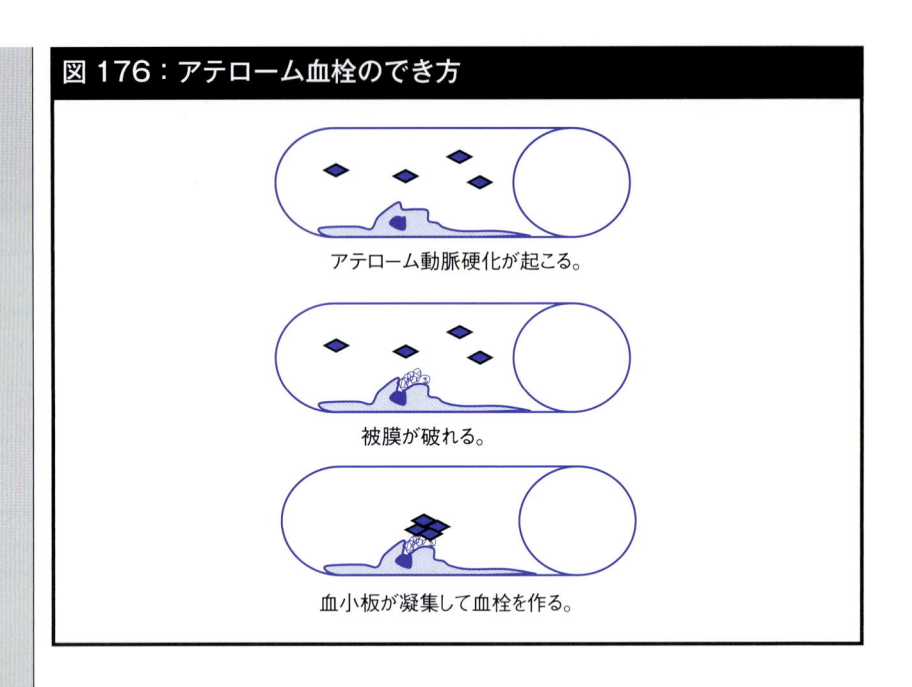

図176：アテローム血栓のでき方

アテローム動脈硬化が起こる。

被膜が破れる。

血小板が凝集して血栓を作る。

　　　　て起こる脳梗塞といいます。

　アテローム動脈硬化は血管の分岐部や屈曲部にできやすく，その代表は頸部の頸動脈です。そこは総頸動脈から内頸と外頸動脈の2つに分岐するからです〔☞図145（p.253）〕。

新人ナース：ですから，動脈硬化が進行しないためには，糖尿病にならないように，血圧やコレステロールをコントロールするように，そしてタバコを止めるように指導するんですね。

バイアスピリンという薬が脳梗塞予防に使われる意味を，　君，説明してみて。

脳梗塞予防と抗血小板薬

研修医：少量のバイアスピリンは抗血小板作用をもつと習いました。さっきの説明の(1)による**血小板凝集による血栓形成を防ぐ**ために使用します。

そうだね。抗血小板薬投与は結局（2）の塞栓形成の予防にもなるからね。(3)の血行力学的脳梗塞の予防には脱水にならないように，血圧が下がり過ぎないように指導する。だけど血圧って夜寝ている間にも自然に下がることはある。それくらいで脳梗塞を起こしそうなら手術を考えたほうがよいだろうね。

CEA*

レベル2 初心者は絶対に覚えること
主任ナース

その手術の1つが**頸部内頸動脈内膜切除(剝離)術（CEA）**ですね（図177）。

これは内頸動脈壁を切開して，アテローム動脈硬化で肥厚した内膜を剝離して切除するものです。そのほか最近では，血管内外科で狭くなった部分に**ステント**という円柱状の金属を入れて，膨らませる方法もあります。どちらも長所や欠点があるので，ケースバイケースに適応を考えます。

レベル4 ちょっとハイレベルな知識
2年目ナース

アテローム血栓性脳梗塞での症状の起こり方に特徴はありますか。

血栓性脳梗塞では，少しずつ閉塞が進み，ある日には完成してしまうというもの。ですから脳の血流がだんだんと足りなくなる時間経過をとり，その間に脳は別の血管系から血液の代償を得るように働く。側副血行路が発達してくるわけだ。例えば左の頸動脈が完全に閉塞しても，右側の頸動脈系，あるいは椎骨脳底動脈系から血流を引き込んでいる場合も多い。

その場合は症状は起こらないですね。

そうだね，側副血行路が十分な場合に限る，という条件つきだけどね。不十

＊CEA：Carotid Endarterectomy の略。

図177：右頸部内頸動脈狭窄に対して内膜切除術 (CEA) を施行

術前　　　術後

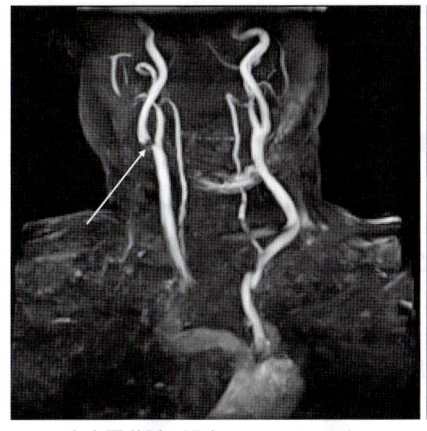

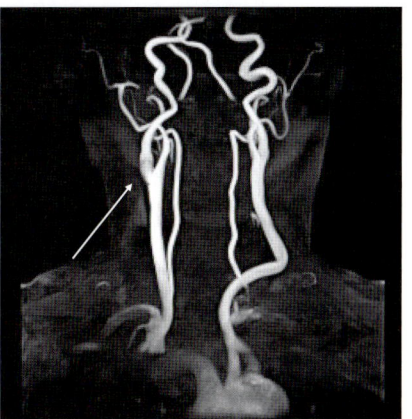

右内頸動脈は閉塞しかかっています。　　内頸動脈は十分に拡張しました。

図181：右の脳梗塞の完成を防ぐために，頭蓋外と頭蓋内の血管を吻合して右脳への血流を増やす手術があります。つなぐ血管の名前が頭蓋外が浅側頭動脈（STA），頭蓋内が中大脳動脈（MCA）なのでSTA-MCA吻合術といいます。

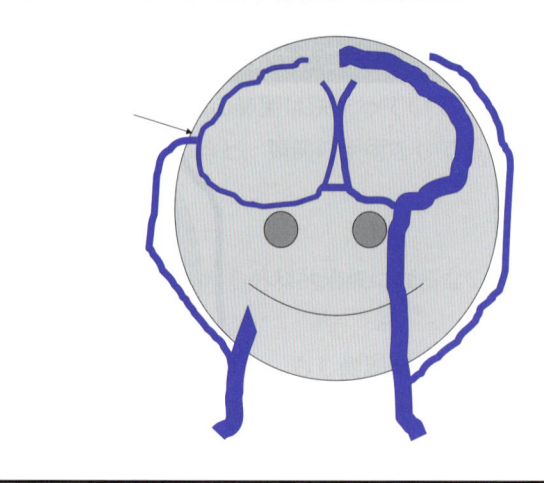

図182：左浅側頭動脈（STA）-中大脳動脈（MCA）吻合術後。CT血管撮影で吻合（矢印）が確認されています。

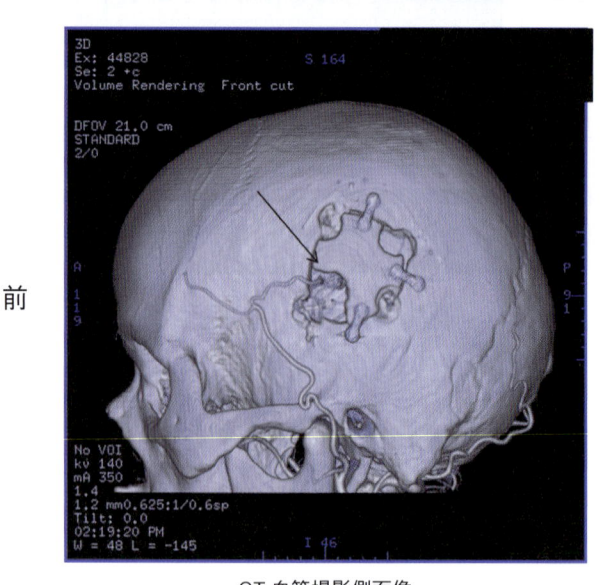

CT血管撮影側面像

レベル4 ちょっとハイレベルな知識

> アテローム血栓性脳梗塞での症状の起こり方；
> 階段状悪化と一過性脳虚血発作

さらに話を進めましょう。塞栓性脳梗塞を起こす場合，小さな血栓が飛ぶと症状を起こす。ある程度落ち着いたかと思ったら次の血栓が飛んで症状が加わる。そういう**「階段状の悪化」**の場合があるのもアテローム血栓性脳梗塞の特徴。飛んだ血栓が溶けて症状が改善してしまう**「一過性脳虚血発作＊」**もこの脳梗塞の特徴のひとつだね。

３番目の血行力学的な脳梗塞の場合，症状はどうやって起こるかというと……。

さっき，聞きました。夜間に血圧が低くなったりすると，朝起きていたら脳梗塞の症状が出ていたりするということ。

これだって，脱水や血圧低下が軽ければ，一過性脳虚血発作でおさまることもあるでしょうね。だから，一過性に症状が出て，軽くすんだと喜ぶのではなくて，背景に血管の強度狭窄があるかもしれないと調べる必要があるのです。

●まとめ●
- ☑ 脳梗塞にはアテローム血栓性脳梗塞，ラクナ脳梗塞，脳塞栓がある。
- ☑ アテローム血栓性脳梗塞の予防には抗血小板薬を用いる。
- ☑ 頸部内頸動脈内膜切除術（CEA）や浅側頭動脈-中大脳動脈（STA-MCA）吻合術は脳梗塞予防の外科治療である。

＊一過性脳虚血発作：内頸動脈あるいは椎骨脳底動脈領域に一過性に血流がとだえて神経症状を起こすものです。症状の持続時間は一般に２〜15分ですが，24時間を超えることはありません。この症状は脳卒中が完成してしまう前の警告ですから，脳血管の検査をしなくてはいけません。

66 ラクナ脳梗塞と脳塞栓

脳以外のところでできた血栓が飛んで脳血管で詰まった状態が脳塞栓

➡口絵❻❾

レベル3 上級者のためのミニ知識

ラクナ脳梗塞（図183）

ラクナとは「脱落，小孔，裂孔，小窩」という意味で，ラクナ脳梗塞は臨床的に**「穿通枝の血流障害による脳深部の15 mm以下の小さな脳梗塞」**のことです。

U医師：ラクナ脳梗塞の症状は，脳深部にある細い穿通枝の閉塞で起こるけど，大脳皮質の梗塞症状ではない。というのが特徴なんだ。大脳皮質症状って，どんなものがあったっけ？

研修医：失語〔☞p.19〜21，32〕とか失認〔☞p.88〜〕とか，無視〔☞p.79〜〕とか……。

そうですね。一方，穿通枝は脳深部の構造物である視床とか内包に血流を送っている。だから視床なら半身の感覚障害だけ（**純粋感覚性脳卒中**）とか，内包なら，運動性の片麻痺だけ（**純粋運動性片麻痺**）をきたしたりする。

新人ナース：ラクナは小さい脳深部の梗塞で，脳皮質の症状はみられないのが原則ということですね。

図183：ラクナ脳梗塞

MRIのdiffusionという撮影でみると，急性期の左視床のラクナ脳梗塞を認めました。

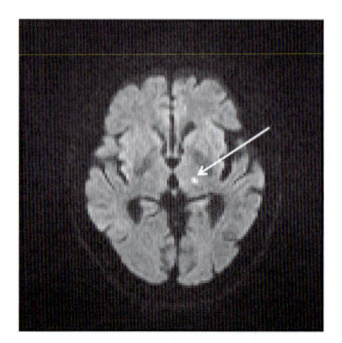

BAD

実は，アテローム血栓性脳梗塞とラクナ脳梗塞の中間のような病態もあるんだ。ラクナ脳梗塞のように脳深部に起こるけど，大きさは 15 mm を軽く超えて，かつ症状も最初軽いのに進行性に悪くなることが多い。なかには病変の大きさが 40 mm にも達するような状態。おそらく，いくつかの穿通枝が共通幹を形成していて，その根元にアテローム変化がある場合だろうとか推察されているんだよ。BAD（Branch atheromatous disease の略）と呼ばれます。

軽そうなのに進行するバッドなやつ。

そう覚えてもいいですね。

ラクナ脳梗塞の原因と治療

ところで，ラクナ脳梗塞の原因はなんですか？

根本原因は高血圧による小さな血管の変性です。そのため再発の予防には血圧のコントロールと抗血小板薬投与が行われます。日常生活では塩分制限，節酒，禁煙が大切になります。

心原性脳塞栓症

心臓でできた血栓が脳に飛んで，脳血流が途絶えるのが心原性脳塞栓です。多くは心房細動が原因で起こります。
　血栓が急に脳に飛ぶわけです。ですから側副血行路なんて，できる暇がない。だから**症状は突発完成**。症状も重篤な場合が多い。

詰まった範囲が大きければ脳も著明に腫れて，生命予後の悪い患者さんも多い印象ですね。

発症してすぐなら TPA という薬で溶かせばよくなる可能性もある。

TPA

TPA は発症 4.5 時間以内の，脳梗塞（脳塞栓も含めて）の治療に用いら

れています。Tissue-type Plasminogen Activator（組織型プラスミノゲン・アクチベータ）のことで，血栓溶解薬です。詰まった血管の血栓を溶かすことによって，血液の流れを再開させ，脳梗塞を治療します。

脳血管が詰まって時間がたちすぎて再開通が起こると，もろくなった脳組織に血流が流れ込んで，大きな出血を起こすことがあると聞きました。そうなるとかえって悪くなるかもって。

それは脳梗塞部分に出血を起こす出血性脳梗塞の状態です（図184）。
　脳梗塞では，血流を再開通しても大丈夫なギリギリの時間があるのです。早く治療するほど安全だから，早く脳梗塞と診断することが大切なんだ。

脳塞栓の治療

急性期を乗り切ったら再発予防ですね。薬物はやはり抗血小板薬なのですか？

事情によっては，そういうこともあるけど，原則的には違う。説明します。心房細動では，心房壁が細かく揺れて血流が「うっ滞」するから，血液が固まるわけだ。血液は常に流れていないと固まる性質があるからね。血液が凝固してできる血栓（フィブリン血栓）というのは，血小板が集まってできる血小板血栓とは違って，**主に血液が凝固する働き（凝固系）の亢進**のためなんです。だから心房細動によって心臓内に血栓ができないようにするには，抗血小板療法ではなくて，抗凝固療法のほうがいいというわけです。だから

図184：脳塞栓による出血性脳梗塞

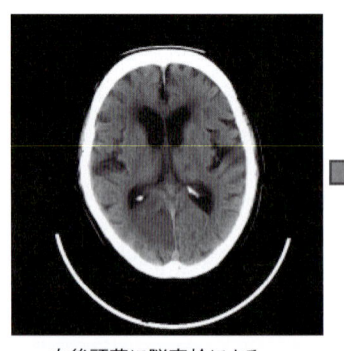

右後頭葉に脳塞栓による梗塞があります（心房細動のある患者さんです）。

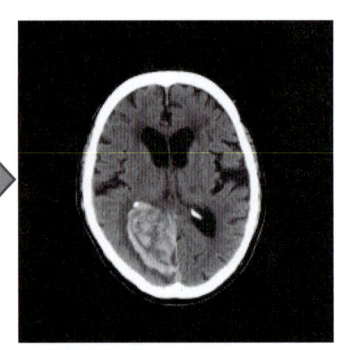

詰まった血管が再開通して，梗塞巣の中に出血しています。これが出血性脳梗塞です。

アテローム血栓性脳梗塞とか，ラクナ脳梗塞とは使う薬が違ってくるんだよ。**ワーファリン***という薬が抗凝固薬の代表です。

主治医の先生は，ワーファリン投与のときは，ＩＮＲ（アイエヌアール）というのが投与量の目安になるっていってたけど，なんのことですか？

血液の固まりにくさの指標と理解したらいいです。

レベル5 これは知っておくとお得

INR

　血液が凝固してできるプロトロンビンという物質が産生されるまでの時間（プロトロンビン時間）の国際標準化時間のこと。International normalized ratio の略です。
　例えば INR 2.0 とは標準の 2 倍固まりにくいという意味です。

心房細動による脳梗塞を起こした患者さんの場合，再発予防には INR は一般に 2.0 〜 3.0 を目標にするといわれています。年齢などで増減しますけどね。

質問です。脳塞栓と脳血栓の違いを簡単に思い浮かべられるようにまとめてほしいんですけど。

これは私にさせてください。
　塞栓というのは，身体の中のどこか別のところから物が飛んで詰まる感じ。だから，脳塞栓は，**大きな**血の塊が主に心臓から飛んできて，きれいな脳血管が急に詰まってしまうイメージでいいと思う。だから症状も急に出て重症。
　脳血栓は，脳の傷んだ血管の壁に血の塊がくっつきながら血管が細くなるイメージ。完全に詰まる前に，**小さな**血の塊が飛んだりするので，期間をおいてガタン，ガタンと階段状に悪化していったり，一過性の脳虚血発作（☞p.295）を起こしたりする。
　こんな感じでしょうか。

その通り。よくまとまりました。

---

*最近はワーファリン以外の抗凝固薬も開発され使用されるようになってきました。

●まとめ●
- ☑ 突発完成の頭痛はくも膜下出血を考える。
- ☑ 急に発症する神経症状は脳卒中を考える。
- ☑ 神経症状が出たらすぐに検査へ（時間が勝負）。
- ☑ 一過性で神経症状が消えても安心しない（一過性脳虚血発作は完成卒中のまえぶれの可能性）。

67 髄液循環

脳室で産生→くも膜下腔→くも膜顆粒で吸収→静脈血に混ざる

➡口絵⑫

髄液の産生と吸収については，まず基礎知識の復習からしましょう。

図185 をみながら答えてください。
次の説明で間違いはどれでしょう？
- （1）脳と脊髄は髄液につかっている状態である。
- （2）髄液は脳室の脈絡叢から産生される。
- （3）髄液の量は約150 mLで1日に3～4回入れ替わる。
- （4）髄液はくも膜下腔を流れる。
- （5）髄液の吸収は腹腔で行われる。

どうでしょう。大丈夫ですか？ （5）が間違いですね。

正常の状態では，髄液はくも膜が静脈に突出したくも膜顆粒という部分から吸収されて静脈血に混ざるのです。

くも膜顆粒が突出する静脈は，頭蓋骨の真ん中を前後に走る上矢状静脈洞というところです。

腹腔は髄液の吸収経路が閉塞した場合に利用されることはあります。脳室

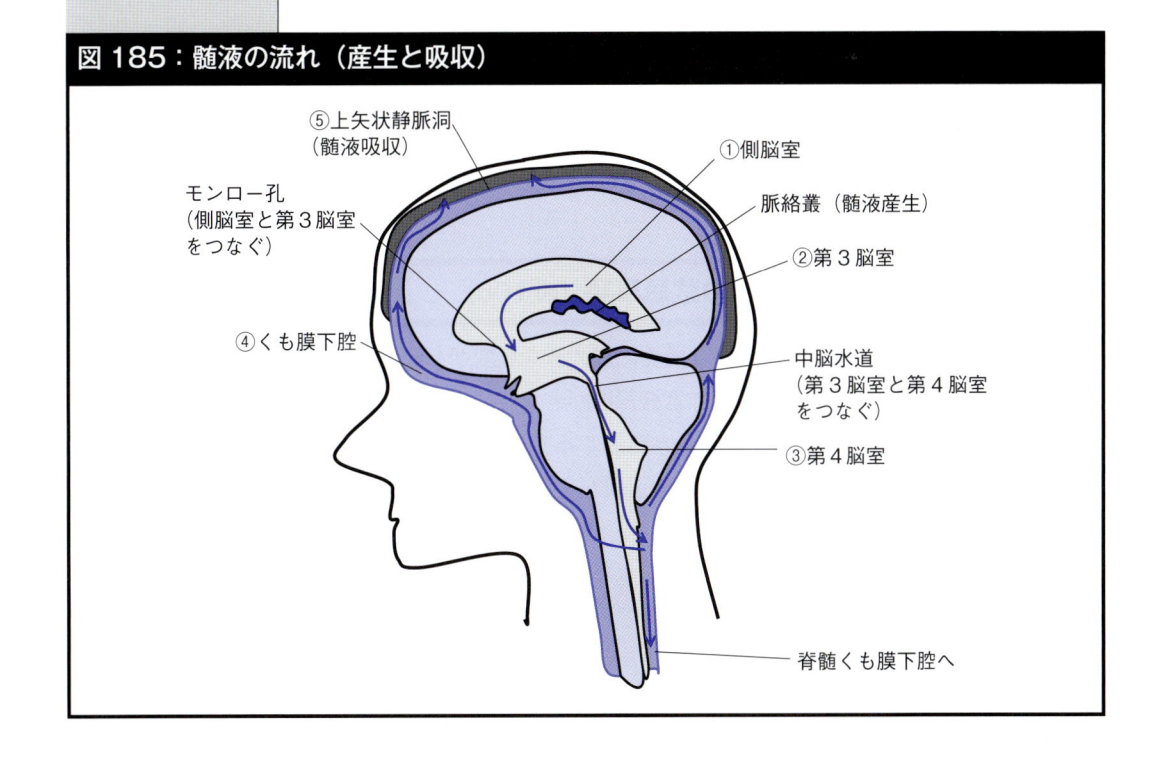

図185：髄液の流れ（産生と吸収）

- ⑤上矢状静脈洞（髄液吸収）
- モンロー孔（側脳室と第3脳室をつなぐ）
- ④くも膜下腔
- ①側脳室
- 脈絡叢（髄液産生）
- ②第3脳室
- 中脳水道（第3脳室と第4脳室をつなぐ）
- ③第4脳室
- 脊髄くも膜下腔へ

から管を通して腹腔につなぐ手術のときです（脳室-腹腔シャント術）。そのような人工的な経路があれば，腹腔から吸収されますが，普通の状態では，そのような経路はありません。

　もう1問いきましょう。
　間違いを選んでください。
　　（1）髄液は無色透明が正常である。
　　（2）髄膜炎では髄液中の白血球が増加する。
　　（3）くも膜下出血では血性になる。
　　（4）髄液の流出・吸収障害で水頭症になる。
　　（5）脳腫瘍では脳脊髄圧は低下する。

　簡単すぎる？　それなら安心。間違いは（5）ですね。髄膜炎とか脳炎，脳腫瘍では脳脊髄圧は高くなります。

U医師：大きな腫瘤性病変が頭蓋内にあるとき，腰椎穿刺で髄液の性状を調べようとすると，どんなことが起こりますか？

新人ナース：腰椎から髄液を検査するのですね。髄液圧がとても高いので，髄液が飛び出るとか？

そして，脳も本来ある場所から飛び出してしまう。モノは圧が高いほうから低いほうに流れるからね。

研修医：脳ヘルニアを起こしてしまう〔☞図99（p.193）〕。

> **レベル2　初心者は絶対に覚えること**

腰椎穿刺の禁忌事項（図186）

そうです。だから頭蓋内に大きな病変があるときに腰椎穿刺をするのは禁忌となります。急に意識障害がきたり〔小脳テントヘルニア（鉤ヘルニア）では中脳から橋が圧迫変形するため〕，急に呼吸が停止〔大後頭孔ヘルニア（扁桃ヘルニア）では延髄が変形するため〕したりするから。

怖いですね。絶対に忘れないようにしとこう。

図 186：腰椎穿刺の禁忌

禁忌

頭蓋内圧亢進時の腰椎穿刺

呼吸停止の可能性！

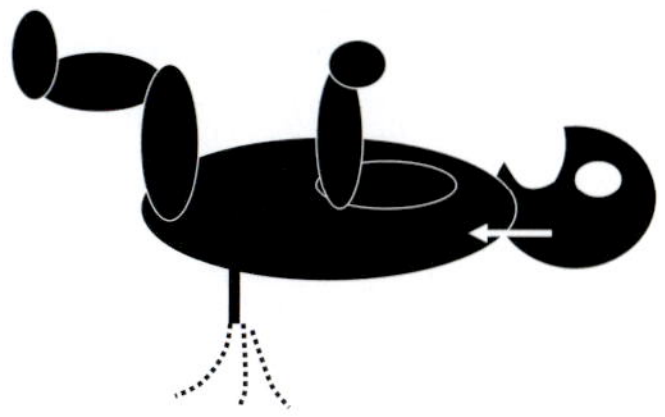

レベル3 上級者のためのミニ知識

水頭症について

髄液は側脳室→第３脳室→第４脳室と流れて脳の外に出る。その後，上行して上矢状静脈洞で吸収されるという経路でした（**図 185**）。この髄液の流れや吸収のどの過程が障害されても，髄液が頭蓋内に溜まってしまいます。これが『頭に水が溜まった状態』すなわち水頭症です。

そして，水頭症の分類をするうえで，約束事があります。脳室系のどこかの閉塞で起こるものを**非交通性水頭症**，あるいは**閉塞性水頭症**，脳室から出た後のくも膜下腔の通過障害によって起こるものを**交通性水頭症**といいます。

2年目ナース

くも膜下出血後の水頭症は交通性というわけですね。

さらに，頭蓋内圧が高い場合は**高圧性水頭症**，普通と変わらない場合は**正常圧水頭症**といいます。

高圧性の場合は頭蓋内圧が高いわけだから，**頭痛**，**嘔吐**，**うっ血乳頭**（**三徴**）などがみられます。

レベル3 上級者のためのミニ知識

頭蓋内圧亢進症状の出現のしかた

硬い頭蓋骨に囲まれた脳の中に，できものができたり，髄液が溜まったりすると頭蓋内圧が高くなります。そうなると頭痛が出現し，延髄の嘔吐中枢が刺激されて嘔吐がみられます。この症状は起床時に強いのが特徴です。寝ていると呼吸が抑制されて，二酸化炭素が身体に溜まります。二酸化炭素は

血管を拡張する働きがあるため，頭蓋内の血液量が増えます。そうなると頭蓋内圧はさらに高くなるという機序です。朝起きてから，強い頭痛（**早朝頭痛，起床時頭痛**）と嘔吐があったら，頭蓋内の精査が必要です。

正常圧水頭症（図187）

正常圧水頭症は英語でNormal Pressure Hydrocephalusというので，略してNPH（エヌピーエッチ）といわれます。聞いたことある？

くも膜下出血の後でよくみられる状態と先生たちがいってました。でもなんで水頭症なのに圧が正常なんだろう。

くも膜下出血によって髄液の吸収障害が起こると，最初は脳室内部の圧は高いので脳室が拡大する。ところが脳室が拡大していくうちに，髄液の産生と吸収のバランスがしだいにとれてしまうから，といわれています。

くも膜下出血という明らかな原因がなくて起こる特発性NPHもあるのです。

臨床症状の特徴は？　君いえるかな？

歩行障害，尿失禁，痴呆（認知症）が三徴です。

下肢への錐体路とか，排尿中枢は側脳室の近くにあるので，側脳室が拡大すると圧迫されて歩行障害と尿失禁が起こる。前頭葉や基底核が圧迫されると痴呆（認知症）が出る，という説は有名です。もっとも歩行障害は前頭葉と

図187：正常圧水頭症の手術前後のCT

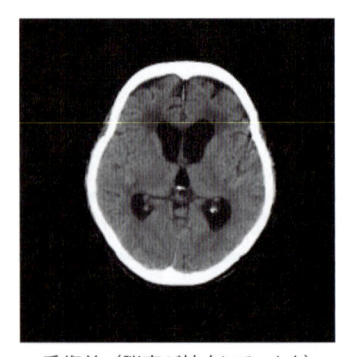

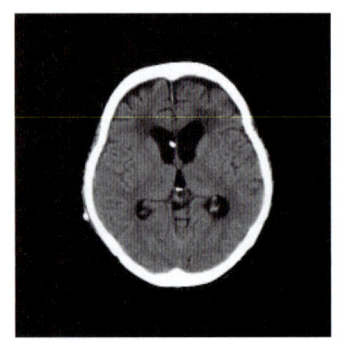

手術前（脳室が拡大しています）　　　脳室-腹腔シャント術後（脳室が縮小しています）

小脳を結ぶ線維連絡の障害のために起こる失調性歩行だともいわれているけどね。

　いずれにしてもNが尿，Pがポ〜（痴呆），Hが歩行とこじつけて覚えてもかまわない。

主任ナース

脳室-腹腔シャント手術＊で症状は改善しますね。

その手術が効くかどうかを知るために，腰椎穿刺で髄液を抜いて症状が改善するかどうかを調べる場合があって，**タップテスト**といわれています。
　正常圧水頭症は高齢者の転倒の原因にもなるので，念頭においておく必要があります。

> ●まとめ●
> ☑ 頭蓋内圧亢進時の腰椎穿刺は禁忌。
> ☑ 頭痛，嘔吐，うっ血乳頭は頭蓋内圧亢進の三徴。
> ☑ 歩行障害，尿失禁，痴呆（認知症）は正常圧水頭症の三徴。

＊脳室から腹腔までチューブをつないで，髄液をおなかで吸収させる手術方法です。脳室にチューブを入れる代わりに腰椎から脊髄腔にチューブを入れて腹腔とつなぐ，腰椎-腹腔シャントをする場合もあります。

参考文献

1) Tucha, O., Steup, A., Smely, C., et al.: Toe agnosia in Gerstmann syndrome. J Neurol Neurosurg Psychiatry, 63：399-407, 1997.
2) 小松美彦：脳死・臓器移植の本当の話，第1版，PHP研究所，東京，2004.
3) 黒田康夫：Q&Aとイラストで学ぶ神経内科，新興医学出版社，東京，2003.
4) 澤口俊之：自己意識と前頭連合野．Clin. neurosci., 20：402-405, 2002.
5) 杉下守弘：意識と分離脳．Clin. neurosci., 20：406-409, 2002.
6) 太田富雄：意識障害の評価法．Clin. neurosci., 20：412-416, 2002.
7) 太田富雄：意識障害．太田富雄，松谷雅生・編，脳神経外科学，第8版，金芳堂，京都，2002.
8) 浦崎永一郎，福村昭伸，伊藤義広，他：ラザロ徴候と呼吸様運動を示した脳死患者についての考察．脳と神経（Brain and nerve），40：1111-1116, 1988.
9) 植村研一：実地臨床医に役立つ脳のみかた．頭蓋内疾患の初期診療，第1版，篠原出版，東京，1977.
10) 有岡巖：神経病診断へのアプローチ，第4版，南江堂，東京，1971.
11) 浦崎永一郎：高血圧性脳出血．臨牀看護，28：2173-2180, 2002.
12) 後藤文夫，天野隆弘：臨床のための神経機能解剖学．初版，中外医学社，東京，1992.
13) Hoppenfield, S.：整形外科医のための神経学図説－脊髄・神経根障害レベルのみかた，おぼえかた，津山直一・監訳，南江堂，東京，1980, pp.4-36.
14) 田崎義昭，斉藤佳雄，坂井文彦：ベッドサイドの神経の診かた，改訂17版，南山堂，東京，2010.
15) グリーンバーグ（黒岩敏彦・監訳）：脳神経外科ハンドブック，第3版，金芳堂，京都，2007.
16) 養老孟司：唯脳論，青土社，東京，1989.
17) 酒田英夫：頭頂葉（神経心理学コレクション），医学書院，東京，2006.
18) ラマチャンドラン，V.S.，サンドラ・ブレイクスリー（山下篤子・訳）：脳のなかの幽霊，角川書店，東京，1999.
19) 山鳥重：記憶の神経心理学（神経心理学コレクション），医学書院，東京，2008.
20) アングス・ゲラトウリ，オスカー・サラーテイ（小林司・訳）：マンガ脳科学入門，講談社，東京，2007.
21) ベアー，B.W.，コノーズ，M.A.，パラディーソ，M.A.（加藤宏司，後藤薫，藤井聡，他・監訳）：神経科学；脳の探求，西村書店，新潟，2007.
22) 平山恵三，田川皓一・編：脳卒中と神経心理学，医学書院，東京，2008.
23) 川村満・編：急性期から取り組む高次脳機能障害リハビリテーション；QOL向上のために今すぐできる日常生活援助，メディカ出版，大阪，2010.
24) 岩村吉晃：タッチ（神経心理学コレクション），医学書院，東京，2001.
25) Andrew Kertesz（田川皓一，峰松一夫・監訳）：神経心理学の局在診断と画像診断，西村書店，新潟，1997.
26) Peter Duus（半田肇，花北順哉・訳）：神経局在診断；その解剖，生理，臨床，文光堂，東京，1983.
27) 馬場元毅：絵で見る脳と神経；しくみと障害のメカニズム，第3版，医学書院，東京，2009.
28) 伊藤達雄，服部孝道，山浦晶・編：臨床脊椎脊髄医学，三輪書店，東京，1996.
29) ジェームス，D，フィックス（寺本明，山下俊一，秋野公造，他・訳）：神経解剖集中講義，医学書院，東京，2007.
30) 浦崎永一郎：意識障害．臨牀看護，31(6)：767-772, 2005.
31) 浦崎永一郎：四肢の麻痺・片麻痺．臨牀看護，31(6)：773-778, 2005.
32) 日経サイエンス，157：59-65, 2007.
33) フランシスコ会聖書研究所・訳：新約聖書；ヨハネ11；1-44，サンパウロ，東京，2002.
34) 南部篤：大脳基底核の神経回路から大脳基底核疾患の病態を理解する．高橋良輔・編，神経変性疾患のサイエンス，南山堂，東京，2007, pp.156-169.

35) Pernkopf, E.: Atlas of topographical and applied human anatomy. Vol.1 Head and Neck, Urban & Schwarzenberg, Baitimore-munich, 1980.
36) Duvernoy, H. M. : The human brain surface, blood supply, and three-dimensional sectional anatomy. Springer, Wien, Newyork, 1999.
37) Netter, F. H. :The CIBA collection of medical illustrations. Vol.1 Nervous system, Part 1 Anatomy and Physiology（日本語版），丸善，東京，1985.

あとがきにかえて

　髄液循環と水頭症については忘れられない患者さんがいます。この話はもしかしたら，看護師さんや医学生への勉強と励ましにもなるかもしれないと思いましたので，ご紹介します。

＊　＊　＊

　これは，今から30年以上前，私が大学の脳神経外科研修医1年目のときの話です。研修医の仕事は，まず受け持ち患者さんの状態を把握して，神経系はもとより全身の術前，術後管理をすることでした。

　夏の終わりにT. A.さんという12歳の小学6年生の女の子が入院してきました。丸顔で目のくりっとした，よく陽に焼けた子でした。私の妹に似ていたので，親近感をすぐ抱きました。お父さん，お母さん，お婆さんに付き添われての入院です。病歴を聞きますと，数週間前から運動のときにふらふらして，足がもつれて転んでしまうそうです。さらに，ここ1週間は朝起きたときに頭痛が強く，吐くようになったとのことでした。外来でCT検査が施行され，小脳の真ん中にある虫部に大きな腫瘍が発見されたので，緊急入院になったのです。少し無口でしたが，礼儀正しい子で，受け答えもしっかりしていました。

　脳腫瘍の摘出術が行われました（髄芽腫という腫瘍でした）が，術後の意識状態がよくありません。水頭症の状態になっていることが判明したので，改善させるために脳室─腹腔シャント術が行われました。しかし残念ながら意識の改善はなく，ほとんど寝たきりの状態となりました。

　研修医の私は毎日声かけをして意識状態のチェックをしていました。

　「アイちゃん，目を開けてみて。手を握ってみてごらん」。まれに，自発的に目を開けることはあっても，こちらの指示に応じてではありません。もちろん，離握手にも応じませんでした。

　意識が戻らないのは，脳幹部の障害のためかと考えられていました。大きな腫瘍であったので，こういうこともあるのだろう，と朝のカンファレンスでは結論づけられました。

　術後1週間以上してから，40℃近い発熱がみられるようになりました。項部硬直（頭を持ち上げて前屈させようとしても硬く抵抗がある状態）がはっきり認められ，髄液の検査をしたところ髄膜炎と判明しました。髄液中の白血球も数千と上昇し，かなり激しい細菌性の髄膜炎であったため，シャントシステムは抜去せざるを得ません。なぜならシャントのような異物が髄液腔内に入っていると，細菌は異物に巣くってしまうのです。異物は細菌を

貪食してやっつける力がないのです．しかし，シャントを抜去すると水頭症が悪化して脳ヘルニアを起こしてしまう危険性があります．そこで考えられた治療法として，シャントを抜いた後，別の脳室に新しいチューブを入れて外に出して髄液を抜く，という方法でした．そのチューブから1日のうち，朝と夕方の2回，髄液を十分に抜いて水頭症にならないようにする．また髄膜炎の治療として髄液を抜いて後に，抗生物質入りの人工髄液で脳室を洗うという方法です．

　研修医の私は1日2回，それぞれ1時間ほどかけて，その処置をしていました．ところが，髄液洗浄のときに，「アイちゃん，今から薬を入れるからね」というと，うなずく反応がみられることがあるのです．時には「はい」と小さく言葉を発しました．驚いた私は朝のカンファレンス，あるいは回診の度に，そのことを報告しますが，教授回診のときには髄液洗浄から時間がたっていたためか，反応はみられず，あまり信じてもらえませんでした．

　やがて髄膜炎が鎮静化したので，再び脳室-腹腔シャントの手術が，先輩の先生によってなされました．しかし意識は元に戻らず，植物状態のようでした．あきらめきれない私は，カンファレンスのときに，「シャントがうまく効いていないのではないか」と主張しました．シャントをした先輩は少し気を悪くしたようですが，教授は「主治医がそこまでいうのなら，再手術で確かめてみるように」といってくれました．

　全身麻酔後に，先輩はおなか側のチューブを取り出しました．そこからは，髄液が少しずつですが流れているのが確認されました．「シャントはちゃんと効いているじゃないか！」といって創部を閉じました．術後にも意識の変化はありませんでした．

　脳室から髄液を注射器で抜いたときには，確かに反応が出た．でも現在シャントは流れている．どうして？

　私は考えた末に，シャントをあと1本入れたら改善するのではないかと朝のカンファレンスで提案しました．

　さすがにしつこかったのでしょう．「いいかげんに我田引水はやめなさい」といわれてしまいました．

　それでも髄液洗浄のときの話をする私に，ついに先輩医師は困ってしまい，教授と話し合ったようです．「ウラサキは，この患者に感情移入しすぎているようなので，主治医を交代する」と病棟長から告げられました．ここまでか，という気持ちになり，「わかりました．シャントを追加する話はもうしませんので，受け持ちは続けさせてください」と頼みました．

　その後は，ずっと同じ状態でした．

＊　＊　＊

　それから，しばらくして大学主催の「日本小児脳神経外科学会」が開かれ

ました．医局員全員に役割があります．研修医は当然，裏方の役割です．私はスライド係をしていました．講演をする人の合図に従ってスライドを進めていくのです．外国からの招待演者による特別講演がありました．これは学会のハイライトですから，医局員を含めて参加者全員が聞きにきていました．英語でしたから聞き取れないところもたくさんありましたが，水頭症の治療の話のところで，シャントを2本入れたら，症状がよくなったケースがあるということが紹介されました．そのとき，どんなに驚き，そして嬉しかったことか．

その翌週の病棟回診で，アイちゃんのところに教授が回ってきたとき，私はおそるおそるいいました．「あの〜，学会でもいってましたが，シャントを2本入れたらよくなるのではないかと思うのですが……」

私の医局の初代教授はとても威厳があり，怖い先生でしたが，このときは声をあげて笑いました．「まだいうのか，おまえもしつこいな……」

でも教授も招待演者の話を聞いていたのでしょう．

「家族に説明して，単なる試みに過ぎないこと，期待はさせないこと．それでも希望するならやりなさい」

私は家族に今までの経緯をすべて話しました．そして実際に家族は脳室洗浄をしていたときに，少し反応が出たのをみていたので，シャント追加に同意してくれました．

        *   *   *

追加シャントをしてくれたのは以前，1本目のシャントをしたのと同じ先輩医師でした．そして同じシャントシステムが反対側の脳室と腹腔に設置されました．

その夜，私はいつも通り「アイちゃん，わかる？」と問いかけると…，「ワ，カ，ル」と声を出して，うなずいたのです！

先輩医師のところに走っていき，「先生！　意識が出た！」と報告しました．先輩も「え〜！　本当か」といいながらみにきてくれました．

その後の回復は目を見張るものがあり，会話も普通にできるようになりました．小脳の失調症状があったので，リハビリを頑張り，放射線治療も乗り切りました．

この患者さんについては外国の雑誌に投稿しなさいと教授はいってくれましたが，日本語の論文も書いたことがなく，かつ水頭症の理論も十分に理解できていなかった私はそのままにしてしまいました．

おそらくシャント1本では流量が不十分であったのが，それに1本追加したため，意識を出すのに十分な髄液排除がなされたのでしょう．

その後も水頭症になった患者さんで陰圧をかけると意識が出てきた患者さんも経験しました．高圧性，正常圧以外に，不思議な低圧性の水頭症もある

ことが現在は明らかになっています。

＊　＊　＊

　この話は自慢話ではありません。患者さんをよく観察すると，いろんな治療のヒントがあることをいいたかったのです。そして，それに気づくのは，意外と既成概念に染まっていない，あなたたちかもしれません。患者さんをみて気づいたこと，感じたこと，疑問に思ったこと，そして信じたことは声に出してかまわないのです。看護師の皆さん，医学生の皆さん，実は，先輩はそれを期待しています。待っています。頑張って患者さんをみつめ，考えてくださいね。

＊　＊　＊

　本書は，へるす出版編集部の後藤博史氏の励ましと助言のもとに完成しました。深謝いたします。

鼻声　166
鼻粘膜　130
皮膚分節　215
非優位半球　19
表在感覚　243
表情　61, 150
病態失認　88
病的反射　219-221
ヒョレア　121
非流暢な失語　34
ピンホール視力検査　135

ふ
複雑部分発作　56
複視　140
腹式呼吸　229
復唱　35
副神経　167
副腎皮質刺激ホルモン　177
不随意運動　123
舞踏病　121
部分発作　56
プラーク　289
ブラウン-セカール症候群　233
ブラジンスキー徴候　270
ブルンス眼振　161
ブローカ失語　20
ブローカ野　20
プロラクチン産生腫瘍　177

へ
平衡障害　104
便いじり　202
偏頭痛　272
扁桃体　55, 60
片麻痺　233

ほ
放散痛　215
歩行障害　304
保続　24
補足運動野　26
ホットシステム　64
ホフマン反射　219
ホムンクルス　6, 67
ホメオスタシス　176
ホルネル症候群　170

本態性振戦　122
本能　55, 60

ま
末端肥大症　177
慢性疼痛　237

み
ミエロパチー　211
ミオクローヌス　122
味覚　131, 132
未破裂脳動脈瘤　275
脈絡叢　301

む
無為　23
無意識の選択　85
無気力　23
無言　25, 113, 195
無視　79
無動　119
無動性無言　195
無動性無言状態　25
無欲　23

め
迷走神経　164
　　——障害　165, 166
酩酊歩行　109
めまい　77, 105, 112, 152

も
盲視　98
妄想　64, 202
網膜　81, 133, 134
物取られ妄想　202

や
夜間せん妄　200
薬剤チャレンジテスト　250
ヤコブレフ回路　55

ゆ
優位半球　19
誘発帯　148
指失認　75
指-鼻試験　109

よ
腰神経　203
腰髄　203
腰椎　205, 208
　　——穿刺　302
腰部椎間板ヘルニア　238
抑制の欠如　23
よろめき歩行　111

ら
ラクナ　296
ラクナ脳梗塞　296, 297
ラザロ徴候　197
ラゼーグテスト　239
ラディキュロパチー　211

り
流暢性　33
流暢な失語　34
両耳側半盲　135, 136
リンネテスト　159

れ
レルミット徴候　240, 242
連合野　50
レンズ核-線条体動脈　261

ろ
ロボトミー　23, 61
ロンベルグ徴候　112, 244

わ
ワダテスト　19
笑い発作　179
ワルテンベルグ反射　219
ワレンベルグ症候群　170, 181, 264
腕橈骨筋反射　217

【著者略歴】

浦崎永一郎（うらさき えいいちろう）

1980年 熊本大学医学部卒業後，熊本大学附属病院，大分県立病院，下関厚生病院，小国公立病院，Johns Hopkins 大学，産業医科大学の各脳神経外科を経て 2006 年より現職。

JCOPY 〈(社)出版者著作権管理機構 委託出版物〉

本書の無断複写は著作権法上での例外を除き禁じられています。複写される場合は，そのつど事前に，下記の許諾を得てください。
(社)出版者著作権管理機構
TEL. 03-3513-6969　FAX. 03-3513-6979　e-mail：info@jcopy.or.jp

やさしく読める 脳・神経の基礎知識

定価（本体価格 2,800 円＋税）

2013 年 2 月 15 日　第 1 版第 1 刷発行
2013 年 7 月 5 日　第 1 版第 2 刷発行
2014 年 6 月 30 日　第 1 版第 3 刷発行
2016 年 1 月 5 日　第 1 版第 4 刷発行
2017 年 3 月 27 日　第 1 版第 5 刷発行

著　者　　浦崎永一郎
発行者　　佐藤　枢
発行所　　株式会社 へるす出版
　　　　　〒164-0001　東京都中野区中野 2-2-3
　　　　　☎ (03)3384-8035〈販売〉
　　　　　　 (03)3384-8155〈編集〉
　　　　　振替 00180-7-175971
　　　　　http://www.herusu-shuppan.co.jp
印刷所　　あづま堂印刷株式会社

©Eiichiro Urasaki 2013, Printed in Japan〈検印省略〉
落丁本，乱丁本はお取り替えいたします。
ISBN978-4-89269-792-0

『やさしく読める 脳・神経の基礎知識』口絵

1 脳側面（外側）

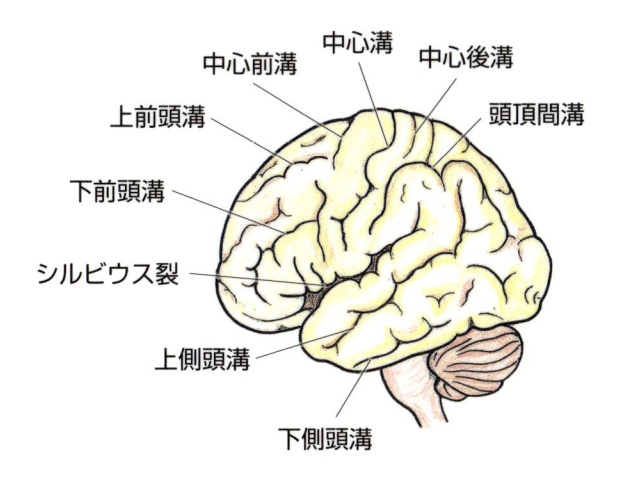

中心前溝、中心溝、中心後溝、上前頭溝、頭頂間溝、下前頭溝、シルビウス裂、上側頭溝、下側頭溝

2 大脳皮質

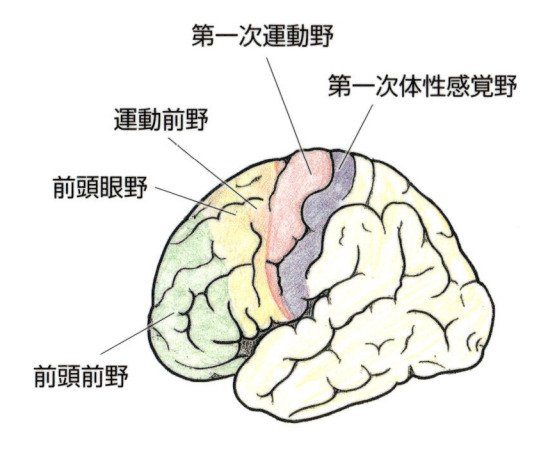

第一次運動野、第一次体性感覚野、運動前野、前頭眼野、前頭前野

3 大脳上面

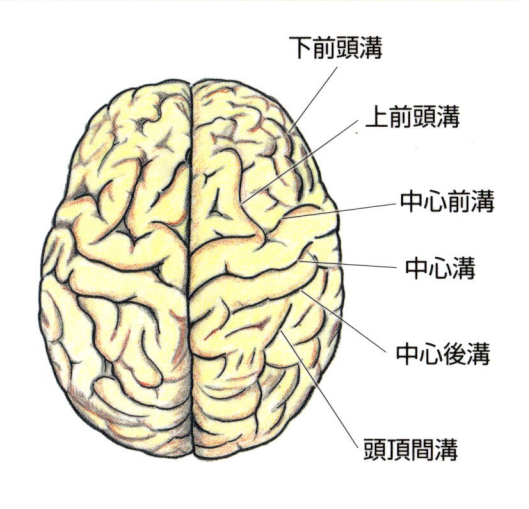

下前頭溝、上前頭溝、中心前溝、中心溝、中心後溝、頭頂間溝

4 脳側面（内側）

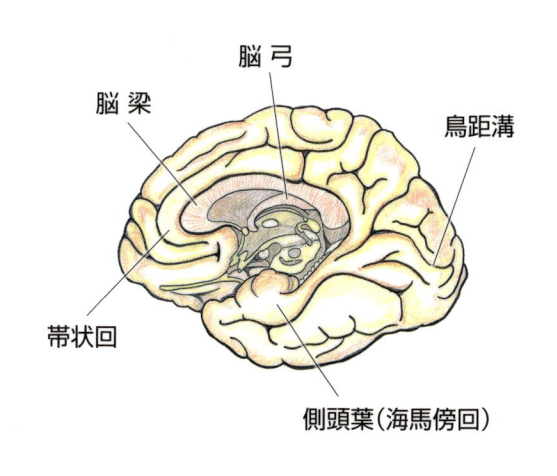

脳梁、脳弓、鳥距溝、帯状回、側頭葉（海馬傍回）

5 大脳辺縁系

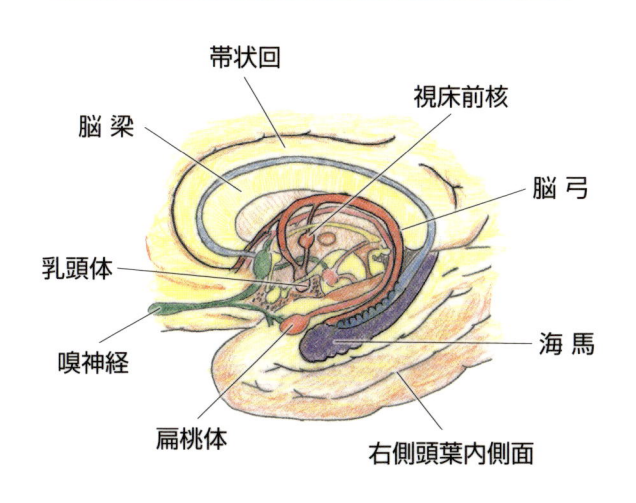

帯状回、視床前核、脳梁、脳弓、乳頭体、嗅神経、海馬、扁桃体、右側頭葉内側面

6 大脳前額断（大脳基底核）

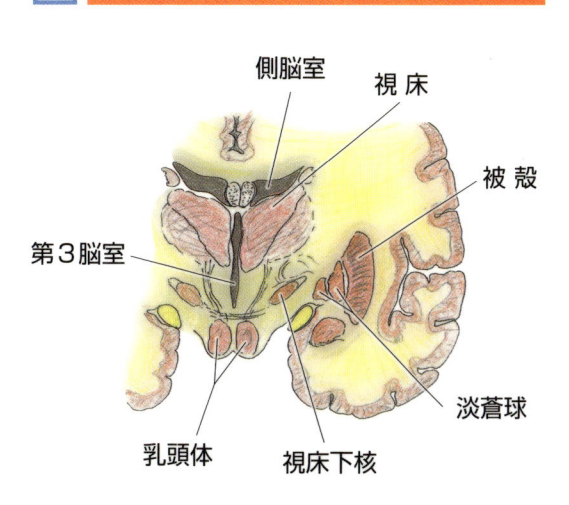

側脳室、視床、被殻、第3脳室、淡蒼球、乳頭体、視床下核

『やさしく読める 脳・神経の基礎知識』口絵　イラスト：浦崎永一郎　©へるす出版

7 脳幹部側面

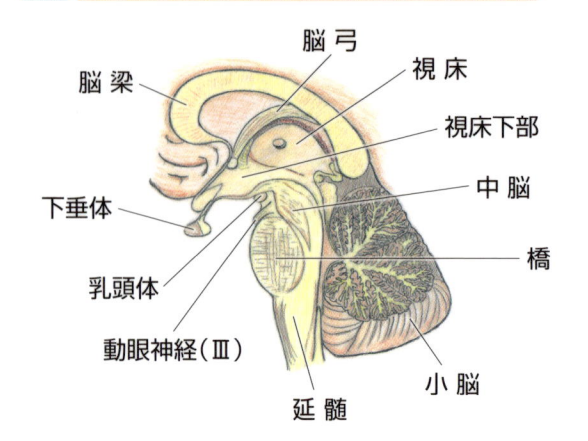

- 脳梁
- 脳弓
- 視床
- 視床下部
- 中脳
- 下垂体
- 橋
- 乳頭体
- 動眼神経（Ⅲ）
- 小脳
- 延髄

8 小脳背面

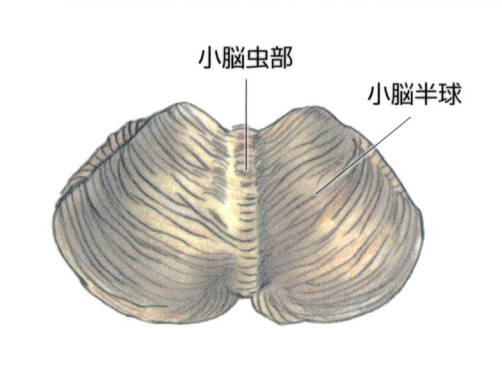

- 小脳虫部
- 小脳半球

9 脳底面図（脳血管と脳神経）

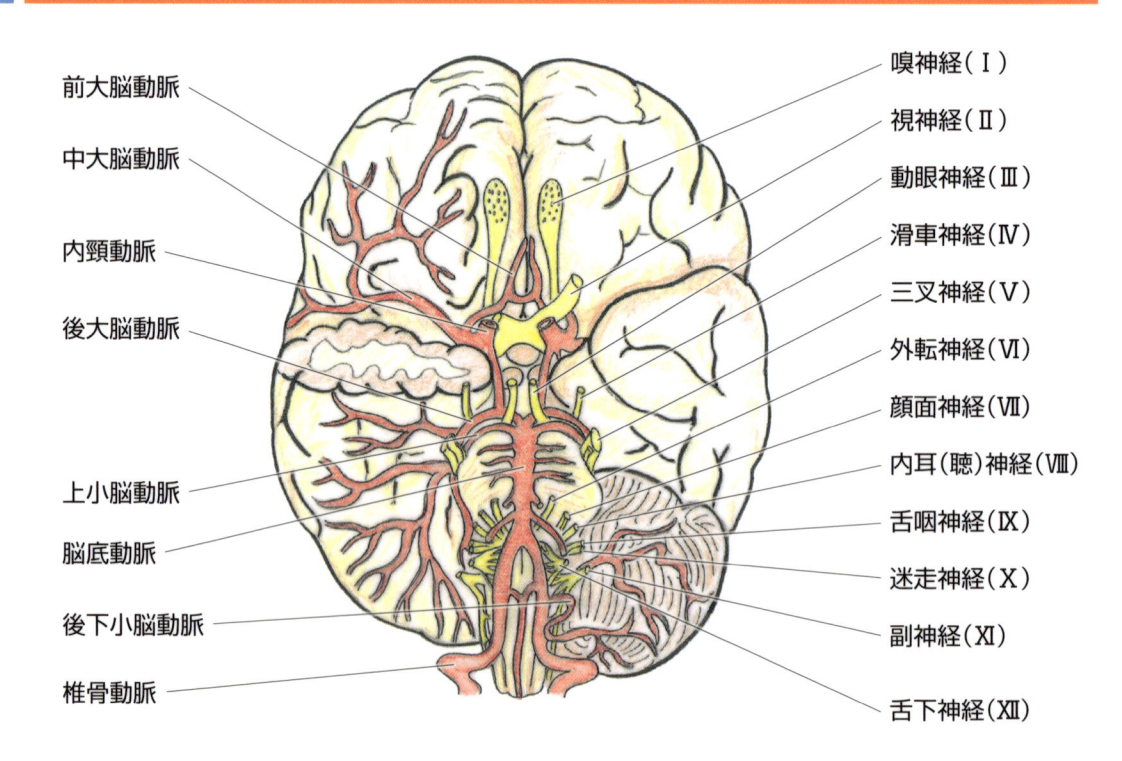

- 前大脳動脈
- 中大脳動脈
- 内頸動脈
- 後大脳動脈
- 上小脳動脈
- 脳底動脈
- 後下小脳動脈
- 椎骨動脈
- 嗅神経（Ⅰ）
- 視神経（Ⅱ）
- 動眼神経（Ⅲ）
- 滑車神経（Ⅳ）
- 三叉神経（Ⅴ）
- 外転神経（Ⅵ）
- 顔面神経（Ⅶ）
- 内耳（聴）神経（Ⅷ）
- 舌咽神経（Ⅸ）
- 迷走神経（Ⅹ）
- 副神経（Ⅺ）
- 舌下神経（Ⅻ）

10 脊髄

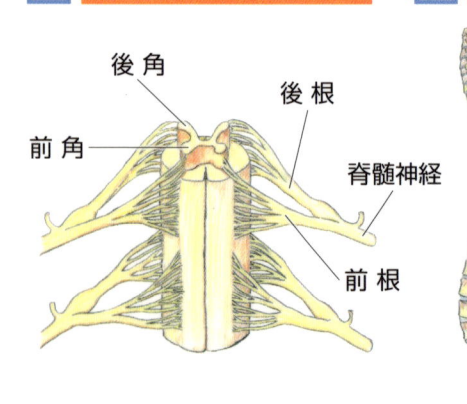

- 後角
- 後根
- 前角
- 脊髄神経
- 前根

11 脊椎側面

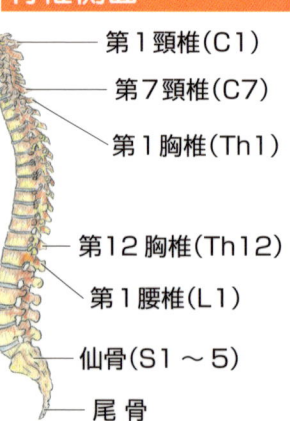

- 第1頸椎（C1）
- 第7頸椎（C7）
- 第1胸椎（Th1）
- 第12胸椎（Th12）
- 第1腰椎（L1）
- 仙骨（S1～5）
- 尾骨

12 脳室系側面

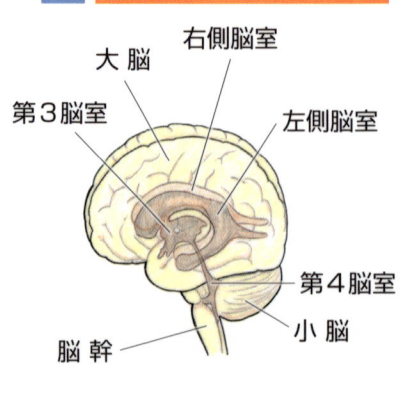

- 大脳
- 右側脳室
- 第3脳室
- 左側脳室
- 第4脳室
- 脳幹
- 小脳